18. Jahrestagung der Deutschen Gesellschaft
für Plastische und Wiederherstellungschirurgie
27. bis 29. November 1980, Mainz

Plastische und Wiederherstellungschirurgie bei bösartigen Tumoren

Herausgegeben von
H. Scheunemann und R. Schmidseder

Mit 269 Abbildungen

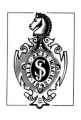

Springer-Verlag
Berlin Heidelberg New York 1982

Herausgeber

Professor Dr. Dr. Horst Scheunemann
Direktor der Universitätsklinik für Mund-, Kiefer- und Gesichtschirurgie,
Augustusplatz 2, D-6500 Mainz

Professor Dr. Dr. Ralf Schmidseder
Oberarzt der Universitätsklinik für Mund-, Kiefer- und Gesichtschirurgie,
Augustusplatz 2, D-6500 Mainz

Deutsche Gesellschaft für Plastische und Wiederherstellungschirurgie

Geschäftsführender Vorstand 1980:

Präsident: Prof. Dr. Dr. H. Scheunemann, Mainz
1. Vizepräsident: Prof. Dr. H. Cotta, Heidelberg
2. Vizepräsident: Prof. Dr. W. Kley, Würzburg
Schriftführer: Priv.-Doz. Dr. H. Zilch, Berlin
Kassenführer: Dr. D. Gadzaly, Hannover

ISBN 3-540-11476-9 Springer-Verlag Berlin Heidelberg New York
ISBN 0-387-11476-9 Springer-Verlag New York Heidelberg Berlin

CIP-Kurztitelaufnahme der Deutschen Bibliothek
Plastische und Wiederherstellungschirurgie bei bösartigen Tumoren : [27. - 29. November 1980, Mainz] / hrsg. von H. Scheunemann u. R. Schmidseder. - Berlin ; Heidelberg ; New York : Springer, 1982.
(... Jahrestagung der Deutschen Gesellschaft für Plastische und Wiederherstellungschirurgie ; 18)
ISBN 3-540-11476-9 (Berlin, Heidelberg, New York)
ISBN 0-387-11476-9 (New York, Heidelberg, Berlin)
NE: Scheunemann, Horst [Hrsg.]; Deutsche Gesellschaft für Plastische und Wiederherstellungschirurgie:
... Jahrestagung der Deutschen ...

Das Werk ist urheberrechtlich geschützt. Die dadurch begründeten Rechte, insbesondere die der Übersetzung, des Nachdruckes, der Entnahme von Abbildungen, der Funksendung, der Wiedergabe auf photomechanischem oder ähnlichem Wege und der Speicherung in Datenverarbeitungsanlagen bleiben, auch bei nur auszugsweiser Verwertung, vorbehalten.
Die Vergütungsansprüche des § 54, Abs. 2 UrhG werden durch die „Verwertungsgesellschaft Wort", München, wahrgenommen.

© by Springer-Verlag Berlin Heidelberg 1982
Printed in Germany

Die Wiedergabe von Gebrauchsnamen, Handelsnamen, Warenbezeichnungen usw. in diesem Buch berechtigt auch ohnebesondere Kennzeichnung nicht zu der Annahme, daß solche Namen im Sinne der Warenzeichen- und Markenschutz-Gesetzgebung als frei zu betrachten wären und daher von jedermann benutzt werden dürften.

Repro-, Druck- und Buchbinderarbeiten: Beltz Offsetdruck, Hemsbach/Bergstr.
2124/3140-5 4 3 2 1 0

Vorwort

Das Leitthema der 18. Jahrestagung der Deutschen Gesellschaft für Plastische- und Wiederherstellungschirurgie lautet: „Regionale plastische Chirurgie und Wiederherstellungschirurgie bei bösartigen Tumoren, funktionelle und aesthetische Aspekte". Diese onkologische Fragestellung belegt im besonderen Maße, daß kein medizinisches Fachgebiet auf eine breite interdisziplinäre Zusammenarbeit verzichten kann.

Dem chirurgisch-praktischen Teil wurden daher bewußt Themen der Grundlagenforschung, wie Probleme der Tumorabwehr und der speziellen Transplantationsimmunologie bei der Verpflanzung von Haut, Knochen und Knorpel vorangestellt.

Eine besondere Diskussion erforderte die autologe und homologe Nerventransplantation.

Neuland wurde betreten mit der freien Dünndarmtransplantation unter Anwendung mikrochirurgischer Gefäßanastomosen zur Wiederherstellung großer Tumordefekte der Mundhöhle. In Verbindung damit sind zu nennen die Omentum majus Plastik und die freie Verpflanzung gefäßgestielter Beckenkammtransplantate zur Wiederherstellung von Form und Funktion nach operativer Entfernung bösartiger Geschwülste.

An kritischen Betrachtungen zu den vorgenannten Operationen fehlte es nicht, was besonders für Fälle galt, bei denen mit konventionellen Nah- und Fernlappen oder aktuellen myocutanen Insellappen gute rekonstruktive Ergebnisse zu erzielen sind.

Wir hoffen, daß wir mit der Abhandlung der Thematik den Teilnehmern der Jahrestagung und Lesern dieses Kongreßbandes für ihr eigenes Wirken Anregungen und damit einen Beitrag für die Reintegration der Kranken in das gesellschaftliche Leben gegeben haben.

Die Herausgeber

Inhaltsverzeichnis

Eröffnungsrede des Präsidenten der Deutschen Gesellschaft für Plastische und Wiederherstellungschirurgie 1980: H. Scheunemann, Mainz

I. Probleme der Tumorabwehr

H. Wagner, Mainz
Zum Stand der Tumorabwehr — Versuch eines Fazits 1

J. Bier, Berlin
Beitrag zur Immuntherapie maligner Tumoren 5

II. Spezielle Transplantationsimmunologie

H.F. Sailer, Zürich
Experimentelle Ergebnisse und klinische Anwendung von lyophilisierten
Knorpel- und Knochentransplantaten im Kiefer-Gesichtsbereich 11

R.G. Streckbein, H. Saputra und C.G. Lorber, Gießen
Über Antigenität und Resorptionsverhalten konservierter homologer
Knochen-, Knorpel- und Durapräparate 15

E. Kastenbauer, Berlin
Zur antigenen Wirkung von allogenen (homologen) Knorpel-Knochentransplantaten 20

E. Guthy, Hannover
Heilung, Vascularisierung und Abstoßung allogener Hauttransplantate und
ihre Beeinflussung durch Immunsuppression 21

III. Mikrochirurgische Wiederherstellung von Nerven und mikrovasculäre Chirurgie bei freien Transplantaten

M. Samii, Hannover
Möglichkeiten und Grenzen der primären Nervenrekonstruktion nach
Tumorresektion in verschiedenen Körperregionen 27

J.-E. Hausamen und F. Barsekow, Hannover
Verletzungen des N. accessorius bei der musculären Substitutionsplastik nach
Rauch im Rahmen der konservativen Parotidektomie und seine operative
Wiederherstellung 38

W. Höltje, Hamburg
Wiederherstellung der Schultergürtelfunktion durch mikrochirurgische
Rekonstruktion des N. accessorius nach radikaler Neck dissection.......... 43

A.K. Martini und B. Böhm, Heidelberg
Das lyophilisierte Nerventransplantat zur Verhinderung der Neurombildung... 47

M. Samii, Hannover
Kritische Bemerkungen zur homologen Nerventransplantation 52

R. Achinger und J. Toomes, Eschweiler
Vasculär gestieltes Fibulatransplantat nach Teilresektion des proximalen
Humerus bei osteogenem Sarkom..................................... 52

K. Bitter und T. Danai, Berlin
Das gefäßgestielte Beckenkammtransplantat zur mikrochirurgischen
Rekonstruktion knöcherner Unterkieferdefekte 58

J. Reuther und U. Steinau, Frankfurt; R. Wagner, Mainz
Freie Dünndarmtransplantation mit mikrochirurgischen Gefäßanastomosen
zur Wiederherstellung großer Tumordefekte der Mundhöhle
– Experimentelle und klinische Untersuchungen...................... 62

J. Toomes und R. Achinger, Eschweiler
Die Korrektur von Formstörungen durch Omentum majus-Plastik. Gezielte
Transposition und freie Transplantation mit mikrovasculärem Anschluß 69

D. Riediger, Tübingen
Die freie Transplantation des Haut-Fett-Muskellappens unter Verwendung
mikrovasculärer Anastomosen. Experimentelle Grundlagen 74

C. Naumann, W. Jung und F. Schön, Würzburg
Methoden zur Durchblutungsbestimmung freier Lappentransplantate im
Tierexperiment.. 80

K.-H. Austermann, Münster, H.-R. Figulla und D.W. Lübbers, Dortmund
Eine neue, nicht-invasive Methode zur semiquantitativen Bestimmung der
Durchblutung von Hautlappen...................................... 87

I. Winter und U. Grospitz, Berlin
Ergebnisse elektronenoptischer Untersuchung an der mikroskopisch-
chirurgischen Gefäßnaht... 92

E. Helling und E. Palmen, Münster
Mikrochirurgische Gefäßanastomosen mit resorbierbarem Nahtmaterial
(Polyglactin 910) im Tierexperiment............................... 97

H. Taubert, Grünstadt
Hinweise zur Wahl der Gefäßprothese zur Wiederherstellung der arteriellen
Strombahn nach operativer Entfernung bösartiger Tumoren........... 103

IV. Rekonstruktion von Knochendefekten mit auto- und alloplastischen Materialien

H.L. Obwegeser, Zürich
Spätrekonstruktion nach partiellem und totalem Oberkieferverlust.......... 107

E. Krüger und K. Krumholz, Bonn
Primäre Osteoplastik zur Kinnrekonstruktion bei Tumoren im vorderen
Bereich des Unterkiefers... 118

R. Stellmach, Berlin
Die Spanfixierung bei Osteoplastik nach der Unterkieferresektion.......... 123

E.W. Steinhäuser, Erlangen
Die Anwendung des Titanium-Mesh-Systems bei der
Unterkieferrekonstruktion... 128

R. Schmelzle und N. Schwenzer, Tübingen
Erfahrungen mit der Tübinger Resektionsplatte in der Tumorchirurgie...... 133

H.G. Luhr, Göttingen
Möglichkeiten und Grenzen der definitiven Unterkieferrekonstruktion nach
Resektion maligner Tumoren....................................... 137

H. Niederdellmann, W. Schilli, Freiburg; B. Scheibe, Augsburg; B.A. Rahn und J. Cordey, Davos
Der autologe autoklavierte Knochenspan — Eine Alternative nach Unterkieferresektion 144

R. Schmidseder, J. Klein und H. Scheunemann, Mainz
Nachuntersuchungen zum temporären und definitiven Unterkieferersatz nach Tumorresektion 148

J. Harms, K.E. Brinkmann und D. Stoltze, Karlsbad-Langensteinbach
Die Möglichkeiten der operativen Therapie bösartiger Tumoren der Wirbelsäule. 152

W. Schinze, J.J. Jochum, E. Jann und G. Dahmen, Hamburg
Erfahrungen mit stabilisierenden Operationen bei Destruktionen der Wirbelsäule durch maligne Tumoren 156

C. Burri und A. Rüter, Ulm
Wiederherstellung von Form und Funktion nach Resektion knöcherner Beckentumoren. 159

C. Werhahn und M. Weigert, Berlin
Zum Problem der Hüftgelenksrekonstruktion nach innerer Hemipelvektomie bei Tumor-Patienten 164

K.E. Brinkmann, J. Harms und D. Stoltze, Karlsbad-Langensteinbach
Rekonstruktive Probleme bei der Resektionsbehandlung maligner Knochentumoren des Beckens 171

W. Becker, Heidelberg
Extremitätenerhaltende Chirurgie bei Knochentumoren 175

R. Ramanzadeh, F. Hahn und R. Tiedtke, Berlin
Spezielle rekonstruktive Operationsverfahren bei Knochentumoren im Erwachsenenalter 180

A. Rüter und C. Burri, Ulm
Wiederherstellung von Form und Funktion durch operative Behandlung von Skeletmetastasen. 184

W. Heipertz und L. Zichner, Frankfurt/M.
Die Überbrückung gelenknaher Tumor-Knochenresektate durch Langschaft-Endoprothesen 192

U. Weber, G. Moll und H. Rettig, Gießen
Grenzen und Möglichkeiten rekonstruktiver Operationen am coxalen Femurende und im Bereich des Kniegelenkes bei bösartigen Knochentumoren . 197

V. Rekonstruktion von Weichteildefekten

H. Neubauer, Köln
Lidrekonstruktion mit Hilfe freier Volltransplantate vom Lid des Partnerauges. 204

J. Lentrodt und C.U. Fritzemeier, Düsseldorf
Zur Wiederherstellung von Form und Funktion der Augenlider nach der
operativen Entfernung von Lidtumoren 208

W. Kley, K. Foet und W. Richter, Würzburg
Die Notwendigkeit zur Periorbitaplastik in der Funktion des binocularen
Sehens. 214

K. Foet, Würzburg
Wiederherstellung der orbitalen Region — Funktion und Ästhetik. 217

W. Hoppe, Lübeck
Über die Lidschlußfunktion bei Fascialparese durch
Temporalisfascienzügelung 224

H. Weerda und G. Münker, Freiburg
Der „bi-lobed flap" in der Rekonstruktion von Defekten der Ohrmuschel 226

E. Kastenbauer, Berlin
Rekonstruktion von Nasendefekten mit Stirnhautlappen. 230

G. Pfeifer, Hamburg
Die Wiederherstellung von Form und Funktion der Nase bei Defekten nach
Tumoroperationen. 233

R. Fries, Linz
Systematik der Rekonstruktion der Mundspalte nach Carcinomexstirpation . . . 239

H. v. Domarus, Lübeck
Möglichkeiten enoraler Rekonstruktionen mit Zungenlappen. 245

G. Nissen, H.D. Kuffner und R. Schmidseder, Mainz
Zum Ersatz großer intraoraler Weichteildefekte nach Radikaloperation
bösartiger Tumoren 252

O. Hadjianghelou, Zürich
Die myocutanen Insellappen bei der Rekonstruktion intraoraler
Weichteildefekte nach ablativer Malignomchirurgie 257

S. Beizai, H. Drepper und H. Tilkorn, Münster-Handorf
Anwendungsbereiche verschiedener muskelgestielter Lappen zur
Wiederherstellung bei komplizierten Weichteildefekten................ 262

M. Weidenbecher und E. Eitschberger, Erlangen
Der myocutane pectorale Insellappen zur Defektdeckung im
Kopf-Halsbereich — Eine Alternative zu Nah- und Fernlappen 269

W. Draf, Fulda
Wiederherstellung von Schluckakt und Stimme nach Laryngopharyngektomie
und Laryngopharyngösophagektomie 273

W. Richter und K. Foet, Würzburg
Funktionelle und ästhetische Gesichtspunkte beim vorderen schrägen
Brusthautlappen 278

U. Faix-Schade und C. Walter, Düsseldorf
Subcutane Mastektomie mit Sofortrekonstruktion unter Berücksichtigung
pathologischer Stadien 282

R. Lumplesch und H. Zilch, Berlin
Der gestielte Leistenlappen — Anwendungsbereich und Ergebnisse in der
Handchirurgie.. 286

W. Gubisch, W. Widmaier, H. Reichert und R. Weiske, Stuttgart
Sekundäre Korrekturen nach Tumoroperationen im Gesichtsbereich........ 291

E. Tölle, H. Drepper, S. Beizai und W. Schmandt, Münster-Handorf
Verschluß eines großen radiogenen Blasenscheidewanddefektes mittels myocutanem Musculus-gracilic-Lappen 294

VI. Freie Vorträge

M. Faensen, W. Meyer-Sabellek und F. Hahn, Berlin
Vergleichende mikroradiographische und morphometrische Untersuchungen
nach Tetracyclin-Markierung an autologen und homologen Spongiosa-Trans-
plantaten.. 301

D. Holzrichter, L. Meiss, S. Madaus und A. Kühnke und F. Hahn, Hamburg
Untersuchungen zur Heilung von Knochendefekten mit autologem
Corticalismehl — Paradoxer Effekt von Fascia lata — 303

G. Schuster, Aachen
„Pectus Excavatum" — Plastische Rekonstruktion der vorderen Thoraxwand .. 308

H.W. Springorum und E. Marquardt, Heidelberg
Therapeutische Möglichkeiten bei Fibula-Aplasie 314

J. Rudigier und H.-J. Walde, Mainz
Sekundäre Rekonstruktion nach schweren Handverletzungen durch
kombinierte Anwendung mikrochirurgischer und herkömmlich-plastischer
Operationsverfahren.. 318

E. Ludolph, A. Skuginna und M.-P. Hax, Duisburg
Plastisch-operative Maßnahmen zur Besserung des femoro-patellaren
Gleitlagers bei posttraumatischen Zuständen 324

G. Zisser, Salzburg
Zum Aufbau des Lippenrotkörpers beim voroperierten Spaltträger 329

H.-H. Horch und H.-E. Piel, Köln
Der Blutverlust bei Gaumenspaltplastiken im Kleinkindesalter unter
Anwendung des Lasers...................................... 332

P. Strauss, Aachen
Tierkörpereigener Aufbau eines Tracheal-Ersatzrohres 336

Sachverzeichnis... 339

Mitarbeiterverzeichnis

Achinger, R. Dr. med.; Chefarzt der Abt. für Hand- u. Plastische Chirurgie St. Antonius-Hospital, Dechant-Deckers-Str. 8, 5180 Eschweiler

Austermann, K.-H., Prof. Dr. med.; Oberarzt der Abt. f. Mund- u. Kiefer-Gesichtschirurgie Universität Münster, Waldeyerstr. 30, 4400 Münster

Barsekow, F., Dr. Dr. med.; Oberarzt d. Abt. d. Mund-, Kiefer- und Gesichtsschirurgie der MHH, Karl Wiechert Allee 9, 3000 Hannover-61

Becker, W., Prof. Dr. med.; Orthopädische Klinik, 5802 Wetter 2

Beizai, S., Dr. med.; Abt. f. Gesichts- u. Plastische Chirurgie der Fachklinik Hornheide, 4401 Handorf b. Münster

Bier, J., Priv.-Doz. Dr. Dr. med.; Klinik f. Kiefer- u. Gesichtschirurgie, Universitätsklinikum Steglitz, Hindenburgdamm 30, 1000 Berlin 45

Bitter, K., Prof. Dr. Dr. med.; Klinik f. Kiefer- u. Plastische Gesichtschirurgie, Universitätsklinikum Steglitz, Hindenburgdamm 30, 1000 Berlin 45

Böhm, B., Dr. med.; Orthopädische Klinik und Poliklinik der Universität Heidelberg, Schlierbacher-Landstr. 200a, 6900 Heidelberg

Brinkmann, K.E., Dr. med.; Leitender Arzt der Orthopädie – Traumatologie – I, Rehabilitationskrankenhaus, 7516 Karlsbad-Langensteinbach

Burri, C., Prof. Dr. med.; Leitender Arzt der Klinik für Unfallchirurgie, Plastische Wiederherstellungschirurgie der Universität Ulm, Postf. 3880, 7900 Ulm/Donau

Dahmen, G., Dr. med.; Orthopädische Klinik Univ.-Krankenhaus Eppendorf, Martinistr. 52, 2000 Hamburg 20

Danaii, T., Dr. med.; Klinik f. Kiefer- u. Plastische Gesichtschirurgie, Universitätsklinikum Steglitz, Hindenburgdamm 30, 1000 Berlin 45

v. Domarus, H., Dr. habil. Dr. med.; Klinik für Kiefer- u. Gesichtschirurgie Med. Hochschule Lübeck, Ratzeburger Allee 160, 2400 Lübeck 1

Draf, W., Prof. Dr. med.; Chefarzt der Klinik für HNO-Krankheiten und Plastische Gesichtschirurgie der Städtischen Kliniken Fulda, 6400 Fulda

Drepper, H., Dr. Dr. med.; Leitender Arzt d. Abt. f. Gesichts- und Plastische Chirurgie der Fachklinik Hornheide, 4401 Handorf b. Münster

Eitschberger, E., Dr. med.; Universitäts-HNO-Klinik der Universität Erlangen-Nürnberg, Waldstr. 1, 8520 Erlangen

Faensen, M., Dr. med.; Abt. f. Unfall- und Wiederherstellungschirurgie am Klinikum Steglitz der FU Berlin, Hindenburgdamm 30, 1000 Berlin 45

Faix-Schade, U., Dr. med.; Ärztliche Leiterin der Privatklinik von Dr. Robert Etscheit, Liesegangstraße 13, 4000 Düsseldorf 1

Figulla, H.-R., Dr.; Max Planck-Institut für Systemphysiologie, Rheinlandamm 201, 4600 Dortmund

Foet, K., Priv.-Doz. Dr. med.; Universitätsklinik für HNO-Krankheiten im Kopfklinikum, 8700 Würzburg

Friedebold, G., Prof. Dr. med.; Direktor der Orthopädischen Klinik der FU Berlin, im Oskar-Helene-Heim, Clayallee 229, 1000 Berlin 33

Fries, R., Prim. Prof. Dr. med.; Vorstand d. Abt. f. Kiefer-Gesichtschirurgie, Allgem. öffentl. Krankenhaus der Stadt Linz, Krankenhausstr. 9, A-4020 Linz/Donau

Fritzemaier, C.U., Dr. med. Dr. med. dent.; Klinik für Kiefer- u. Plastische Gesichtschirurgie der Universität Düsseldorf, Moorenstr. 5, 4000 Düsseldorf

Grospitz, U., Dr. med.; Orthopädische Klinik u. Poliklinik der FU Berlin, im Oskar-Helene-Heim, Clayallee 229, 1000 Berlin 33

Gubisch, W., Dr. med.; Fachabteilung für Plastische Chirurgie, Marienhospital Stuttgart, Böheimstr. 37, 7000 Stuttgart 1

Guthy, E., Prof. Dr. med.; Oberarzt d. Abt. f. Abdominal- und Transplantationschirurgie, Department Chirurgie, Medizinische Hochschule Hannover, 3000 Hannover 4

Hadjianghelou, O., Dr. med. dent. Dr. med.; Oberarzt der Kieferchirurgischen Klinik des Universitätsspitals Zürich, Plattenstr. 11, CH-8028 Zürich

Hahn, F., Dr. med.; Abt. f. Unfall- und Wiederherstellungschirurgie, Klinikum Steglitz der FU Berlin, Hindenburgdamm 30, 1000 Berlin 45

Harms, J., Prof. Dr. med.; Leitender Arzt der Abt. Orthopädie — Traumatologie, Rehabilitationskrankenhaus, 7516 Karlsbad-Langensteinbach

Hausamen, J.-E., Prof. Dr. Dr. med.; Direktor der Abt. f. Mund-, Kiefer- u. Gesichtschirurgie der MHH, Karl Wiechert-Allee 9, 3000 Hannover 61

Hax, M.-P., Dr. med.; Berufsgenossenschaftliche Unfallklinik Duisburg-Buchholz, Großenbaumer Allee 250, 4100 Duisburg 28

Heipertz, W., Prof. Dr. med.; Ärztl. Direktor der Orthopädischen Univ.-Klinik Friedrichsheim Frankfurt, Marienburgstr. 2, 6000 Frankfurt-Niederrad 71

Helling, E., Dr. med.; Abt. f. Mund- und Kiefer-Gesichtschirurgie ZMK Klinik Münster, Waldeyerstr. 30, 4400 Münster

Hettich, R., Priv.-Doz. Dr. med.; Chirurgische Klinik und Poliklinik, Calwerstr. 7, 7400 Tübingen

Hierholzer, G., Prof. Dr. med.; Direktor der Berufsgenossenschaftlichen Unfallklinik Duisburg-Buchholz, Großbaumer-Allee 250, 4100 Duisburg

Höltje, W., Priv.-Doz. Dr. Dr. med.; Chirurgische Abt. (Nordwestdeutsche Kieferklinik), Martinistr. 52, 2000 Hamburg-20

Holzrichter, D., Dr. med.; Abt. f. Unfallchirurgie, Univ.-Krankenhaus Eppendorf, Martinistr. 52, 2000 Hamburg-20

Hoppe, W., Prof. Dr. Dr. med.; Direktor der Klinik f. Mund-Kiefer- und Gesichtschirurgie Medizinische Hochschule Lübeck, Ratzeburger Allee 160, 2400 Lübeck

Horch, H.-H., Prof. Dr. Dr. med.; Oberarzt d. Abt. f. Mund- und Kieferchirurgie der Univ. Zahn- und Kieferklinik Köln, Josef Stelzmann-Str. 9, 5000 Köln 41

Jann, E., Dr. med.; Orthopädische Klinik Univ.-Krankenhaus Eppendorf, Martinistr. 52, 2000 Hamburg 20

Jochum, J.J., Dr. med.; Orthopädische Klinik Univ.-Krankenhaus Eppendorf, Martinistr. 52, 2000 Hamburg 20

Jung, W., Dr. med.; Universitätsklinik im Kopfklinikum, 8700 Würzburg

Kastenbauer, E., Prof. Dr. med.; Direktor der HNO-Klinik und Poliklinik, Universitätsklinikum Charlottenburg, Spandauer-Damm 130, 1000 Berlin 19

Kley, W., Prof. Dr. med.; Direktor der Universitätsklinik u. Poliklinik für Hals-Nasen-Ohrenkranke im Kopfklinikum, 8700 Würzburg

Krüger, E., Prof. Dr. Dr. med.; Leiter der Abt. f. Mund- und Kiefer-Gesichtschirurgie, Welschnonnenstr. 17, 5300 Bonn 1

Krumholz, K., Dr. Dr. med.; Oberärztin d. Abt. f. Mund-, Kiefer- und Gesichtschirurgie, Welschnonnenstr. 17, 5300 Bonn 1

Kühnke, A., Dr. med.; Abt. f. Unfallchirurgie Univ.-Krankenhaus Eppendorf, Martinistr. 52, 2000 Hamburg 20

Kuffner, H., Dr. med.; Universitätsklinik für Mund-, Kiefer- und Gesichtschirurgie, Augustusplatz 2, 6500 Mainz

Lentrodt, J., Prof. Dr. Dr. med.; Direktor der Klinik für Kiefer- und Plastische Gesichtschirurgie der Universität Düsseldorf, Moorenstr. 5, 4000 Düsseldorf

Lorber, C.G., Prof. Dr. med.; Leiter der Kieferchirurgischen Abt. am Krankenhaus Wetzlar des Zentrums für ZMK der Univ.-Gießen, 6300 Wetzlar

Ludolph, E., Dr. med.; Oberarzt der Berufsgenossenschaftlichen Unfallklinik Duisburg-Buchholz, Großbaumer Allee 250, 4100 Duisburg 28

Lübbers, D.W.; Max Planck-Institut für Systemphysiologie, Rheinlanddamm 201, 4600 Dortmund

Luhr, H.-G., Prof. Dr. Dr. med.; Direktor der Kieferchirurgischen Abt., Klinikum der Universität, Robert Koch-Str. 40, 3400 Göttingen

Lumplesch, E., Dr. med.; Orthopädische Klinik u. Poliklinik der FU Berlin im Oskar-Helene-Heim, Clayallee 229, 1000 Berlin 33

Madaus, S., cand. med.; Abt. f. Unfallchirurgie, Univ.-Krankenhaus Eppendorf, Martinistr. 52, 2000 Hamburg 20

Martini, A.K., Dr. med.; Oberarzt d. Orthopädischen Klinik der Universität Heidelberg, Schlierbacher-Landstr. 200a, 6900 Heidelberg 1

Marquardt, E., Prof. Dr. med.; Leiter der Abt. f. Dysmelie und techn. Orthopädie, Orthopädische Klinik und Poliklinik der Universität Heidelberg, Schlierbacher-Landstr. 200a, 6900 Heidelberg

Meiss, L., Dr. med.; Abt. d. Unfallchirurgie Universitätskrankenhaus Eppendorf, Martinistr. 62, 2000 Hamburg 20

Meyer-Sabellek, W., Dr. med.; Institut für Pathologie im Klinikum Steglitz der FU Berlin, Hindenburgdamm 30, 1000 Berlin 45

Moll, G., Dr. med.; Orthopädische Klinik des Klinikums der Justus Liebig-Universität, Freiligrathstr. 2, 6300 Gießen

Münker, G., Prof. Dr. med.; Oberarzt d. Univ.-HNO-Klinik, Kilianstr. 5, 7800 Freiburg

Naumann, C., Prof. Dr. med.; Oberarzt d. Univ.-HNO-Klinik im Kopfklinikum, 8700 Würzburg

Naumann, H.H., Prof. Dr. med.; Klinikum Großhadern, Marchioninistr. 15, 8000 München 70

Neubauer, H., Prof. Dr. med.; Direktor der Universitäts-Augenklinik, Josef-Stelzmann-Str. 9, 5000 Köln 41

Niederdellmann, H., Prof. Dr. med.; Zentrum Zahn-, Mund- u. Kieferheilkunde, Abt. III. Zahn-, Mund-Kieferchirurgie, Hugstetter-Str. 55, 7800 Freiburg

Nissen, G., Dr. med.; Univ.-Klinik für Mund-, Kiefer- und Gesichtschirurgie, Augustusplatz 2, 6500 Mainz

Obwegeser, H., Prof. Dr. med.; Direktor der Kieferchirurgischen Klinik des Universitätsspitals Zürich, Plattenstr. 11, CH-8028 Zürich

Palmen, E., Dr. med.; Abt. f. Mund- und Kiefer-Gesichtschirurgie, ZMK-Klinikum Münster, Waldeyerstr. 30, 4400 Münster

Pape, H.-D., Prof. Dr. Dr. med.; Direktor der Abt. für Mund- und Kieferchirurgie, Univ.-Zahn- und Kieferklinik Köln, Josef-Stelzmann-Str. 9, 5000 Köln 41

Pfeifer, G., Prof. Dr. Dr. med.; Direktor der Chirurgischen Abteilung (Nordwestdeutsche Kieferklinik) Hamburg-Eppendorf, Martinistr. 52, 2000 Hamburg 20

Piel, H.-E., Dr. med.; Abt. f. Mund- und Kieferchirurgie der Univ.-Zahn- und Kieferklinik Köln, Josef-Stelzmann-Str. 9, 5000 Köln 41

Probst, J., Prof. Dr. med.; Ärztl. Direktor der BG-Unfallklinik Murnau, 8110 Murnau/Obb.

Rahmanzadeh, R., Prof. Dr. med.; Leiter d. Abt. f. Unfall- und Wiederherstellungschirurgie Klinikum Steglitz der FU Berlin, Hindenburgdamm 30, 1000 Berlin 45

Rahn, B.A., Priv.-Doz. Dr. Dr.; Laboratorium für Experimentelle Chirurgie, Schweizer Forschungsinstitut, CH-7270 Davos

Rehn, J., Prof. Dr. med.; Chefarzt der Chirurgischen Klinik und Poliklinik der Berufsgenossenschaftlichen Krankenanstalten „Bergmannsheil", 4630 Bochum

Reichert, H., Priv.-Doz. Dr. Dr. med.; Chefarzt der Fachabteilung für Plastische Chirurgie, Marienhospital Stuttgart, Böheimstr. 37, 7000 Stuttgart

Rettig, H., Prof. Dr. med.; Direktor der Orthopädischen Klinik des Klinikums der Justus-Liebig Univ. Gießen, Freiligrathstr. 2, 6300 Gießen

Reuther, J., Prof. Dr. Dr. med.; Direktor der Univ.-Klinik und Poliklinik für Mund-, Kiefer- und Gesichtschirurgie, Pleicherwall 2, 8700 Würzburg

Richter, W., Priv.-Doz. Dr. Dr. med.; Univ.-Klinik für HNO-Krankheiten im Kopfklinikum, 8700 Würzburg

Riediger, D., Priv.-Doz. Dr. Dr. med.; Oberarzt der Abt. f. Kiefer- und Gesichtschirurgie der Univ. Tübingen, Osianderstr. 2-8, 7400 Tübingen

Rudigier, J., Priv.-Doz. Dr. med.; Abteilung für Unfallchirurgie, Chirurgische Universitätsklinik Mainz, Langenbeckstr. 1, 6500 Mainz

Rüter, A., Prof. Dr. med.; Abt. f. Unfallchirurgie, Plastische und Wiederherstellungschirurgie der Universität Ulm, Steinhövelstr. 9, 7900 Ulm

Sailer, H.F., Priv.-Doz. Dr. Dr. med.; Oberarzt der Kieferchirurgischen Klinik des Universitätsspitals Zürich, Plattenstr. 11, CH-8028 Zürich

Samii, M., Prof. Dr. med.; Chefarzt der Neurochirurgischen Klinik der Städt. Kliniken Hannover, Haltenhoffstr. 41, 3000 Hannover 1

Saputra, H., Dr. med.; Kieferchirurgische Abteilung am Krankenhaus Wetzlar des Zentrums für ZMK der Uni.-Gießen, 6300 Wetzlar

Scheibe, B., Dr. med.; Belegabt. für Mund-, Kiefer- und Gesichtschirurgie, Krankenhaus Zweckverband Augsburg, Henisiusstr. 1, 8900 Augsburg

Scheunemann, H., Prof. Dr. Dr. med.; Direktor der Universitätsklinik für Mund-, Kiefer- und Gesichtschirurgie, Augustusplatz 2, 6500 Mainz

Schilli, W., Prof. Dr. med.; Direktor der Abt. III Zahn-, Mund- und Kieferchirurgie, Hugstetterstr. 55, 7800 Freiburg

Schinze, W., Dr. med.; Orthopädische Klinik Universitätskrankenhaus Eppendorf, Martinistr. 52, 2000 Hamburg 20

Schmandt, W., Prof. Dr. med.; Chirurgische Universitätsklinik, Abt. Urologie, Jungeboldtplatz 1, 4400 Münster

Schmelzle, R., Prof. Dr. Dr. med.; Oberarzt d. Abt. f. Kiefer- und Gesichtschirurgie Universität Tübingen, Ossianderstr. 2-8, 7400 Tübingen

Schmid, E., Prof. Dr. Dr. med.; e.m. Chefarzt der Fachabteilung für Gesichtschirurgie am Marienhospital Stuttgart, Böheimstr. 37, 7000 Stuttgart

Schmidseder, R., Prof. Dr. Dr. med.; Kaiserstr. 11, 6000 Frankfurt

Schön, F., Dr. med.; Universitäts-HNO-Klinik im Kopfklinikum, 8700 Würzburg

Schröder, E., Prof. Dr. Dr. med.; em. Direktor der Universitätsklinik und Poliklinik für Kieferchirurgie, Pleicherwall 2, 7800 Würzburg

Schuster, G., Priv.-Doz. Dr. med.; Leitender Arzt der Allgemeinchirurgischen und Unfallchirurgischen Klinik des Kreiskrankenhauses St. Elisabeth, Koblenzer Str., 5560 Wittlich

Schwenzer, N., Prof. Dr. Dr. med.; Ärztl. Direktor der Abt. f. Kiefer- und Gesichtschirurgie der Universität Tübingen, Osianderstr. 2-8, 7400 Tübingen

Skuginna, A., Dr. med.; Berufsgenossenschaftliche Unfallklinik Duisburg-Buchholz, Großenbaumer Allee 250, 4100 Duisburg 28

Springorum, H.W., Priv.-Doz. Dr. med.; Orthopädische Klinik und Poliklinik an der Univ.-Heidelberg, Schlierbacher-Landstr. 200a, 6900 Heidelberg 1

Steinau, U., Dr. med.; Zentrum Chirurgie der Universität Frankfurt, Theodor-Stern-Kai 7, 6000 Frankfurt 70

Steinhäuser, E., Prof. Dr. Dr. med.; Direktor der Klinik und Poliklinik für Kieferchirurgie, Universität Erlangen-Nürnberg, Glückstr. 11, 8520 Erlangen

Stellmach, R., Prof. Dr. Dr. med.; Direktor der Klinik für Kiefer- und Plastische Gesichtschirurgie im Klinikum Steglitz, der FU Berlin, Hindenburgdamm 30, 1000 Berlin 45

Stoltze, D., Dr. med.; Rehabilitations-Krankenhaus Karlsbad-Langensteinbach, 7516 Karlsbad-Langensteinbach

Strauss, P., Prof. Dr. med.; HNO-Abteilung des Luisenhospitals, Boxgraben, 5100 Aachen

Streckbein, R.G., Dr. Dr. med.; Leiter der Abt. Zahn-, Mund-Kieferkrankheiten St. Vincenz-Krankenhaus Limburg, 6250 Limburg

Taubert, H., Dr. med.; Leitender Arzt der Chirurgischen Abteilung des Kreiskrankenhauses, 6718 Grünstadt/Pfalz

Tiedtke, R., Dr. med.; Abt. f. Unfall- und Wiederherstellungschirurgie, Klinikum Steglitz der FU Berlin, Hindenburgdamm 30, 1000 Berlin 45

Tilkorn, H., Dr. med.; Leitender Arzt d. Abt. f. Gesichts- und Plastische Chirurgie der Fachklinik Hornheide, 4401 Handorf b. Münster

Tölle, E., Dr. med.; Chirurgische Univ.-Klinik Münster, Abt. Urologie, Jungeboldtplatz 1, 4400 Münster

Toomes, J., Dr. med.; Abt. f. Hand- und Plastische Chirurgie, St. Antonius Hospital, Dechant-Deckers-Str. 8, 5180 Eschweiler

Voy, E.-D., Dr. Dr. med.; Abt. f. Kiefer-Gesichtschirurgie im Zentrum für Zahn-, Mund- und Kieferheilkunde, Osianderstr. 2-8, 7400 Tübingen

Wagner, H., Prof. Dr. med., Ph.-D.; Institut für Med. Mikrobiologie der Johannes Gutenberg-Universität Mainz, Hochhaus Augustusplatz, 6500 Mainz

Wagner, R., Prof. Dr. med.; Pathologisches Institut der Johannes Gutenberg-Universität Mainz, Langenbeckstr. 1, 6500 Mainz

Walde, H.-J., Dr. med.; Abt. für Unfallchirurgie, Chirurgische Universitätsklinik Mainz, Langenbeckstr. 1, 6500 Mainz

Walter, C., Prof. Dr. med.; Diakonie Düsseldorf, Kreuzbergstr. 79, 4000 Düsseldorf

Weber, U., Priv.-Doz. Dr. med.; Oberarzt der Orthopädischen Klinik des Klinikums der Justus Liebig Universität Gießen, Freiligrathstr. 2, 6300 Gießen

Weerda, H., Prof. Dr. Dr. med.; Oberarzt der Univ.-HNO-Klinik des Klinikums der Albert Liebig-Universität, Kilianstr. 5, 7800 Freiburg

Weidenbecher, H., Priv.-Doz. Dr. med.; Univ.-HNO-Klinik der Universität Erlangen-Nürnberg, Waldstr. 1, 8520 Erlangen

Weigert, M., Prof. Dr. med.; Krankenhaus Am Urban, Chefarzt d. Abt. f. Orthopädie und Traumatologie, Dieffenbachstr. 1, 1000 Berlin 38

Weiske, R., Dr. med.; Fachabteilung für Plastische Chirurgie, Marienhospital Stuttgart, Böheimstr. 37, 7000 Stuttgart 1

Wehrhahn, C., Dr. med.; Krankenhaus Am Urban, Abt. f. Orthopädie und Traumatologie, Dieffenbachstr. 1, 1000 Berlin 38

Widmaier, W., Prof. Dr. Dr. med.; Chefarzt der Fachabteilung für Plastische Chirurgie, — Gesichts-, Kiefer- und Wiederherstellungschirurgie, Marienhospital Stuttgart, Böheimstr. 37, 7000 Stuttgart 1

Winter, I., Dr. med.; Orthopädische Klinik und Poliklinik der FU Berlin im Oskar-Helene-Heim, Clayallee 229, 1000 Berlin

Zichner, L., Prof. Dr. med.; Oberarzt der Orthopädischen Universitätsklinik Friedrichsheim, Frankfurt, Marienburgerstr. 2, 6000 Frankfurt-Niederrad 71

Zilch, H., Priv.-Doz. Dr. med.; Oberarzt der Orthopädischen Klinik der FU Berlin, im Oskar-Helene-Heim, Clayallee 229, 1000 Berlin 33

Zisser, G., Prim. Univ.-Doz. Dr. med.; Vorstand der Abt. f. Kiefer- und Gesichtschirurgie der Landeskrankenanstalten Salzburg, Müllner-Hauptstr. 48, A-5020 Salzburg

Eröffnungsansprache des Präsidenten der Deutschen Gesellschaft für Plastische- und Wiederherstellungschirurgie 1980

H. Scheunemann, Mainz

Meine sehr verehrten Damen; meine Herren,
Liebe Gäste aus dem In- und Ausland!

Es ist mir eine große Freude und Ehre Sie zu unserer 18. Jahrestagung der Deutschen Gesellschaft für Plastische- und Wiederherstellungschirurgie, die erstmalig in Mainz stattfindet, begrüßen zu dürfen.
Dem Präsidenten der Johannes Gutenberg-Universität Mainz, Herrn Prof. Dr. jur. M. Harder und dem Dekan des Medizinischen Fachbereichs, Herrn Prof. Dr. med. H. Leithoff gilt mein besonderer Dank für die Bereitschaft, ein Grußwort an uns zu richten.

Unsere Ehrenmitglieder, die Herren Professoren K. Schuchardt (Hamburg), H. Willenegger (Bern) und A.N. Witt (München) bedauern sehr, an der Veranstaltung nicht teilnehmen zu können, sie haben uns Grüße übersandt und einen erfolgreichen Verlauf gewünscht. Herr Prof. Dr. Dr. F. Hollwich (Oberaudorf), langjähriges aktives Mitglied und Ehrenmitglied, den wir zu unserer Freude hier bei bester Gesundheit sehen, nimmt stellvertretend für die vorgenannten Ehrenmitglieder an unserer Jahrestagung teil.

Als Ehrengast der Deutschen Gesellschaft für Plastische- und Wiederherstellungschirurgie begrüße ich besonders den amtierenden Präsidenten der Deutschen Gesellschaft für Chirurgie, Herrn Prof. Dr. K. Spohn, Karlsruhe.

Es ist mir eine Freude Ihnen mitteilen zu können, daß der Präsident der Deutschen Gesellschaft für Orthopädie, Herr Prof. Dr. H. Cotta, ebenfalls nach Mainz gekommen ist.

Wie Sie, meine Damen und Herren, dem Programm der 18. Jahrestagung der Deutschen Gesellschaft für Plastische- und Wiederherstellungschirurgie entnehmen können, handelt es sich um eine Arbeitstagung, auf der Vertreter verschiedener Gebiete, wie Chirurgie, Unfallchirurgie, Neurochirurgie, Orthopädie, Ophtalmologie, HNO-Ärzte und Mund-, Kiefer- Gesichtschirurgen, die weitestgehend die regionale plastische Chirurgie Ihres Fachgebietes vertreten, neben anderen ärztlichen Disziplinen zum Austausch ihrer wissenschaftlichen und klinischen Erfahrungen zusammentreffen. Diese Gesellschaft ist ein Kind der Deutschen Gesellschaft für Chirurgie und wurde von interessierten Allgemeinchirurgen und Fachchirurgen ins Leben gerufen. Im Gründungsjahr 1963 fand die erste Jahrestagung in Gemeinschaft mit der Deutschen Gesellschaft für Chirurgie statt. Sie stand unter der Leitung des Münchner Chirurgen Hans von Seemen. Einen historischen Überblick über die Entstehung unserer wissenschaftlichen Gesellschaft hat Herr Kollege Probst 1977 als Jahrespräsident an der Berufsgenossenschaftlichen Unfallklinik in Murnau/Obb. gegeben.

Trefflicher als es Professor Bürkle de la Camp anläßlich der 5. Jahrestagung 1966 formuliert hat, kann ich heute den Begriff „Plastische Chirurgie" nicht darlegen und gestatten Sie mir, daß ich den Altpräsidenten auszugsweise zitiere:

"Ich habe darüber nachgedacht, wo eigentlich die Grenzen zwischen der plastischen Chirurgie und der Wiederherstellungschirurgie zu ziehen ist; eine scharfe Grenze konnte ich aber nicht finden. Die plastische Chirurgie ist immer eine Wiederherstellende, bzw. bei angeborenen Mängeln eine herstellende Chirurgie. Die Wiederherstellungschirurgie dagegen ist nicht immer mit plastischen Eingriffen verbunden. Wir verstehen unter plastischer Chirurgie diejenigen operativen Eingriffe, die versuchen, angeborene oder erworbene Defekte auszugleichen oder zu beseitigen, sei es unter Verschiebung benachbarter Gewebe, sei es durch Transplantation lebender oder durch Einpflanzung konservierter Gewebe oder von Fremdkörpern. Diese operativen Maßnahmen sind bei vielen wiederherstellenden Eingriffen auch erforderlich und so verschwinden die angedeuteten Grenzen zwischen diesen beiden Begriffen sowohl in der Behandlung als auch in der Forschung. Es handelt sich dabei nicht nur um Gewebe der Oberfläche wie oft und nicht nur in Laienkreisen vermutet wird, sondern um alle Gewebe des menschlichen Körpers, auch der tiefliegenden, ich erinnere an Muskeln und Sehnen, an Knochen und Gelenke, an Nerven und nicht zuletzt an die verschiedenen Organe, an denen plastische Eingriffe und deren Verpflanzung mit steigenden funktionstüchtigen Ergebnissen vorgenommen werden".

Herr Bürkle de la Camp bemerkte, daß er diese Betrachtung mit voller Absicht angestellt habe, um festzustellen, daß wir nicht Fachgebiete, die in ihrer Arbeit verwandt sind, absplittern lassen sollen, sondern daß wir eng verbunden mit Ihnen Schulter an Schulter arbeiten wollen.

Als Jahrespräsident dieser Gesellschaft 1980 in Mainz muß ich leider feststellen, daß in Deutschland der Begriff „Plastische Chirurgie" in der Öffentlichkeit sehr unterschiedlich interpretiert wird. Selbst in der ernsthaften Laienpresse wurde der Eindruck erweckt, als sei die Bundesrepublik im Hinblick auf die plastische Chirurgie ein Niemandsland. In erster Linie findet man Kommentare über sogenannte Schönheitsoperationen in den verschiedenen Körperregionen. Unter Berücksichtigung aller notwendigen Leistungen der plastischen und rekonstruktiven Chirurgie steht die Frage im Raum, ob diese von einem Chirurgen allein dargestellt werden kann.

Die Behandlung von Patienten mit Lippen- Kiefer- Gaumenspalten erfolgt in Deutschland traditionsgemäß in überwiegendem Maße in speziellen Kliniken für Mund-, Kiefer- und Gesichtschirurgie in enger interdisziplinärer Zusammenarbeit mit Gynäkologen, Pädiatern, Kieferorthopäden, HNO-Ärzten und Phoniatern.

Die mikrochirurgische Wiederherstellung verletzter und geopferter Nerven wird in der BRD von verschiedenen operativen Disziplinen, die spezielle Organkenntnisse besitzen, vorgenommen, was auch für die mikrovaskuläre Chirurgie gilt. Es haben sich plastische Zentren z.B. für die Handchirurgie und für die Behandlung von Verbrennungen gebildet, die internationale Anerkennung gefunden haben. Diese können in Zukunft trotz der anerkannten Leistungen das gesamte Spektrum der plastischen Chirurgie in den Organfächern nicht abdecken, wobei ich besonders an die Tumorchirurgie und die Traumatologie denke. Es besteht somit eine dringende Notwendigkeit zur intensiven Diskussion auf dem Gebiete der regionalen plastischen Chirurgie, was wir hier interdisziplinär praktizieren.

Ich hoffe, daß Sie einen angenehmen Aufenthalt in Mainz haben und neben der ernsten Arbeit auch etwas Lebensfreude, die diese Stadt ausstrahlt, erleben.

I. Probleme der Tumorabwehr

Zum Stand der Tumorabwehr: Versuch eines Fazits

H. Wagner, Mainz*

Daß Tumor-Spontanheilungen in der Tat vorkommen, scheint in der Literatur zweifelsfrei belegt zu sein. In Analogie zur Infektabwehr, die wir im Rahmen der Med. Mikrobiologie studieren, scheint der Organismus über Mechanismen zu verfügen, die es ihm erlauben, das Wachstum von spontan entstandenen Tumoren zu überwinden. Was ist nun der heutige Wissensstand über Mechanismen der Tumorabwehr? Erlauben Sie mir die Diskussion über Tumorabwehrmechanismen in den allgemeinen Rahmen der Gast-Wirts-Beziehung zu stellen. Dabei sollen weniger die krankmachenden Eigenschaften der spontan wachsenden Tumore interessieren. Vielmehr werden im Vordergrund der Diskussion die immunologischen Reaktionsmöglichkeiten stehen, die dem Wirt bei der Abwehr eines gegebenen spontan wachsenden Tumors potentiell zur Verfügung stehen.

Erkennen von Antigen, Spezifität, Gedächtnis und die Fähigkeit zwischen „selbst" und „nicht selbst" zu unterscheiden, sind wesentliche Eigenschaften des Immunapparates. Wir wissen, daß auf der cellulären Ebene die Erkennung von fremden, nicht individual-charakteristischen Zelloberflächenmerkmalen durch Lymphocyten nach dem Prinzip der Zuständigkeit erfolgt. Mikroareale bzw. Determinanten an Makromolekülen werden durch einen antigenreaktiven Lymphocyten nur dann als Antigen erkannt, wenn die Konfiguration der Determinante komplimentär zu der des Lymphocytenrezeptors ist. Wir sprechen vom Schlüssel-Schloß-Prinzip; dem menschlichen Immunapparat mit ca. 10^{12} Lymphocyten steht also ein breites Arsenal an Receptoren zur Verfügung. Ein zweites Prinzip ergibt sich aus dieser Information. Man nimmt heute an, daß unter physiologischen Bedingungen der Immunapparat über keine Lymphocyten verfügt, die gegen individuumspezifische Determinanten reagieren. Daraus folgt, daß Tumorzellen „verfremdet" sein müssen, um im Rahmen der adaptiven Immunität erkennbar zu sein.

Eine weitere Erkenntnis soll am Beispiel der Aktivierung von T-Killer-Zellen in Abb. 1 dargestellt werden. Der Abb. 1 liegt die Frage zugrunde, ob die Bindung eines Antigens durch Receptoren eines thymusabhängigen (T) Lymphocyten automatisch zur Aktivierung dieses Lymphocyten führt. Wir wissen, daß dies nicht der Fall ist. Neben dem Antigen braucht der Lymphocyt eine Konditionierung; und diese Konditionierung erfährt er durch T-Helfer-Zellen. Zur Aktivierung von T-Helfer-Zellen müssen Makrophagen existieren, die das Antigen in geeigneter Weise präsentieren. Erst wenn diese Kaskade an Zellinteraktionen abgelaufen ist, werden T-Killer-Zellen so konditioniert, daß das Antigen ihre Aktivierung bewirken kann. Wir sehen an diesem Beispiel den Unter-

---

* Meinen Kollegen, Dr. M. Röllinghoff, Dr. K. Pfizenmaier, Dr. W. Solbach, K. Heeg und Fräulein C. Hardt möchte ich dafür danken, hier über gemeinsam erarbeitete Experimentalbefunde berichten zu können

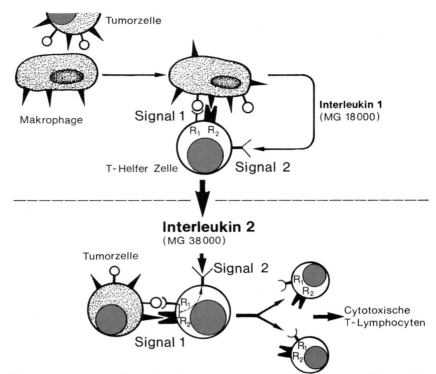

Abb. 1. Schematische Darstellung der Makrophagen – T Helfer – T Killer Zellinteraktionen. R_1, R_2 entspricht den zwei Receptoren, wie sie im Rahmen des „dual recognition" Modells für T-Zellen postuliert werden. ♀ = Symbol for TSTA; ⊢ = Symbol für normale Antigene; ⊰ Symbol für den Befund, daß naive T-Zellen erst nach Antigenkontakt für die Wirkung von Interleukin-2 empfänglich werden

schied zwischen Antigenität und Immunogenität. Ein Antigen kann also immunologisch gesehen stumm bleiben, wenn aus irgendeinem Grunde die Kaskade an Zellinteraktionen lückenhaft ist. Wir wissen gleichzeitig, daß Suppressor-Lymphocyten negativ die hier geschilderte Konditionierung beeinflussen. Eine Zwischenbilanz ließe sich hier folgendermaßen ziehen: Der Immunapparat arbeitet nach dem Prinzip der Zuständigkeit; erkennbare Strukturen müssen sich von Selbstantigenen unterscheiden; Antigen allein führt nicht zur Lymphocytenaktivierung, dazu braucht der Lymphocyt noch eine „Konditionierung" durch Helfer-Zellen. Wir folgern: Antigenität und Immunogenität sind wesensfremde Begriffe.

Einer der Eckpfeiler der Immunsurveillance-Theorie basiert nun auf der Annahme, daß die meisten, wenn nicht alle, autochthon wachsenden Tumoren immunogene Determinanten tragen, die charakteristisch für das Transformationsereignis sind. Diese Determinanten wurden als tumorspezifische Transplantationsantigene (TSTA) bezeichnet. TSTA wiederum sollen von Immunocyten im Rahmen der erworbenen Immunität als „fremd", d.h. als Antigen erkannt werden.

Hier ergibt sich ein erstes Dilemma. Wir wissen z.B., daß immunsuppressiv behandelte Patienten eine erhöhte Incidenz an Hauttumoren aufweisen. Rein rechnerisch

Abkürzungen: TSTA = tumorspezifische Transplantationsantigene

müßten wegen der hohen UV-Licht Exposition ca. 40% der weißen Bevölkerung in Australien mit 50 Jahren einen Hauttumor besitzen, wenn sie alle immunsuppressiv behandelt würden. Darüber hinaus wissen wir, daß UV-Licht-induzierte Hauttumoren starke tumorspezifische Antigene besitzen. Hier existiert also ein Beispiel dafür, daß der Immunapparat in der Lage ist, einen autochthon wachsenden Tumor zu kontrollieren. Aber dürfen wir dieses Wissen generalisieren? Gibt es doch z.Z. wenig gesicherte Hinweise für die Annahme, daß alle spontan wachsenden Tumoren tumorspezifische Antigene besitzen. Im Gegensatz zu Tiermodellen, bei denen vertikal oder horizontal übertragene Tumorviren bekannt sind, gibt es beim Menschen mit Ausnahme des Epstein-Barr-Virus (Burkitt-Lymphom) vielleicht auch mit Ausnahme des Morbus Hodgkin und bestimmten Formen der lymphatischen Leukämie wenig gesicherte Hinweise für eine Virusgenese von Tumoren. Sollte daher das Prinzip der „Verfremdung", d.h. der Antigenität für spontan wachsende humane Tumoren nicht zutreffen? Ich meine, daß die entscheidende Frage nicht sein kann, ob spontan entstehende Tumoren *de facto* immunogen sind. Allein die Tatsache, daß die große Mehrzahl spontan wachsender Tumoren nicht abgestoßen werden, scheint diese Frage ja zu verneinen. Mir scheint es viel wichtiger zu fragen, ob spontan entstehende Tumoren potentiell immunogen sein können. Sollten Tumorzellen Oberflächenstrukturen besitzen, die sich in ihrer Art, Organisation oder Menge von Oberflächenstrukturen normaler Zellen unterscheiden, dann könnte es auch gelingen, solche „a priori" schwachen Antigene zu immunogenen zu konvertieren. Nur als Immunogene sind jedoch Tumorzellen in der Lage, die Abwehrmechanismen des „adaptiven" Immunsystems effektiv in Gang zu setzen.

Lassen Sie mich an dieser Stelle ein zweites Dilemma formulieren. Wenn dem adaptiven Immunsystem eine generelle Schlüsselfunktion für das Tumorproblem zukäme, wäre zu erwarten, daß Tiere mit genetisch bedingten T-Zell-Defekten eine erhöhte Tumorrate zeigen. Die Wirklichkeit sieht ernüchternd aus. In den Jahren 1969-1975 wurden 6900 solcher immundefekten Tiere beobachtet. Eine statistisch signifikante erhöhte Tumorrate konnte nicht nachgewiesen werden. Bedeutet dies, daß ein Eckpfeiler des Immunsurveillance-Konzepts zusammenbricht?

Vielleicht gibt es unterschiedliche Formen der Immunsurveillance, die jeweils unterschiedlich aktiv sind gegen die heterogene Gruppe von autochthon wachsenden Tumoren. Mit dem heute so bekannten Wort Interferon ist eng die funktionelle Aktivität von sogenannten natural killer (NK) cells verknüpft. Mit der Formulierung „physiologisch vorhandene Killer-Zellen" will man Rechnung tragen für die Fähigkeit von bestimmten Lymphocyten, ohne vorhergehende Sensibilisierung Tumorzellen in vitro und in vivo abzutöten. Man glaubt zu wissen, daß Natural-Killer-Zellen unreife Vorläuferzellen von T-Lymphocyten sind; in der immundefekten Experimental-Maus ist die Aktivität der natural killer cells extrem hoch. Ist das eine Erklärung dafür, daß diese Tiere keine erhöhte Tumorrate zeigen? Sowohl beim Menschen als auch bei der Maus wird die funktionelle Aktivität dieser „natural" Killer-Zellen durch Interferon, oder mittelbar durch Interferon induzierende Substanzen drastisch erhöht. Obwohl nach Gressor (persönliche Mitteilung) im Rahmen der Interferonwirkung die wachstumsinhibierende Wirkung von Interferon auf Tumorzellen im Vordergrund steht, scheint ein zweiter Wirkungsmechanismus über die Aktivierung von NK-Zellen zu laufen.

Im Rahmen der adaptiven Immunität gegen experimentell gesetzte, syngenetisch transplantierte Tumoren spielen cytotoxische T-Zellen eine zentrale Rolle. Meine Arbeitsgruppe hat sich in den letzten Jahren mit der Analyse der T-T Zellinteraktionen beschäftigt, die für die Aktivierung von T-Killer-Zellen notwendig ist (Abb. 1). Im Gegensatz zu Antikörpern, deren Spezifität durch die Affinität der Antigenbindungsstelle zum TSTA gegeben ist („Schlüssel-Schloß"-Prinzip) zeigen T-Zellen eine scheinbar doppelte Spezifität. Einmal sind sie spezifisch für das Fremdantigen, i.e. TSTA. Zum anderen erkennen sie das Fremdantigen nur dann, wenn es ihnen im Zusammenhang mit syngenetischen Transplantationsantigenen präsentiert wird (Phänomen der HLA bzw. H-2-Restriktion). Entsprechend dieser „doppelten" Spezifität wurden in Abb. 1 T-Zellen mit zwei Receptoren dargestellt, wobei der eine Receptor für das Fremdantigen (TSTA) zuständig sei, der andere für das syngenetische Transplantationsantigen. Ein weiteres Merkmal cytotoxischer T-Zellreaktionen ist, daß ihre Induktion von T-Helfer-zellen kontrolliert wird, die wiederum das Fremdantigen nur dann „sehen" können, wenn sie es durch syngenetische Makrophagen präsentiert bekommen. Dies scheint sowohl für „lösliche" Fremdantigene, wie z.B. Insulin zuzutreffen, als auch für a priori zellgebundene Fremdantigene, wie z.B. TSTA. Danach müßten im letzteren Falle syngenetische Makrophagen TSTA erst aufnehmen, bevor es in immunogener Form präsentiert werden kann. Nach neuesten Befunden scheint sich die Kaskade an Zellinteraktionen, denen die Induktion cytotoxischer T-Effektorzellen zugrunde liegt, wie folgt abzuspielen (Abb. 1). Die Rolle von antigenpräsentierenden Makrophagen erscheint zweifach. Einmal präsentieren sie antigenspezifischen T-Helferzellen das Fremdantigen in adäquater Form, d.h. im Zusammenhang mit syngenetischen Transplantationsantigenen. Diese Antigenpräsentation per se (Signal 1) reicht jedoch nicht aus, um T-Helferzellen zu aktivieren. Dazu muß gleichzeitig ein Mediator von Makrophagen sezerniert werden (Interleukin 1, MG 20 000), der als Signal 2 die Aktivierung von jenen T-Helferzellen kontrolliert, die „ihr" Antigen durch Makrophagen präsentiert bekommen. Die Fähigkeit Interleukin 1 zu produzieren, scheint in der Maus nur I-A-positiven Makrophagen und dendritischen Zellen zuzukommen. Nach diesen Überlegungen kann ein Fremdantigen durch antigenpräsentierende Makrophagen nur dann in immunogener Form T-Helferzellen präsentiert werden, wenn die Zelle gleichzeitig Interleukin I zu sezernieren vermag.

 Ähnlich wie bei T-Helferzellen, scheint auch der Aktivierung von T-Killerzellen ein „Zwei-Signal"-Mechanismus zugrunde zu liegen (Abb. 1). Antigenspezifische „Prä"-T-Killerzellen „sehen" das Fremdantigen im Zusammenhang mit syngenetischen Transplantationsantigenen (Signal 1). Die T-Zell-Receptorantigen-Interaktion allein (Signal 1) scheint für die Aktivierung von Prä-T-Killerzellen nicht auszureichen. Signal 1 macht die T-Zellen jedoch sensibel für den Effekt von Interleukin 2 (Signal 2), das die Aktivierung und die klonale Expansion von jenen Prä-T-Killerzellen bewirkt, die „ihrem" Antigen konfrontiert wurden. Nach diesen Überlegungen kommt dem antigenunspezifischen Interleukin 2, das nach antigenspezifischer Aktivierung von T-Helferzellen sezerniert wird, eine zentrale Rolle bei der Aktivierung von T-Killerzellen zu. Da Interleukin 2 in der Kaskade von Zellinteraktionen sowohl Makrophagen als auch T-Helferzellen nachgeordnet ist (Abb. 1), sollte Interleukin 2 die Notwendigkeit für Makrophagen und T-Helferzellen bei der Induktion von T-Killerzellen umgehen. Diese Forderung scheint sich zumindest unter in vitro-Kulturbedingungen experimentell zu bestätigen. Heute ist es möglich, das T-Helferzellprodukt Interleukin 2 in präparativem Maßstab aus dem Kulturüberstand sowohl von humanen als auch von murinen T-Zellen zu gewinnen. Interleukin 2 scheint auch in vivo funktionell aktiv zu sein. So lassen sich in athymischen (nu/nu) Mäusen antigenspezifische T-Helferzellen als auch antigenspezifische T-Killerzellen in vivo induzieren, vorausgesetzt, den T-Zell-defekten Tieren wird Antigen plus Interleukin 2 während der Immunisierungsphase gegeben. Ziel unserer z.Z. laufenden Versuche ist es zu prüfen, ob durch in vivo Applikation von Interleukin 2 im Experimentaltier die cytotoxische T-Zellreaktivität gegen syngenetische, transplantierte Tumoren verstärkt werden kann.

Literatur

Wagner H, Pfizenmaier K, Röllinghoff M (1980) The role of the major histocompatibility gene complex in murine cytotoxic T cell responses. Adv Cancer Research 31:77

Wagner H, Hardt Cl, Heeg K, Pfizenmaier K, Solbach W, Bartlett R, Stockinger H, Röllinghoff M (1981) T-T cell interactions during cytotoxic T lymphocytes responses: T cell derived helper factor (Interleukin 2) as a probe to analyse CTL responsivness and thymic maturation of CTL progenitors. Immunol Rev 51:215

Beitrag zur Immuntherapie maligner Tumoren

J. Bier, Berlin

Der Ausdruck Tumorimmuntherapie ist nach wie vor ein Schlüsselwort für viele Kliniker. Er weckt häufig Assoziationen, die mit großen therapeutischen Erwartungen verbunden sind. Mit dieser Vorstellung werden die Möglichkeiten, die zum gegenwärtigen Zeitpunkt mit dieser Therapieart verbunden sind, bei weitem überschätzt. Die größte Aufmerksamkeit galt bisher dem möglichen Wert einer unspezifischen und systemisch applizierten adjuvanten Immuntherapie. Sie wurde in mehreren klinischen Studien untersucht und fast ausschließlich bei Patienten mit weit fortgeschrittenen Tumoren durchgeführt. Der Erfolg dieser Studien ist bisher umstritten. Berichte über erfolgreiche Experimentalbefunde bei tumortragenden Tieren stehen für die systemische Immuntherapie bisher aus.

Im Gegensatz zur systemischen Therapie soll hier über die lokale, intratumorale Immuntherapie berichtet werden. Die rationale Basis für dieses Vorgehen wurde von Rapp und Zbar in einem syngenen Meerschweinmodell mit einem chemisch induzierten, intradermal wachsenden und lymphogen metastasierenden Carcinom gelegt. Die Behandlung erfolgte mit einer einmaligen intratumoralen BCG-Injektion.

Dieses System wurde dann auf Tumoren übertragen, die in die Kopf-Hals-Region von syngenen Meerschweinen transplantiert wurden. Eine einmalige intratumorale Injektion von lebend BCG oder BCG-Zellwandpräparationen sechs Tage nach Tumortransplantation führte zu drei Hauptergebnissen:

1. Bis zu 100% tumrotragende Tiere konnten geheilt werden.
2. Eine Heilung war auch dann noch möglich, wenn der Tumor bereits in die regionalen Lymphknoten metastasiert war.
3. Geheilte Tiere entwickelten eine tumorspezifische Immunität.

In Kontrollexperimenten konnten aber auch alle Tiere durch eine radikale Operation geheilt werden, d.h. Excision des Primärtumors und der drainierenden Lymphknoten. Diese Tiere entwickelten aber keine tumorspezifische Immunität. In einem weiteren Kontrollexperiment wurde bei tumortragenden Tieren eine lokale Tumorexcision durchgeführt. Alle so behandelten Tiere starben an fortschreitendem Tumorwachstum ebenso wie unbehandelte Kontrolltiere.

Wegen bekannter Nachteile ingezüchteter Tiere und künstlich induzierter Tumoren im Vergleich zu humanen malignen Tumoren war es notwendig das Therapiekonzept der intratumoralen BCG-Therapie — vor seiner Anwendung beim Menschen — in einer Bastard-Tierpopulation mit spontan entstandenen Tumoren zu überprüfen. Dazu wurden Kühe mit spontanen Plattenepithelcarcinomen im Kopf-Hals-Bereich intratumoral mit BCG-Zellwandpräparationen behandelt. Ungefähr 70% der so therapierten Tiere imponierten mit einer Tumorregression (Abb. 1, 2), während unbehandelte Tiere fortschreitendes Tumorwachstum zeigten.

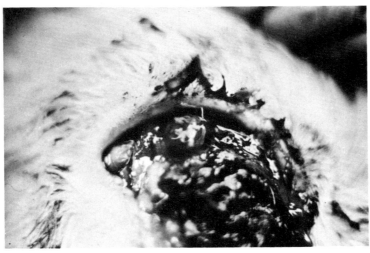

Abb. 1. Kuhcarcinom vor einer intratumoralen Injektion mit BCG-Zellwandpräparationen

Als klinisch relevante Kontrolle wurde eine Methode zur radikalen Chirurgie bei tumortragenden Kühen entwickelt. Im Gegensatz zur Behandlung mit BCG-Zellwandpräparationen war es möglich, alle Tiere durch radikalchirurgisches Vorgehen zu heilen.

Der therapeutische Effekt einer einzelnen intratumoralen Injektion mit BCG-Zellwandpräparationen im syngenen Meerschwein-Tumormodell und im Bastard-Kuhtumormodell hat zu einer prospektiven, randomisierten Studie bei Patienten mit Plattenepithelcarcinomen im Kopf-Hals-Bereich geführt. Der Studienaufbau ist in Abb. 3

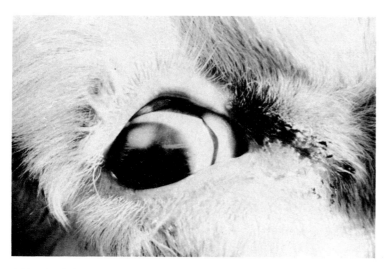

Abb. 2. Kuhcarcinom nach einer intratumoralen Injektion mit BCG-Zellwandpräparationen

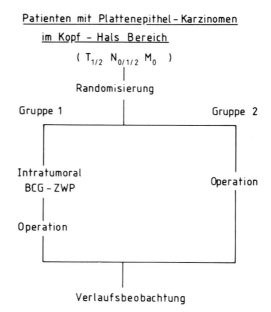

Abb. 3. Schema der prospektiven, randomisierten klinischen Studie zur präoperativen intratumoralen BCG-Zellwandpräparations-Therapie

dargestellt. Patienten mit gesicherter Diagnose eines Plattenepithelcarcinoms und klinischem Stadium $T_{1/2}N_{0-2}M_0$ wurden in die Studie aufgenommen. Die Patienten wurden nach zwei Behandlungsarten randomisiert. Gruppe I wurde präoperativ intratumoral mit BCG-Zellwandpräparationen behandelt, Gruppe II wurde ausschließlich operiert.

Jeder Patient in Gruppe I wurde mit einem Volumen von 0,5- 2 ml BCG-Zellwandpräparationen — entsprechend der Tumorgröße — injiziert. Die durchschnittliche

Zeitspanne zwischen BCG-Zellwandpräparation-Injektion und Operation betrug 3 Wochen. Das chirurgische Vorgehen richtete sich nach dem Tumorbefund vor der intratumoralen Injektion.

Der Effekt einer intratumoralen BCG-Zellwandpräparation-Behandlung ist in Abb. 4 und 5 dargestellt. Innerhalb von 3 Wochen ist es zu einer Reduktion der Tumormasse gekommen.

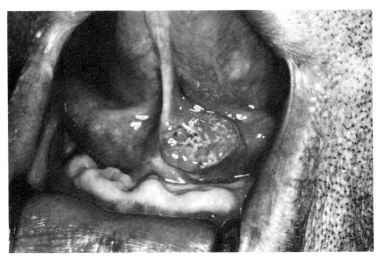

Abb. 4. Plattenepithelcarcinom der Mundhöhle vor einer intratumoralen Injektion mit BCG-Zellwandpräparationen

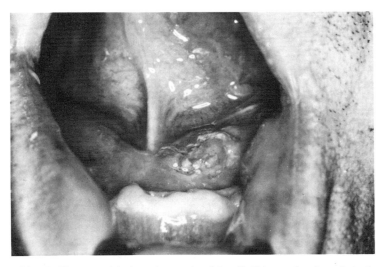

Abb. 5. Plattenepithelcarcinom der Mundhöhle nach einer intratumoralen Injektion mit BCG-Zellwandpräparationen vor der Operation

Fast alle Patienten entwickelten nach der BCG-Zellwandpräparation-Injektion ein Infiltrat im Bereich des Primärtumors und in der Region der drainierenden Halslymphknoten. Die Injektion wurde von allen Patienten gut toleriert und im Gegensatz zur Therapie mit lebend BCG traten nur wenige Nebenwirkungen auf.

Am Tag der intratumoralen Behandlung kam es zu einem Anstieg der Körpertemperatur bis auf 39°C und einer Beschleunigung der Pulsfrequenz auf 120/min. Einige Patienten litten unter Übelkeit und Erbrechen. Die Laborbefunde zeigten lediglich eine vorübergehende Abnahme der peripheren Blutlymphocyten. Eine Änderung für den Gerinnungsstatus, die Leber-, Nieren- und Kardiovaskulären Funktionen konnte nicht festgestellt werden.

Bisher wurden 32 Patienten in die Studie aufgenommen. Das Ergebnis is anhand der Life-Table-Analyse dargestellt (Abb. 6).

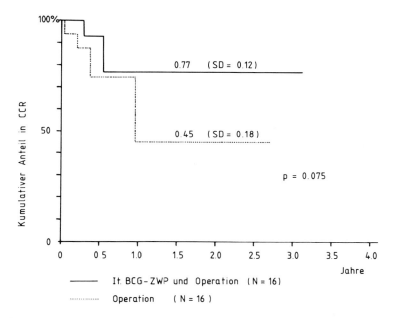

Abb. 6. Kumulativer Anteil von Patienten in kompletter Tumorremission

16 Patienten erhielten eine präoperative intratumorale Injektion mit BCG-Zellwandpräparationen, 16 Patienten wurden ausschließlich operiert. Der kumulative Patientenanteil in primär kompletter Tumorremission (CCR) beträgt nach 3 1/2 Jahren 77% in der Gruppe I — intratumorale BCG-Zellwandpräparation und radikale Operation — und 45% in der Gruppe II — ausschließlich radikale Operation. Der Unterschied zwischen beiden Behandlungsgruppen ist bisher noch nicht statistisch signifikant. p beträgt 0.075.

Zusammenfassend lassen sich für die Ergebnisse zur intratumoralen Immuntherapie mit BCG-Zellwandpräparationen zwei Punkte anführen:

1. In zwei Tumortiermodellen ist es möglich eine komplette Tumorregression nach einer intratumoralen BCG-Zellwandpräparation-Injektion zu erreichen.
2. Die intratumorale BCG-Zellwandpräparation-Behandlung in Verbindung mit radikaler Chirurgie bei Patienten mit Plattenepithelcarcinomen im Kopf-Hals-Bereich weist bisher einen Trend auf, der eine Fortsetzung dieser klinischen Studie rechtfertigt.

II. Spezielle Transplantationsimmunologie

Experimentelle Ergebnisse und klinische Anwendung von lyophilisierten Knorpel- und Knochentransplantaten im Kiefer-Gesichtsbereich

H.F. Sailer, Zürich

Einleitung

Die Verwendung allogenetischer Stützgewebe aus Gewebebanken gehört heute in vielen Kliniken zum chirurgischen Alltag. Es hat sich nämlich gezeigt, daß Konservierungsprozesse zur Veränderung oder Zerstörung der Eiweißstruktur führen, sodaß es nicht mehr zur Abstoßung der Fremdgewebe kommt. Wegen ihres hohen Stellenwertes bei rekonstruktiven Maßnahmen im Kiefer-Gesichtsbereich haben wir uns mit der tierexperimentellen Untersuchung von Knorpel- und Knochengewebe, und zwar in lyophilisierter Form, befaßt. Dieses Konservierungsverfahren wurde deshalb gewählt, da lyophilisierte Gewebe wartungsfrei praktisch unbegrenzt lagerfähig sind. Im 1. Teil dieser zusammenfassenden Arbeit soll das Verhalten lyophilisierten Knorpels (Lyoknorpel) beschrieben werden. Der 2. Teil befaßt sich mit der Transplantation lyophilisierten Knochens.

Ergebnisse

1. Die Transplantation lyophilisierten allo- und xenogenetischen Knorpels

12 weiblichen Makaken (Macaca irus) wurden je 14 bis 20 allo- oder xenogenetische Lyo-Knorpelstücke in Blockform oder als Scheiben subperiostal bzw. subcutan in verschiedene Gesichtsregionen verpflanzt. Die Transplantate wurden bis zu 260 Tagen in situ belassen. Von den insgesamt 207 Transplantaten konnte nur eines nicht wiedergefunden werden. Kein einziges Mal kam es zur Infektion im Transplantatlager. Dies stimmt mit unseren Nachuntersuchungen an jetzt mehr als 800 Patienten überein, bei denen allogenetischer Lyoknorpel in die Kiefer-Gesichtsregion verpflanzt wurden (Sailer 1976, 1979). Zwischen ex- und transoralem Verfahren bestehen keine Unterschiede. Die Infektionsrate liegt bei 1,7%.

Die Ursache für diese niedrige Infektrate sehen wir in der für lyophilisierte Gewebe einzigartigen Eigenschaft, während der Rehydrierung in antibiotischer Lösung zusammen mit Wasser auch Antibiotica in hohen Dosen aufzunehmen. Dies konnte in bakteriologischen Vorversuchen unter Zuhilfenahme des penicillinempfindlichen Staphylococcus Oxford-Stamms nachgewiesen werden: Nach 2stündigem Einlagern in antibiotischer Lösung gleicher Zusammensetzung, verursacht homogenisierter Lyoknorpel eine mehr als doppelt so große Wachstumshemmung der Keime wie tiefgefrorene allogenetische Knorpelkonserven. Im Tierversuch bestehen deutliche Verhaltensunterschiede nach subperiostaler und subcutaner Transplantation. Bereits nach 23 Tagen sind die meisten subperiostalen Transplantate auf dem Knochen fixiert und unverschieblich. Morphologisch kommt es über eine grobschollige Verkalkung zur allmählichen knöchernen Substitution der subperiostalen Implantate, die von der Knochenauflagefläche nach peripher fortschreitet. Eine massive Knochenneubildung findet circulär vom Implantat, im Bereich des vom Periost überspannten toten Raumes statt. Makroskopisch sind Resorptionserscheinungen nur selten und erst nach 240-260 Tagen durch Abrunden der Kanten festzustellen. Allo- und xenogenetischer Lyoknorpel verhielten sich während der ganzen Beobachtungsphase makroskopisch weitgehend identisch. Mikroskopisch finden sich bei beiden Knorpelarten geringe Resorptionen bereits nach ca. 50 Tagen an den Knorpelschnittflächen, während intakte Knorpeloberflächen mit oder ohne Perichondrium nur ganz vereinzelt Resorption aufweisen. Nach ca. 240-260 Tagen ließ xenogenetischer Lyoknorpel gegenüber allogenetischem mikroskopisch eine nur gering verstärkte Resorption erkennen. Während der ersten Beobachtungsphase von bis zu 50 Tagen war nur eine sehr geringe Rundzellinfiltration bei allo- und xenogenetischem Lyoknorpel feststellbar. Charakteristisch für xenogenetischen Knorpel war dagegen nach 240-260 Tagen das Auftreten von Lymphfollikeln in der unmittelbaren Nachbarschaft der Transplantate.

Bei 10 der Versuchstiere wurden immunologische Verlaufsuntersuchungen unter Verwendung des Leukocyten-Migrations-Hemmungstests (Søborg und Bendixen 1967) durchgeführt. Einem Tier wurde zu Vergleichszwecken allogenetischer Frischknorpel implantiert. Die immunologischen Ergebnisse zeigen, daß die transplantierte Knorpelmenge keinen Einfluß auf die Sensibilisierung hat. Cytotoxizität und Kreuzreaktionen konnten ausgeschlossen werden. Erst nach Verwendung hoher Antigen-Konzentrationen (10 mg/ml) ließ sich nach Transplantation allo- und xenogenetischen Lyoknorpels eine Migrationshemmung mit einem Migrationsindex von unter 0,8 nachweisen; dagegen kam es nach Transplantation von allogenetischem Frischknorpel bereits bei der kleinsten verwendeten Antigenmenge von 0,01 mg/ml zu einer deutlichen Migrationshemmung aus Ausdruck hoher antigener Potenzen. Ein signifikanter Unterschied zwischen allo- und xenogenetischem Lyoknorpel war nicht feststellbar, doch lagen die Migrationsindices für xenogenetischen Lyoknorpel gering niedriger als für allogenetischen. Legt man die verwendeten Antigenkonzentrationen zugrunde, so scheint frischer allogenetischer Knorpel einen um etwa 500-1000 mal stärkeren Antigenitätsgrad aufzuweisen als allo- und xenogenetischer Lyoknorpel.

2. Die Transplantation ganzer lyophilisierter Unterkieferteile als Rekonstruktionsmaterial 1. Ordnung

Allogenetische Knochenkonserven werden seit langem zum Füllen von Hohlräumen verwendet. Eine Revolution auf dem Gebiet der rekonstruktiven Kieferchirurgie stellte jedoch die Verwendung ganze lyophilisierter allogenetischer Kieferteile als Rekonstruktionsmaterial 1. Ordnung durch Plotnikov (1966) dar. An insgesamt 5 Makaken (Macaca irus) haben wir das Vorgehen Plotnikov's (1966) im Experiment nachvollzogen, mit dem Unterschied, daß bei allen Tieren der Gelenkkopf samt Ramus subperiostal reseziert und durch einen entsprechenden lyophilisierten, allogenetischen Kieferteil ersetzt wurde. Die durch Platten und Schrauben fixierten Transplantate wurden vom 1. Tag an ohne Nachteil voll belastet. Kein einziges Ramustransplantat wurde durch Infekt oder Abstoßung verloren. Die röntgenologischen Kontrollen zeigten einen stark verzögerten Umbau der Transplantate im Vergleich zu autogenetischen Transplantaten bei Menschen. Mittels polychromer Sequenzmarkierung mit DCAF, Hämatoporphyrin und Oxytetrazyclin konnte jedoch gezeigt werden, daß nach ca. 6 Monaten auch die Corticalis der Transplantate nahezu vollständig durch autogenetisches Knochengewebe substituiert ist. Alle Transplantate behielten trotz der Umbauvorgänge ihre ursprüngliche Form bei. Auch nach einer Beobachtungszeit von 6 Monaten fand sich eine intakte condyläre Gelenkfläche. Die Gelenkfunktion war völlig ungestört. Immunologische Untersuchungen mittels der Leukocyten-Migrations-Hemmungstestes zeigten, daß trotz Lyophilisation eine relativ hohe Restantigenität besteht. Diese führt jedoch nicht zur Abstoßung oder Resorption der Transplantate. Bei einer Patientin, bei der wegen eines ausgedehnten odontogenen Fibroms, der Unterkiefer einseitig exartikuliert werden mußte, haben wir diesen durch einen lyophilisierten Leichen-Unterkiefer ersetzt. Obwohl das gesamte lingualseitige Periost reseziert werden mußte, heilte das Transplantat komplikationslos ein. Nach einjähriger Beobachtungszeit findet sich ein hervorragendes funktionelles und kosmetisches Ergebnis, wie es mit autogenetischen Rippen- oder Beckenkammtransplantaten nicht erreichbar wäre.

Diskussion

Eine moderne rekonstruktive Chirurgie des Kiefer-Gesichtsskelets ist ohne Verwendung allogenetischer oder alloplastischer Materialien nicht mehr denkbar. Wenn immer möglich bevorzugen wir an der Kieferchirurgischen Klinik des Universitätsspitals Zürich Materialien biologischer Herkunft. Mit alloplastischen Materialien gemeinsam haben lyophilisierte Gewebe eine praktisch unbegrenzt lange und nahezu temperaturunabhängige, wartungsfreie Lagerfähigkeit. Lyophilisierte Gewebe werden häufig voll incorporiert. Wie unsere Experimente an Affen zeigen und die langjährige Erfahrungen an ca. 800 Patienten kommt es beispielsweise bei Lyoknorpel zu einer schleichenden Substitution durch Verkalkung und Verknöcherung. Die ohne Zweifel vorhandenen Resorptionen sind klinisch jedoch kaum erfaßbar und stellen das erzielte Ergebnis nicht in Frage. Exakte Messungen lassen sich meist nur nach Knorpelaufbauten der Kinn- und Nasenregion mit Hilfe des Fernröntgenbildes durchführen. Hierbei konnten wir keine nachteiligen Konturveränderungen, bedingt durch die Umbauvorgänge der Lyoknorpelimplantate feststellen. Gegenüber autogenetischem Knorpel weist lyophilisierter entscheidende Vorteile auf:
1. Die Infektionsrate liegt mit 1,7% deutlich niedriger. Nach autogenetischer Knorpeltransplantation werden in der Literatur Infektraten bis zu 10% angegeben (Watkins 1957).
2. Nach subperiostaler Implantation verbindet sich autogenetischer Knorpel nicht mit der Knochenunterlage und bleibt beweglich; der Patient empfindet das Implantat als Fremdkörper.

3. Lyoknorpel weist eine geringere Verbiegungstendenz auf als autogenetischer Knorpel, bei welchem entsprechend dem Gesetz der „balanced cross section" (Gibson und Davis 1958) die Randgebiete der Transplantate verworfen werden müssen.
4. Lyoknorpel steht in unbegrenzter Menge auch für große rekonstruktive Aufgaben zur Verfügung.
5. Der Patient wird nicht durch einen zweiten, meist schmerzhaften Operationsort mit seinen möglichen Komplikationen belastet. Dies gilt auch für kleinere rekonstruktive Maßnahmen, deretwegen der Operateur die Entnahme autogenetischen Knorpels möglicherweise scheut und den Eingriff daher eventuell ganz unterläßt.

Wie die Literatur zeigt und unsere Versuche andeuten, dürfte Lyoknorpel auch eine geringere Infektanfälligkeit aufweisen als andere allogenetische Knorpelkonserven. Der anfängliche Mehraufwand der Lyophilisation dürfte durch die wartungsfreie, risikolose Lagerfähigkeit wettgemacht werden.

Plotnikov (1966) beschrieb 38 primäre und 11 sekundäre Unterkieferrekonstruktionen unter Verwendung von lyophilisierten allogenetischen Kieferteilen mit sehr guten Ergebnissen. Unsere experimentellen Ergebnisse unterstützen Plotnikov's Ergebnisse eindrücklich. Die in unseren Versuchen an Affen, deren morphologische Kieferstruktur außerordentlich menschenähnlich ist, erhobenen Befunde, insbesondere der Gelenkregion, weisen lyophilisierte allogenetische Kieferteile als ein Rekonstruktionsmaterial 1. Ordnung aus, das gegenüber autogenetischem Rippen- oder Beckenkamm-Material folgende Vorteile aufweist:
1. Uneingeschränkte Gelenkfunktion.
2. Perfekte äußere Konturen.
3. Leichtes Einpassen des Transplantats in ein Transplantatbett gleicher Form und Größe mit Vermeidung von Hohlräumen.
4. Verkürzte Operationszeiten.
5. Sofortige Belastung der Transplantate bei entsprechender Fixation.
6. Vermeidung eines zweiten schmerzhaften Operationssitus mit seinen möglichen Komplikationen.

Aufgrund der guten experimentellen und klinischen Ergebnisse mit allogenetischen, lyophilisierten Geweben plädieren wir für deren vermehrte Anwendung auf Kosten autogenetischen Materials. Es ist darüberhinaus zu überlegen, ob wir chirurgisch tätigen Ärzte nicht aus ethischen Gründen zur Anwendung allogenetischer Gewebe geradezu verpflichtet sind, sofern die Eigenschaften dieser Rekonstruktionsmittel wie im Fall von lyophilisiertem Knorpel und Knochen überzeugend sind.

Literatur

Gibson T, Davis WB (1958) The distortion of autogenous cartilage grafts: Its cause and prevention. Brit J Plast Surg 10:257
Plotnikov NA (1966) Methoden der Aufbereitung und Konservierung lyophilisierter Knochen-Homotransplantate zur Substitution bei Unterkieferdefekten. Acta Chir Plast 2:65
Sailer HF (1967) Experiences with the use of lyophilized bank cartilage for facial contour correction. J max fac Surg 4:144
Sailer HF (1979) Gefriergetrockneter Knorpel in der rekonstruktiven Gesichtschirurgie. Fortschr Kiefer- u Gesichtschir 24:56

Soborg M, Bendixen G (1967) Human lymphocyte migration as a parameter of hypersensitivity. Acta med Scand 181:247

Watkins ABK (1957) Twisting of cartilage in saddle nose implants. Med J Austr 2:43

Über Antigenität und Resorptionsverhalten gebräuchlicher homologer Knochen-, Knorpel- und Durapräparate

R.G. Streckbein, H. Saputra und C.G. Lorber, Gießen

Der Einsatz allogener konservierter Knorpel-, Knochen- und Durapräparate zum Ausgleich knöcherner Defekte im Kiefer-Gesichtsbereich gewinnt zunehmend an Bedeutung seit relativ einfache Konservierungstechniken zur Verfügung stehen. (Zurbuchen 1959, Gresham 1964, Güntz 1968, Schmelzle 1978) Die derzeit gebräuchlichsten Verfahren dürften die „Gefriertrocknung" und die „Cialit-Konservierung" sein. Mit derartig aufbereiteten Stützgeweben wurden bisher gute klinische Ergebnisse erzielt (Sailer 1979, Ude, Riedinger u. Schmelzle 1979).

Uns interessierten in diesem Zusammenhang folgende Fragen:
1. Die Beeinflussung einiger immunfluorescenzhistologisch in vitro darstellbarer Antigeneigenschaften in den untersuchten Stützgeweben in Abhängigkeit von der jeweiligen Konservierungstechnik.
2. Der Verbleib bzw. Ort des weiteren Abbaus solcher implantierten Konservate nach partieller oder vollständiger Resorption und Ersatz durch körpereigenes Stützgewebe.
3. Ob sich erhöhte Antikörperkonzentrationen im Implantatbett nachweisen lassen, bzw. ob Antikörperbindung an implantierte Bindegewebskonservate erfolgt und damit „Immunkomplexe" an deren Abbau beteiligt sind.

Ad 1. In Anlehnung an die zu fordernde Übereinstimmung antigener Parameter zwischen Spender und Empfänger bei der Organtransplantation (Vorlaender 1976) haben wir immunfluorescenzhistologisch in vitro diese Antigeneigenschaften an Stützgewebsproben von Leichen vor und nach der „Cialit-Konservierung" bzw. „Lyophilisierung" untersucht.

Im einzelnen wurden folgende antigene Determinanten in Proben aus knöchernen Beckenkamm, Knorpel aus dem Tibiakopf sowie in harter Hirnhaut dargestellt (Tabelle 1 und 2).
1.1. Erythrocytäre Zellwandantigene: ABO-System.
1.2. Leukocytäre Zellwandantigene: HLA-System.
1.3. Humorale Antigene: Albumin, Ig-G, Fibrinogen (nach quantitativen Gesichtspunkten ausgewählt).
1.4. Grundsubstanzantigene: Kollagentypen I-IV, Lamin (Basalmembranassoziertes Glycoprotein).

Wie aus Tabelle 1 und Tabelle 2 hervorgeht, zeigt Knochen erwartungsgemäß das größte Spektrum antigener Strukturen. Dies erklärt sich aus seiner ausgeprägten Vascu-

Tabelle 1. Ergebnisse der indirekten Immunfluorescenzhistologie an Knochen, Knorpel und harter Hirnhaut mit spezifischen Antiseren gegen erythrocytäre, leukocytäre, humorale AG vor und nach Gefriertrocknung bzw. Cialit-Konservierung

	Erythrocytäre AG	Leukocytäre AG	Humorale AG		
	ABO-System	HLA-System	Albumin	Ig-G	Fibrinogen
Beckenkammknochen:					
Nativ	+++	+++	+++	+++	+++
Lyophilisiert	(+)	–	++	++	++
Cialit-konserviert	–	(+)	++	++	++
Tibiakopfknorpel:					
Nativ	–	–	(+)	(+)	(+)
Lyophilisiert	–	–	–	–	–
Cialit-konserviert	–	–	–	–	–
Harte Hirnhaut:					
Nativ	++	++	++	++	++
Lyophilisiert	(+)	(+)	(+)	(+)	(+)
Cialit-konserviert	–	–	(+)	(+)	(+)

Tabelle 2. Ergebnisse der indirekten Immunfluorescenzhistologie an Knochen, Knorpel und harter Hirnhaut mit spezifischen Antiseren gegen Grundsubstanzantigene vor und nach Gefriertrocknung bzw. Lyophilisation

	Grundsubstanz-Antigene						Marker für frisch synthetisiertes Kollagen	Basalmembranantigen
	Kollagen							
	Typ I	Typ I Prokollagen	Typ II	Typ III	Typ III Prokollagen	Typ IV	Fibronektin	Lamin (Glycoproteid)
Beckenkammknochen:								
Nativ	+++	+++	–	+	+++	+++	+++	+++
Lyophilisiert	–	–	–	–	–	++	+	++
Cialit-konserviert	+++	+	–	++	–	++	+	++
Tibiakopfknorpel:								
Nativ	–	–	+++	++	+	(+)	+	(+)
Lyophilisiert	–	–	+	+	–	–	–	–
Cialit-konserviert	–	–	+	+	–	–	–	–
Harte Hirnhaut:								
Nativ	+++	+++	–	+++	++	+++	+++	+++
Lyophilisiert	+++	+	–	+++	+	+	–	–
Cialit-konserviert	+++	+	–	+++	+	+	–	–

larisierung, sieht man vom gefäßführenden Perichondrium des Knorpels und den gefäßführenden Arealen der Dura mater ab.

Die Knochenkonservierung durch Gefriertrocknung vermindert die Antigenität der erythrocytären, leukocytären und humoralen Antigene deutlich. Im Bereich der Grundsubstanzantigene findet ebenfalls ein starker Abfall der ursprünglich darstellbaren Antigenität statt.

Die Cialit-Konservierung des Knochens führt in weiten Teilen zu vergleichbaren Ergebnissen. Lediglich bei den Immunglobulinen, sowie beim Kollagen Typ I (Hautbestandteil des Knochenkollagens) nimmt die spezifische Antigenität nach dieser Konservierungstechnik nicht ab.

Die Befunde beim Knorpel und bei harter Hirnhaut entsprechen dem geringen antigenen Ausgangsspektrum dieser Gewebe im Nativzustand: hier zeigen sich mit Hilfe der Immunfluorescenz lediglich im typischen Spektrum ihrer Kollagenkomponenten deutlich zu markierende Antigenstrukturen vor der Konservierung. Sowohl die Gefriertrocknung als auch die Cialit-Konservierung zerstört diese Antigene beinahe vollständig

Ad 2. Da Knochen das größte Spektrum an antigenen Strukturen enthält (Abb. 1 und Abb. 2), führten wir die weiteren Untersuchungen mit Cialit-Knochenkonservaten durch.

Im Tierversuch wurde der Abbau im implantiertem Cialitknochen verfolgt, der erwartungsgemäß im RHS z.B. der Milz stattfindet.

Hierzu wurde 4-Wochen nach subcutaner Implantation menschlichen „Cialit-Knochens" beim Meerschweinchen die Milz des Tieres entfernt und in typischer Weise für den direkten Immunfluorescenztest vorbereitet. Mit anti-Human Ig-G (FITC markiert) konnten Bestandteile des Ig-G haltigen Cialit-Knochens intracellulär (Makrophagen) in diesem Organ nachgewiesen werden (Abb.1).

Ad 3. Um evtl. erhöhte Antikörperkonzentrationen im Implantatbett, oder Antikörperbindungen an Cialit-Knochen darstellen zu können, wurden tierexperimentelle und klinische Studien durchgeführt.

3.1. Beim Meerschweinchen wurde das Implantatbett nach subcutaner Implantation von cialitkonserviertem Meerschweinchenknochen (allogenes Modell) 4-Wochen nach dem Eingriff in toto extierpiert und immunfluorescenzhistologisch untersucht. Hierbei konnten keine erhöhten Immunglobulinkonzentrationen nachgewiesen werden, die über die normalerweise vorhandenen Immunglobulinkonzentration im Weichgewebe hinausgingen.

3.2. Bei insgesamt 5 Patienten wurden Knochendefekte nach Cystektomien im Unterkiefer mit Cialit-Knochen gefüllt und eine p.p. Heilung erreicht.

14 Tage nach Implantation wurden Serumproben der Patienten mit Resten des entsprechenden Cialit-Knochens inkubiert.

Mit Hilfe der direkten Immunfluorescenz fanden wir in 2 Fällen eine im nachweisbaren Konzentrationsbereich liegende Ig-G-Bindung an das Knochenkonservat (Abb. 2).

Zusammenfassend läßt sich feststellen, daß die vorliegenden Ergebnisse die bisher vertretene Auffassung stützt (Schmelzle 1978, Sailer 1979), daß die Gewebskonservierung zu einer Verminderung der Antigenität in den behandelten Geweben führt.

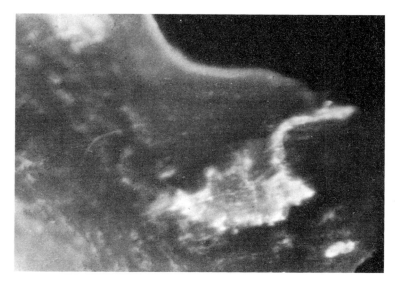

Abb. 1. Im direkten Immunfluorescenztest intracellulär (Makrophagen) darstellbare Ig-G haltige Cialit-Knochenbestandteile in der Milz von Meerschweinchen, 4 Wochen nach subcutaner Implantation menschlichen Cialit-Knochen. Gefrierschnitt: ca. 8 μm, Konjugatverdünnung 1:10, Aufnahme auf Kodak Ektachrom 200, 27 DIN, Belichtung 45 sec Leitz Laborlux HB/200 Durchlichtfluorescenzeinrichtung. Vergrößerung ca. 600:1

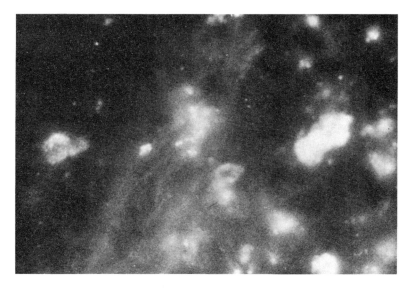

Abb. 2. Direkter Immunfluorescenztest an Cialit-Knochen nach Inkubation mit Patientenserum das 14 Tage nach Implantation des gleichen Cialit-Knochenmaterials zum Ausgleich eines knöchernen Unterkieferdefektes gewonnen wurde. Gefrierschnitt: ca. 6 μm, Serumverdünnung 1:10, Konjugat 1:64. Aufnahme auf Kodak Ektachrom 200, 27 DIN, Belichtung 45 sec, Leitz Laborlux HB 200 Auflichtfluorescenzeinrichtung. Vergrößerung ca. 200:1

Es gibt jedoch, in den von uns gewählten Beispielen, vornehmlich im Kollagenmuster des Knochens, von der Konservierungstechnik abhängige qualitative Unterschiede. Ob diese Unterschiede ursächlich mit der von uns gefundenen Ig-G-Bindung an Knochenkonservat zusammenhängen, läßt sich zur Zeit noch nicht beantworten. Evtl. entscheiden solche Immunkomplexbildungen über die Dauer bzw. Heftigkeit der einsetzenden Resorptionsvorgänge.

Literatur

Gresham RB (1964) Freeze-Drying of human tissue for clinical use. Cryobiology 1:150

Günz E (1968) Der homologe Bankspan. Melsungen med Mitt 42

Zurbuchen P (1959) In: Les homogreffons de cartilage lyophilisés et leur applications en chirurgie stamatilogique. v. Zurbuchen P, Held A-J, Spirgi M (Hrsg.). Schweiz, Mschr Zahnheilkd 69:707

Sailer HF (1979) Gefriergetrocknete Knorpel in der rekonstruktiven Gesichtschirurgie. In: Fortschritte der Kiefer- und Gesichtschirurgie Bd. XXIV. Schuchardt K, Schwenzer N (Hrsg.). Thieme, Stuttgart, S. 56-58

Sailer HF (1980) Die Knochenersatzplastik des Unterkiefers durch identische allogene, gefriergetrocknete Unterkiefertransplantate im Tierversuch — vorläufige Mitteilung — Dtsch zahnärztl Z 35:11-14

Schmelzle R (1978) Konservierte Transplantate in der Kiefer- und Gesichtschirurgie. Carl Hanser Verlag, München-Wien

Ude WR, Riediger D, Schmelzle R (1979) Homologe Transplantation konservierter Knorpel zur Konturverbesserung im Kiefer- und Gesichtsbereich. In: Fortschritte der Kiefer- und Gesichtschirurgie. Bd. XXIV, Schuchardt K, Schwenzer N (Hrsg.), Thieme, Stuttgart S. 53-56

Vorlaender KO (1976) In: Praxis der Immunologie, hrsg. von K.O. Vorlaender. Thieme, Stuttgart

Zur antigenen Wirkung von allogenen (homologen) Knochen-Knorpeltransplantaten

E. Kastenbauer, Berlin

Die antigene Wirkung allogener (homologer) Knochentransplantate mit Knorpelanteilen wie die der Gehörknöchelchen war und ist zum Teil heute noch umstritten. Seit ungefähr 20 Jahren werden diese Transplantate bei gehörverbessernden Operationen zwar mit wechselndem, aber überwiegend gutem Erfolg eingesetzt, wobei bei einem Großteil der Fälle nur eine geringe oder gar fehlende antigene Wirkung der Knochentransplantate zu beobachten ist. Solche allogene Transplantate — mitunter nach Jahren bei Ohrrevisionen entfernt und histologisch untersucht — zeigen in der Mehrzahl der Fälle neben kleinen Zonen vitalen Knochenumbaus ausgedehnte devitale Areale mit kleinen, anfärbbaren Osteonen und nur in der geringeren Zahl Destruktionen aufgrund einer Antigen-Antikörper-Reaktion. Die Transplantate kommen konserviert zur Anwendung, wobei zur Konservierung Cialit, Alkohol oder Formalin verwendet werden.

Um eine mögliche antigene Wirkung dieser Transplantate prinzipiell zur Darstellung zu bringen, wurden im Tierexperiment im allogenen und iso-allogenen System die Empfängertiere gegen die Spendertiere mittels einer zweimaligen Hauttransplantation sensibilisiert und erhielten dann unkonservierte Gehörknöchelchen-Transplantate. Dabei zeigte sich ab dem 16. Tag eine massive, rundzellige Entzündungsreaktion um diese Transplantate, die zur Destruktion der Ossicula führten. Da diese Reaktion ausschließlich selektiv gegen die allogenen Transplantate gerichtet war, glauben wir dies als immunologische Abwehrreaktion des Empfängers deuten zu können.

Heilung, Vascularisierung und Abstoßung allogener Hauttransplantate und ihre Beeinflussung durch Immunsuppression

E. Guthy, Hannover

Haut steht als Autotransplantat normalerweise ausreichend zur Verfügung. Die ausgedehnte Verbrennung, d.h. mehr als 70% drittgradig verbrannte Körperoberfläche verläuft in der Regel letal. Es steht nicht genügend autogene Haut zur Verfügung um zerstörte Hautbezirke nach Excision rechtzeitig decken zu können; die Patienten sterben an der invasiven Sepsis. Allogene Haut von lebenden oder toten Spendern heilt zwar zunächst an, wird aber innerhalb von 10-20 Tagen durch die Immunantwort zerstört und läßt erneut ungedeckte Körperoberflächen zurück. Burke hat vorgeschlagen, die drittgradigen Verbrennungen zu excidieren, durch allogene Haut zu ersetzen und deren Abstoßung durch Immunsuppression solange zu verhindern bis neugewonnene autologe Spalthaut aus intakten Hautbereichen zur Verfügung steht, um die allogene Haut zu ersetzen. Haut somit als auxiliäre temporäre Transplantation eines lebenswichtigen Organes zur Behandlung der letalen Verbrennung.

Vor der klinischen Anwendung dieses Prinzips war eine Reihe von Fragen zu klären, die im Experiment untersucht wurden.
Wie erkennt man die beginnende Abstoßung der Haut?
Welche Abstoßungsphänomene sind reversibel?
Werden große Hauttransplantate ähnlich abgestoßen wie die kleinen Testläppchen im Experiment?
Wie wirken immunsuppressive Substanzen auf die Abstoßungsvorgänge?
Nachdem sich in vergleichenden morphologischen Untersuchungen das Meerschweinchen als deutlich überlegenes Kleintiermodell erwiesen hatte und die unspezifischen Heilungsvorgänge an Autotransplantaten zunehmender Größe untersucht worden waren [4] wandten wir uns im allogenen Modell den Abstoßungsvorgängen und ihrer Beeinflussung durch Immunsuppressiva zu.

Material und Methoden

Zwischen weiblichen englisch short-hair, albino Meerschweinchen wurden Vollhauttransplantate zunehmender Größe ausgetauscht. Beginnend am 4. Tag wurden die Transplantate täglich inspiziert, die Durchblutung durch Beurteilung der Capillarfüllungen nach Fingerdruck sowie durch Stereomikroskopie geprüft. In regelmäßigen Abständen wurden Biospien entnommen und die Tiere am Tag der Abstoßung und bis zu 4 Tage danach getötet und das gesamte Transplantat zur Histologie aufbereitet.

Die immunsuppressive Behandlung bestand aus Antilymphocytenserum, das durch Immunisierung von white Neuseeland-Kaninchen mit Meerschweinchenmilzzellen gewonnen wurde. Nach Absorption mit Meerschweinchenerythrocyten hatten die Seren einen Titer von 1:512 gegenüber Meerschweinchenlymphocyten. Die Tiere erhielten täglich 1 ml pro kg beginnend am Tag vor der Operation abwechselnd in das lockere Unterhautgewebe der vorderen und hinteren Axilla injiziert. Kontrolltiere erhielten die gleiche Menge normales dekomplementiertes Kaninchenserum. Die Behandlung erfolgte bis zur Abstoßung bzw. bei intakten Transplantaten bis zum 20. Tag. Zu diesem Zeitpunkt wurde ALS abgesetzt und die nachfolgende Abstoßung beobachtet. Azathiopin wurde in einer Dosierung von 20 mg/kg/Tag beginnend am Tag vor der Operation bis zur Abstoßung intraperitoneal injiziert. Kontrolltiere erhielten eine volumengleiche Menge physiologischer Kochsalzlösung. Prednison (Methyprednisolon-Natrumsukzinat) 20 mg/kg/Tag wurde intraperitoneal verabreicht beginnend am Tag vor der Operation bis zur Abstoßung.

Ergebnisse

Abstoßungsformen

Nach Zeitpunkt der Abstoßung und den mikroskopischen Kriterien lassen sich 3 Abstoßungsformen unterscheiden:
1. Die späte, epithelial-endotheliale Abstoßung (9. bis 14. Tag).
2. Die frühe, rein endotheliale Abstoßung (6. bis 9. Tag).
3. Die unterbrochene Vascularisierung (4. bis 6. Tag).

1. Die späte, epithelial-endotheliale Abstoßung: In den ersten Tagen gleichen diese Allotransplantate in allem entsprechenden Autotransplantaten. Im Gegensatz jedoch zum optimal heilenden Autotransplantat, das zwischen dem 6. und 9. Tag Abblassung zeigt, weisen diese Allotransplantate weiterhin Hyperämie auf, mit gelegentlicher Cyanose und unterschiedlicher Ödembildung. Mikroskopisch findet man ein geringes bis mäßiges perivasculäres und subepidermales Ödem. Gleichzeitig zeigt die Epidermis Epithelhyperplasie mit weitgehend intakter Zellstruktur. Mononucläre Zellen, morphologisch kleine Lymphocyten, durchbrechen oftmals die Basalmambran und dringen zwischen die Zellen des stratum basale und spinosum ein. Eine ähnliche Lymphocyteninvasion findet man an den Haarfollikeln, den präcapillaren Arteriolen und den Venolen. Zwischen dem 9. und 14., selten auch am 15. oder 16. Tag sistiert der Blutfluß im Transplantat. Es wird dunkelblau-cyanotisch, geschwollen und induriert. Mikroskopisch sieht man eine zunehmende dichtere Lymphocyteninvasion der Epidermis, die Basalzellenschicht wird praktisch aufgelöst, so daß sich die geschwollene, aber relativ intakte oberflächliche Epidermis von dem darunterliegenden Dermislappen abhebt. Ähnlich wie in der Epidermis verfallen auch die Endothelzellen der Dermisgefäße der Lyse und reagieren auf die lymphocytären Infiltrate mit einer obliterierenden Hyperplasie des Endothels.

2. Die frühe, rein endotheliale Abstoßung: Diese Transplantate werden rasch vascularisiert und zeigen um den 4. Tag Hyperämie und kräftige Durchblutung. Auch hier findet man bei der histologischen Untersuchung pralle Füllung der Dermisgefäße und zahlreiche Verbindungen mit den Wirtsgefäßen im Transplantat. Aber schon vom 6. bis 9. Tag an kommt es zur Cyanose und zum Sistieren der Durchblutung innerhalb von 12-24 Std. Mikroskopisch sieht man mit Einsetzen der Cyanose eine Infiltration ausschließlich der Blutgefäße des Transplantates, während die Epidermis frei bleibt. Diese Infiltrate bestehen überwiegend aus polymorphkernigen Leukocyten. Es kommt zu einem ausgedehnten Gefäßschaden, Endothelzellen werden von der Basalmembran gerissen und liegen lytisch oder intakt zu Haufen in der Gefäßlichtung. Auffallend ist eine Endothelhyperplasie der präkapillaren Arteriolen, welche das Lumen teilweise verlegt. Die Epidermis ist zu diesem Zeitpunkt intakt. Innerhalb von 24 Std nach Auftreten der Cyanose zeigen Biopsien ein Fortschreiten der Gefäßläsionen; es kommt zur Thrombocytenaggregation und zum totalen thrombotischen Gefäßverschluß. In der darüberliegenden Epidermis sieht man nun cytoplasmatische Vacuolenbildungen und Spongiose des stratum spinosum und granulosum; diese Vacuolen konfluieren und bilden intraepidermale Vesikel. Gelegentlich werden die Epidermisschichten in toto nekrotisch und heben sich ab. Jedoch sind die tief in der Transplantatdermis sitzenden Hautfollikel noch intakt; erst um den 11. bis 12. Tag kommt es hier wie bei der gemischt endothelial-epithelialen Abstoßung zur Lymphocyteninfiltration.

3. Die unterbrochene Vascularisierung: Diese Transplantate sind um den 4. Tag nur blaß rosa mit zögernder Durchblutung und erreichen nie das hellrote hyperämische Aussehen von Transplantaten, die voll vascularisiert und durchblutet werden. Vielmehr blassen sie um den 4. bis 6. Tag wieder ab, mit unterschiedlich cyanotischer Komponente. Sie behalten dann ein blasses bis ockerfarbenes Aussehen bis zum 11. bis 15. Tag. Danach läßt sich die Epidermis als Kruste oder flüssige Nekrose zusammen mit der Dermis ganz und teilweise abwischen, darunter erscheinen Dermisreste und Granulationsgewebe des Wirtes. Mikroskopisch sieht man nach Auftreten dieser neuerlichen Blässe die Struktur von Haut und Anhangsgebilden erhalten, aber es kommt zu einer ausgeprägten Zellschrumpfung. Die ganze Dermis mit Ausnahme der basalen Bereiche ist fast frei von Zellen. Die Transplantatgefäße sind kollabiert, polymorphkernige Leukocyten und abgeschilferte Endothelzellen liegen in der Gefäßlichtung ohne Mesenchymaktivität der Adventitia. Im weiteren Verlauf sieht man die totale Nekrose des Transplantates mit Schrumpfung des Bettes, ähnlich einer Sekundärheilung. Diese Form der Abstoßung tritt bei Zunahme der Transplantatgröße häufiger auf. Dies ist nicht verwunderlich, da die verzögerte Vascularisierung bei großflächigen Transplantaten ebenfalls häufig ist und diese Form der Abstoßung bedingt.

Wirkung der Immunsuppression

Azathioprin zeigt keine signifikante Verlängerung der Überlebenszeit (mittlere Überlebenszeit 7,83 ± 1,64 Tage gegenüber 6,67 ± 1,03 in der Kontrollgruppe, $p > 0,2$). Makroskopisch zeigte sich stets das Vollbild der vasculären Abstoßung, mikroskopisch erschienen bei sonst unveränderten Abstoßungsreaktionen die Gefäßveränderungen eher akzentuiert, doch ließ sich dies quantitativ schwer erfassen. *Prednison* ergab ebenfalls keine signifikante Verlängerung der Überlebenszeit (7,92 ± 1,88 Tage gegenüber 6,67 ± 1,03 in der Kontrollgruppe, $p > 0,1$). Makroskopisch entsprach die Abstoßung voll den vasculären Ereignissen der Kontrollgruppe, mikroskopisch erschien die Lymphocyteninfiltration der Epidermis geringer ausgeprägt, doch ist auch dieser Effekt schwer quantitativ zu erfassen. *Azathioprin* und *Prednison* in Kombination ergab eine geringfügige, aber statistisch nicht signifikant verlängerte Überlebenszeit (9,13 ± 3,23 Tage gegenüber 6,67 ± 1,03 in der Kontrollgruppe). Dieser Wert ist insbesondere wegen der großen Streuung in dem genetisch nicht einheitlichen Material nicht signifikant ($p > 0,1$). Bemerkenswert ist jedoch die deutlich verlängerte Überlebenszeit von 15-20 Tagen bei 2 von 24 Tieren. In allen Fällen bot sich makroskopisch das Vollbild der vasculären Abstoßung. Mikroskopisch zeigen die Transplantate die vasculären Gefäßveränderungen an manchen Stellen akzentuiert, die Epidermis erschien dagegen zum Zeitpunkt der Gefäßverschlüsse nur mäßig infiltriert und in keinem Falle durch die Lymphocyteninfiltration zerstört. *Antilymphocytenserum* führte zu einer deutlichen Verlängerung der Überlebenszeit der Transplantate (25,25 ± 6,7, $p < 0,05$). Am 20. Tag waren 50% der Transplantate intakt und die Behandlung wurde abgesetzt. Daraufhin kam es innerhalb von 5-10 Tagen zu einer schon makroskopisch modifizierten Abstoßung mit Blasenbildung und Epidermolyse. Gefäßthrombosen waren nur punktförmig zu sehen bei insgesamt leicht hyperämischen Aussehen mit ausreichender Durchblutung. Mikroskopisch unterschieden sich die Transplantate am 20. Tag nicht von Autotransplantaten. In den folgenden Tagen kam es zur zunehmend Lymphocyteninfiltration der Epidermisschichten bis hin zur völligen Abstoßung. Die Veränderungen an den Dermisgefäßen hingegen waren nur fokal und mäßigen Grades. ALS verhindert also nicht nur bei 50% der Transplantate die Abstoßung völlig, sondern modifiziert die Abstoßung über die aktive Therapie hinaus; die vasculären Abstoßungsphänomene verlaufen mitigiert die Zerstörung der Epidermis durch Lymphocyten tritt in den Vordergrund.

Diskussion

Abstoßungsformen

Während die vorwiegend immunologisch interessierten Untersucher mit ihren teilweise aus reiner Epidermis bestehenden Transplantaten die lymphocytäre Infiltration der Epidermis in den Vordergrund stellten zeigen unsere Ergebnisse, daß bei Vollhauttransplantaten am geeigneten Modell die Abstoßungsphänomene an den Dermisgefäßen eine wesentliche Rolle spielen. Lymphocyten spielen bei den vasculären Abstoßungserscheinungen offenbar eine untergeordnete Rolle, Antikörper sind möglicherweise an der primären Endothelschädigung beteiligt. Die epidermale Infiltration durch Lymphocyten kann sich nur ausbilden, wenn die Gefäße lange genug offenbleiben; bei früher vasculärer Abstoßung unterliegt die Epidermis vorwiegend einer ischämischen Schädigung. Die unterbrochene Vascularisierung ist eine Sonderform dieser frühen Immunität gegen die Transplantatgefäße. Da diese zum Zeitpunkt der Immunität nicht voll durchblutet sind, kommt es auch nicht zum Vollbild der vasculären Abstoßung; vielmehr wird der weitere Prozeß der Vascularisierung unterbrochen. Das Fehlen der klassischen Abstoßung kann als Überleben der Transplantate fehlinterpretiert werden. Dies ist insbesondere bei großen Transplantaten der Fall, da sie häufiger die verzögerte Vascularisierung aufweisen und deshalb häufiger dieser Abstoßungsform unterliegen. Daß eine Vascularisierung angesichts einer bestehenden Immunität nicht erfolgt, beweisen auch die fehlende Vascularisierung bei Xenotransplantaten sowie das „white-graft"-Phänomen bei vorangegangener Sensibilisierung im allogenen Modell.

Immunsuppression

Daß Azathioprin und Prednison allein oder in Kombination die Abstoßungsreaktion nicht nachteilig beeinflussen konnten, dürfte zum Teil an der Versuchsanordnung liegen. Meerschweinchen können offenbar nur bedingt aktive Metaboliten aus Azathioprin freisetzen und gehören nicht zu den cortisonempfindlichen Species. Die relative Wirksamkeit auf die Lymphocyteninfiltration der Epidermis entspräche hingegen den klinischen Erfahrungen bei der Nierentransplantation.

Die außerordentliche Wirksamkeit von ALS in unserem Modell ist möglicherweise dadurch mit bedingt, daß nach subcutaner Gabe des Präparates der Abfluß über die gleiche Lymphknotenstation erfolgt, in der auch die primäre Immunantwort auf das Transplantat stattfindet. Für eine zentrale Beeinflussung der Transplantatimmunität spricht auch die Tatsache, daß nach Absetzen der ALS-Behandlung eine modifizierte Abstoßung auftritt.

Schlußfolgerungen

Aus unseren Untersuchungen ergaben sich für die klinische allogene Hauttransplantation folgende wichtige Erkenntnisse: Große Hauttransplantate haben keine verlängerte Überlebenszeit gegenüber kleinen Hauttransplantaten, ihre Vascularisierung kann durch Einsetzen der Immunität verhindert werden. Die immunsuppressive Therapie muß deshalb früh erfolgen, um eine optimale Heilung der allogenen Haut sicherzustellen. Antilymphocytenserum ist außerordentlich effektiv in der Unterdrückung der Transplantatabstoßung an allogener Haut; auch nach Absetzen kommt es zu einer abgeschwächten qualitativ unterschiedlichen Abstoßung.

Die auxiliäre temporäre Hauttransplantation bei der massiven Verbrennung wurde inzwischen von Burke und Mitarbeitern klinisch erprobt. Bei ausgewählten Patienten konnte die Letalität von 100 auf 33% gesenkt werden [1].

Literatur

1. Burke JF, Quinby WC, Bondoc CC, Cuosimi AB, Russell PS, Szyfelbein SK (1975) Immunosuppression and temporary skin transplantation in the treatment of massive third degree burns. Ann Surg 182:183-197
2. Guthy E, Billote JB, Burke JF (1971) Suppression endothelial-vaskulärer Abstoßungsphänomene durch ALS. Langenbecks Arch Chir 329:221
3. Guthy E, Billote JB, Burke JF (1974) Skin as an organ transplant, a critical evaluation of the allograft. Chirug Plast, Berlin II:263-280
4. Guthy E, Billote JB, Burke JF (1977) Skin as an organ transplant: Vascularisation and Healing in autografts of increasing size. Burns 4:104-112

III. Mikrochirurgische Wiederherstellung von Nerven und mikrovasculäre Chirurgie bei freien Transplantaten

Möglichkeiten und Grenzen der primären Nervenrekonstruktion nach Tumorresektion in verschiedenen Körperregionen

M. Samii, Hannover

Seit Einführung des Operationsmikroskopes im Jahre 1964 durch Jacobson, Smith, Michon und Kurze sind wir in der Lage, die peripheren und Hirnnerven in feinere anatomische Einheiten, nämlich in Faszikel oder Faszikelgruppen zu präparieren.

Diese mikrochirurgische Technik, die wir als *faszikuläre perineurale Neurolyse* bezeichnen, erlaubt uns eine selektive Darstellung und Rekonstruktion der jeweils betroffenen Faszikel. Aufgrund der gesammelten Erfahrungen bei mehr als 1500 mikrochirurgisch operierten Patienten mit peripheren und Hirnnerven-Läsionen möchte ich versuchen, im Rahmen dieses Referates Möglichkeiten und Grenzen der Nervenwiederherstellung nach Tumorresektion in verschiedenen Körperregionen aufzuzeigen. Natürlich kann hier nur auf einige wesentliche Techniken näher eingegangen und die Gesamtproblematik nur teilweise angesprochen werden.

Bei der Planung und Durchführung der operativen Behandlung eines Tumors in verschiedenen Körperregionen ist heute über die Sanierung hinaus die Erhaltung bzw. Rekonstruktion der betroffenen peripheren und Hirnnerven zu berücksichtigen. Bei der optimalen Magnifikation durch das Operationsmikroskop können die noch intakten, vom Tumor komprimierten und verlagerten Nervenstrukturen identifiziert und vom Tumorgewebe freipräpariert werden. Auch bei von der Nervensubstanz ausgehenden Tumoren lassen sich die einzelnen intakten Nervenfaszikel vom Tumorgewebe unterscheiden. So kann durch sorgfältige faszikuläre Neurolyse die Totalentfernung eines von einem accessorischen Ast ausgehenden Tumors unter Schonung der intakten Faszikel durchgeführt werden.

Die Abb. 1a zeigt ein Neurinom des N. medianus nach fasciculärer Neurolyse, wobei der Ausgang des Neurinoms von einem sehr dünnkalibrigen querverlaufenden Faszikel deutlich erkennbar ist. In Abb. 1b sieht man den Zustand nach vollständiger Entfernung des Tumors unter Erhaltung aller übrigen Nervenfaszikel des N. medianus.

Bei dem nächsten Beispiel handelt es sich um einen Tumor des N. ulnaris (Abb. 2a,b). Nach mikrochirurgischer Entfernung des Epineuriums sieht man, daß eine Reihe von Faszikeln intakt sind und der Tumor von einem Faszikel ausgeht und nur dieser, nach Resektion, perineural genäht werden muß.

Sind alle Faszikel eines polyfasciculären Nervenstranges tumorös aufgetrieben, kann dies eventuell als Zeichen der Malignität gewertet werden. Bei einem Neurinom des N. ulnaris mit Beteiligung aller Faszikel haben wir nach Tumorresektion den 5 cm langen Defekt mittels freier Nerventransplantate überbrückt. Eineinhalb Jahre später

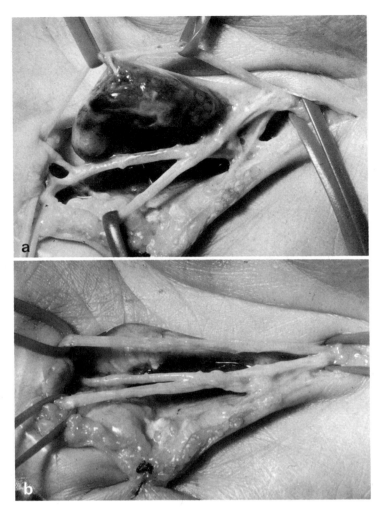

Abb. 1. a. Neurinom des N. medianus. Nach fasciculärer Neurolyse sieht man, daß der Tumor von einem sehr dünnkalibrigen querverlaufenden Faszikel ausgegangen ist. **b.** Zustand nach vollständiger Entfernung des Tumors unter Erhaltung aller übrigen Nervenfaszikel des N. medianus

kam es zu einem Rezidiv. Die Histologie zeigte das Bild eines Neurofibrosarkoms. Nach diesem Befund wurden die ersten histologischen Präparate noch einmal kritisch betrachtet und die anfängliche Diagnose des Neurofibroms revidiert.

Bei der operativen Entfernung eines Tumors im Bereich des Fibularköpfchens ist die Darstellung und Schonung des N. fibularis Teil der operativen Planung. Schwere Schädigungen des N. fibularis nach operativer Entfernung eines Tumors im Bereich des Fibularköpfchens sind relativ häufig. Die mikrochirurgische fasciculäre Neurolyse ließ in solchen Fällen feststellen, daß entweder die Faszikel lediglich von Narbengewebe

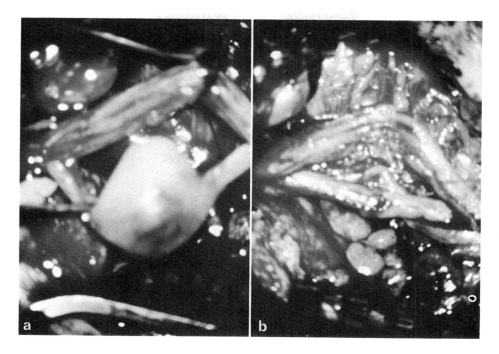

Abb. 2. a Neurinom des N. ulnaris ausgehend von einem Faszikel. b Zustand nach Entfernung des Tumors und Durchführung einer perineuralen End-zu-End-Naht

komprimiert waren oder der N. fibularis ganz oder teilweise in seiner Kontinuität unterbrochen war. Bei einigen Patienten sahen wir, daß der Nerv auf einer langen Strecke bis zur Muskulatur hin so geschädigt war, daß eine Rekonstruktion des Nervenstranges sich als unmöglich erwies (Abb. 3a,b).

Bei *Neurinomen des Plexus brachialis* in Höhe C5 und C6 ist eine Rekonstruktion mit zufriedenstellendem funktionellem Ergebnis dann zu erreichen, wenn nach Tumorentfernung die intakten Nervenstümpfe noch zur Verfügung stehen. So können die Nervendefekte mit mehreren freien Nerventransplantaten überbrückt werden. Da die primären Stränge des Plexus brachialis in Höhe des Schlüsselbeins in sekundäre Stränge durch zahlreichen Faseraustausch übergehen, ist die Präparation an dieser Stelle deshalb nicht zu empfehlen, weil die Gefahr einer zusätzlichen Läsion der benachbarten Nervenstränge besteht. Bei einer derartigen Lokalisation des Tumors mit dem klinischen Ausfall C5 wird die Wiederherstellung der im Vordergrund stehenden Funktion des M. deltoideus durch direkte Transplantation zwischen dem Nervenstumpf in Höhe C5 und dem N. axillaris mit zwei Transplantaten von ca. 15 cm Länge erreicht. Abbildung 4a zeigt das klinische Bild einer 40jährigen Patientin mit Parese und vollständiger Atrophie des M. deltoideus nach Entfernung des Neurinoms in Höhe C5. Eineinhalb Jahre nach Nerventransplantation zwischen dem Nervenstumpf C5 direkt am Foramen intervertebrale und dem N. axillaris wurde ein zufriedenstellendes Ergebnis erreicht (Abb. 4b). Reicht der Tumor über das Foramen intervertebrale bis zum Spinalkanal, ist eine direkte Nervenrekonstruktion nicht mehr möglich. Es kann dann nur eine Anastomose

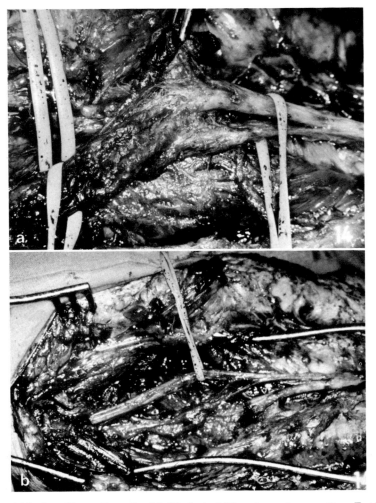

Abb. 3. a Darstellung des N. fibularis 6 Monate nach operativer Entfernung eines Osteoms im Bereich des Fibularköpfchens. Man sieht die schwere narbige Verwachsung des Nervenstranges mit der Umgebung. **b** Nach mikrochirurgischer fasciculärer Neurolyse sieht man, daß der R. profundus des N. fibularis auf einer langen Strecke bis zur Muskulatur hin so geschädigt ist, daß eine Rekonstruktion des tiefen Astes des N. fibularis nicht mehr möglich ist

zwischen den Intercostalnerven und dem N. musculocutaneus oder N. axillaris durchgeführt werden. Bei paravertebralen intrathorakalen Neurinomen im Bereich der Pleurakuppe soll an die Möglichkeit der Läsion des Plexus brachialis gedacht werden. Während die Entfernung dieser Tumoren, die meistens von den Intercostalnerven ausgehen, ohne neurologische Störungen einhergehen, kommt es gelegentlich zur Läsion des unteren Plexus brachialis, meistens C7, von dem der Tumor ausgegangen ist und dessen Ausbreitung thorakal verläuft.

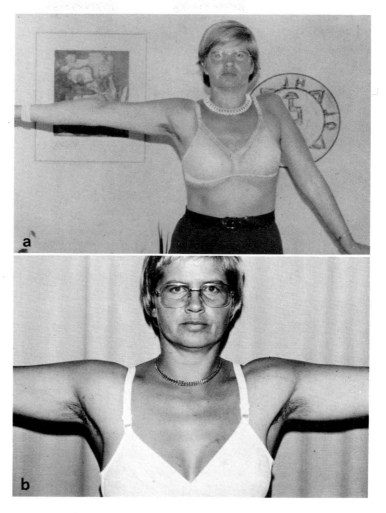

Abb. 4. a Das klinische Bild einer 40jährigen Patientin mit Parese und vollständiger Atrophie des M. deltoideus nach Entfernung eines Neurinoms in Höhe C5 links. **b** Funktionelles Ergebnis eineinhalb Jahre nach Nerventransplantation zwischen dem Nervenstumpf C5 direkt am Foramen intervertebrale und dem N. axillaris

Die Ausfallerscheinungen des *N. accessorius* haben schwere Folgen, so daß im Rahmen der Tumorchirurgie die Funktionserhaltung bzw. Wiederherstellung des N. accessorius von großer Bedeutung ist. Patienten mit komplettem Ausfall dieses Nerven sind aufgrund der Lähmung des M. trapezius nicht mehr in der Lage, Berufe mit schweren körperlichen Belastungen auszuüben. Der N. accessorius wird relativ häufig bei der Exstirpation eines Tumors oder einer Lymphdrüse zur Probeexcision lateral vom hinteren Rand des M. sternocleidomastoideus verletzt. Eine Probeexcision in dieser Region ist deshalb mit Vorsicht durchzuführen. Bei einem Eingriff in diesem Bereich sollte der

N. accessorius immer am hinteren Rand des M. sternocleidomastoideus dargestellt werden und anschließend die Entfernung des Tumors bzw. der Lymphdrüse erfolgen. Kommt es postoperativ zu einer Parese, muß der N. accessorius so früh wie möglich freigelegt und durch Neurolyse, Nervennaht nzw. Nerventransplantation versorgt werden. Bei der Freilegung des Nerven ist die narbig veränderte Zone im Bereich der Läsion zu umgehen und damit zu beginnen, den Nerv proximal der Verletzungsstelle am hinteren Rand des M. sternocleidomastoideus im Gesunden darzustellen. Bei makroskopisch erhaltener Kontinuität wird nun unter dem Operationsmikroskop eine fasciculäre Neurolyse durchgeführt. In einigen Fällen liegt nur eine schwere Fibrose mit Strangulation des N. accessorius vor, so daß die Entfernung des fibrotisch veränderten Epineuriums notwendig ist. Bei neuromatöser Veränderung der Faszikel, auch bei erhaltener Kontinuität, wird das Neurom reseziert und eine End-zu-End-Naht bzw. Nerventransplantation durchgeführt. Ist der N. accessorius in seiner Kontinuität unterbrochen und liegt das Neurom des proximalen Stumpfes in einem Narbengebiet ohne Beziehung zum distalen Stumpf, dann muß man bemüht sein, den N. accessorius distal der Nervenläsion aufzusuchen. Bei ausgedehnten Schädigungen, vor allem dann, wenn die Läsion weit peripher lokalisiert ist, kann die Darstellung des distalen Stumpfes auf Schwierigkeiten stoßen, da der Nerv sich an dieser Stelle schon sehr bald in seine Verzweigungen aufteilt und im vorderen Grenzbereich des M. trapezius endet. Bei malignen Tumoren, bei denen der N. accessorius entweder in Mitleidenschaft gezogen ist, oder zur radikalen Operation eine Neckdissektion im Anschluß daran durchgeführt wird, kann man die Rekonstruktion des N. accessorius von vornherein im Operationskonzept vorsehen. Sobald der Hautlappen zur Neckdissektion freigelegt ist, wird der zentrale Anteil des N. accessorius distal vom Foramen jugulare markiert und durchtrennt. Der distale Anteil wird vor seinem Eintritt in den M. trapezius aufgesucht und ebenfalls durchtrennt. Nach erfolgter Neckdissektion wird nun mit einem Nerventransplantat aus dem N. suralis der vorhandene Defekt überbrückt. In Abb. 5a sieht man einen Zustand nach radikaler Ausräumung eines malignen Tumors im Bereich der Schädelbasis mit Duraresektion und anschließender Neckdissektion. Der N. accessorius und der N. facialis sind hier mit dem Tumor reseziert. In Abb. 5b sieht man den Zustand nach Verschluß der Dura und Rekonstruktion des N. accessorius und N. facialis mittels einiger freier Nerventransplantate.

Die Wiederherstellung des *N. facialis* im extra- und intrakraniellen Bereich sowie im Bereich des Os temporale kann und soll nach Entfernung eines Tumors in gleicher Sitzung erfolgen (Samii, 1980). Nach unserer Erfahrung auf dem Gebiet der rekonstruktiven Chirurgie des N. facialis im extratemporalen Bereich und im Bereich der Schädelbasis ist es nicht mehr zu verantworten, daß der N. facialis bei einem chirurgischen Eingriff geopfert wird, ohne daß gleichzeitig die Möglichkeit zur Versorgung dieses Nerven gegeben ist. Bei gutartigen Tumoren sollte es selbstverständlich sein, die Exstirpation unter weitgehender Schonung des N. facialis durchzuführen. Bei starker Traumatisierung des N. facialis, trotz Erhaltung der Kontinuität, kann sich eine persistierende Parese des N. facialis bilden, wenn die Narbenstrangulation die Rückbildung der Parese verhindert. In solchen Fällen haben wir auch nach einigen Jahren nach erfolgter Operation durch eine mikrochirurgische Neurolyse gute Ergebnisse erzielen können. Muß bei malignen Parotistumoren die radikale Exstirpation des Tumors einschließlich des N. facialis vorgenommen werden, sollte in gleicher Sitzung der vorliegende

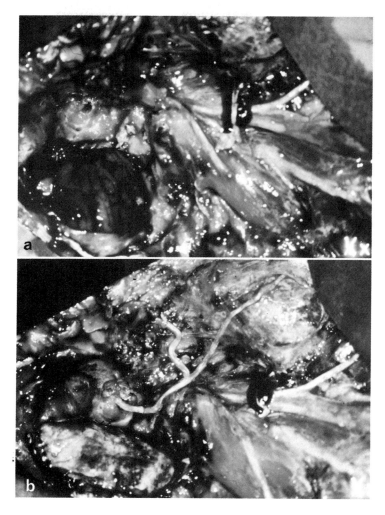

Abb. 5. a Zustand nach radikaler Ausräumung eines malignen Tumors im Bereich der Schädelbasis mit Duraresektion und anschließender Neckdissektion. Der N. accessorius und der N. facialis sind mit dem Tumor reseziert. **b** Zustand nach Verschluß der Dura und Rekonstruktion des N. accessorius und N. facialis mittels einiger Suralistransplantate

Nervendefekt durch Nerventransplantation zwischen dem proximalen Nervenstumpf vor dem Foramen stylomastoideum und den einzelnen peripheren Nervenstümpfen überbrückt werden. Die Abb. 6a zeigt einen malignen Parotistumor, der 1971 zusammen mit Herrn Scheunemann operiert wurde. Nach Markierung der einzelnen Äste des N. facialis wurde die Totalexstirpation vorgenommen. Die Abb. 6b zeigt die Überbrückung des langen Nervendefektes zwischen dem proximalen Stumpf am Foramen stylomastoideum und den einzelnen peripheren Ästen mittels freier Nerventransplantate. Die Abb. 6c-d zeigen das funktionelle Ergebnis eineinhalb Jahre nach Parotidektomie und Nerventransplantation. Die Spätversorgung des N. facialis nach einer Parotidektomie und Entfernung des N. facialis mit anschließender Bestrahlung ist insofern schwierig, als durch Narbengewebe die Präparation des N. facialis erschwert wird. Hier ist es empfeh-

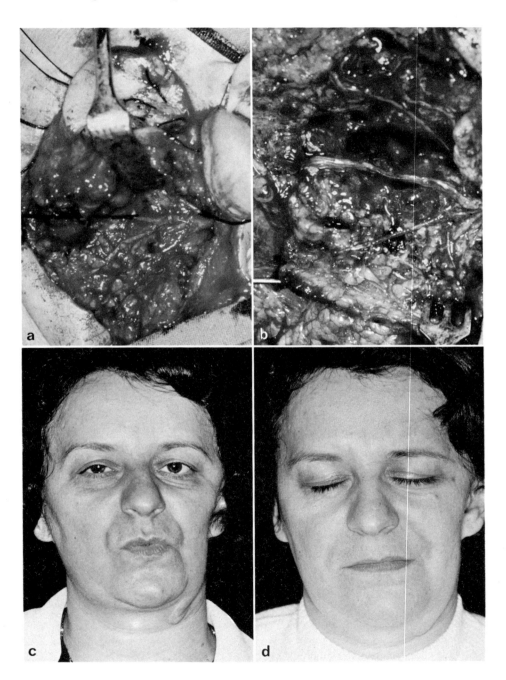

lenswert, den Nerv außerhalb des alten Operationsgebietes darzustellen. In den meisten Fällen ist der proximale Stumpf vor dem Foramen stylomastoideum so geschädigt, daß er nur in seltenen Fällen als intakter Stumpf gewonnen werden kann. Es ergibt sich dann die Notwendigkeit, den N. facialis im knöchernen Kanal des mastoidalen Segments zu verfolgen oder aufzusuchen. Nach Freilegung der peripheren Äste im Gesunden werden Transplantate zwischen dem mastoidalen Segment und den peripheren Ästen des N. facialis interponiert. Besonders problematisch erscheint uns die Rekonstruktion des N. facialis, wenn dieser von einer Neurofibromatose befallen ist. Die Schwierigkeit liegt darin, daß die Abgrenzung der Tumorausdehnung auch mikrochirurgisch nicht mit Sicherheit festgestellt werden kann und die Rezidivgefahr bei dieser Systemerkrankung groß ist. In einem solchen Fall, bei dem wir nach Radikalentfernung zahlreicher Neurofibrome der peripheren Äste des N. facialis eine Rekonstruktion dieses Nerven mittels mehrerer Nerventransplantate erreichen konnten, kam es postoperativ bei zufriedenstellender funktioneller Reinnervation zum Rezidivtumor (Abb. 7a-c).

Im Kleinhirnbrückenwinkel wird der N. facialis, der in diesem Verlaufsabschnitt eine Länge von 23-24 mm hat, durch raumfordernde Prozesse beeinträchtigt. Während des Wachstums eines Kleinhirnbrückenwinkeltumors kann der N. facialis lange Zeit in seiner Funktion erhalten bleiben. Der Nerv kann durch die Tumorkompression in verschiedene Richtungen verdrängt werden, so daß man von einer Gesetzmäßigkeit der Lage und des Verlaufes des N. facialis bei raumfordernden Prozessen des Kleinhirnbrückenwinkels nicht sprechen kann. Die Identifizierung des N. facialis bei Entfernung eines Tumors kann daher sehr schwierig sein. Zum Konzept des chirurgischen Vorgehens bei Kleinhirnbrückenwinkeltumoren gehört deshalb die Bemühung um die exakte Darstellung und Erhaltung bzw. Rekonstruktion des N. facialis durch mikrochirurgische Präparationstechnik.

Während in etwa 80% aller Neurinome des Kleinhirnbrückenwinkels die Tumorentfernung unter Erhaltung des N. facialis gelingt, muß der N. facialis bei größeren Tumoren gelegentlich zur Radikalentfernung geopfert werden. Zur Wiederherstellung der Funktion des N. facialis haben wir anstelle der Dott'schen Operation seit 1975 die Technik der intrakraniell-intratemporalen Nerventransplantation entwickelt (Abb. 8). Ist der N. facialis bei der Tumorentfernung nicht zu erhalten, bemühen wir uns, ihn am Hirnstamm im Bereich des Sulcus pontobulbaris darzustellen. Nach unserer Erfahrung gelingt es, auch bei sehr großen Tumoren, einen Stumpf von mindestens 1-1,5 cm Länge zu gewinnen. Dann wird ein etwa 5 cm langes autologes Nerventransplantat aus dem N. suralis entnommen und mit dem zentralen Stumpf des N. facialis am Hirnstamm vereinigt. Das zweite Ende des Transplantates wird als Schlinge dorsal vom inneren Gehörgang vor dem Sinus sigmoideus zunächst plaziert. Otologischerseits wird dann durch Mastoidektomie der N. facialis im mastoidalen und tympanalen Verlauf dargestellt. Für die interdisziplinäre Zusammenarbeit danke ich Herrn Wigand, Draf und Osterwald.

◀ **Abb. 6. a** Maligner Parotistumor rechts. Zustand nach Darstellung und Markierung des N. facialis am Hauptstamm vor dem Foramen stylomastoideum und im Bereich der einzelnen peripheren Äste. **b** Zustand nach Totalexstirpation des Tumors mit Resektion des N. facialis und gleichzeitiger Überbrückung des langen Nervendefektes zwischen dem proximalen Stumpf und den einzelnen peripheren Ästen durch Nerventransplantation. **c, d** Funktionelles Ergebnis eineinhalb Jahre nach Parotidektomie und Nerventransplantation

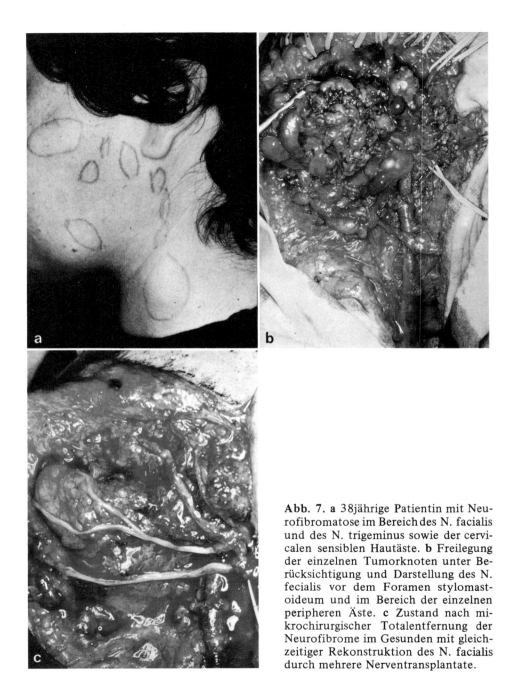

Abb. 7. a 38jährige Patientin mit Neurofibromatose im Bereich des N. facialis und des N. trigeminus sowie der cervicalen sensiblen Hautäste. b Freilegung der einzelnen Tumorknoten unter Berücksichtigung und Darstellung des N. fecialis vor dem Foramen stylomastoideum und im Bereich der einzelnen peripheren Äste. c Zustand nach mikrochirurgischer Totalentfernung der Neurofibrome im Gesunden mit gleichzeitiger Rekonstruktion des N. facialis durch mehrere Nerventransplantate.

Anschließend wird dann die Dura ventral vom Sinus sigmoideus geschlitzt. Durch diesen Schlitz kann nunmehr das zweite Ende des Transplantates aus dem intrakraniellen Raum herausgezogen werden. Nach Durchtrennung des N. facialis distal des Ganglion geniculi wird der Nervenstumpf nach ventral verlagert und mit dem distalen Ende des

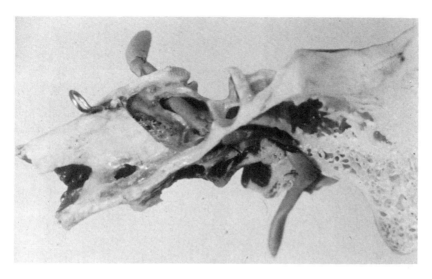

Abb. 8. Modell zur Darstellung der intrakraniell-intratemporalen Nerventransplantation zur Rekonstruktion des N. facialis nach Tumorentfernung im Bereich des Kleinhirnbrückenwinkels. Das Transplantat liegt zwischen dem zentralen Stumpf am Hirnstamm und dem mastoidalen Segment des N. facialis

Transplantates vereinigt. Auf diese Weise wird eine intrakraniell-intratemporale Anastomose des N. facialis hergestellt. Die zufriedenstellenden Ergebnisse bei 10 Patienten mit einer Beobachtungszeit von 1-6 Jahren ermutigen uns, diese operative Technik auch in Zukunft anzuwenden und zu empfehlen.

Die Erhaltung bzw. Rekonstruktion des *N. trigeminus* im Rahmen der Tumorchirurgie hat in den letzten Jahren an Bedeutung zugenommen. Die Radikalentfernung eines Unterkiefertumors fordert auch die Resektion des N. alveolaris inferior, was einen Sensibilitätsausfall im Bereich der Mundschleimhaut, der Lippe und des Kinns zur Folge hat. In solchen Fällen sind wir heute in der Lage eine gezielte Rekonstruktion des N. trigeminus vorzunehmen (Samii 1972, Hausamen, Samii and Schmidseder 1973). Problematisch und folgenschwer ist der Ausfall des N. ophthalmicus. Durch Störung der Sensibilität und Trophic an der Hornhaut kann es zu einer Keratitis neuroparalytica und in letzter Konsequenz zur Erblindung des Patienten kommen. Die Wiederherstellung der Sensibilität im Bereich der Hornhaut sollte dann das erste Ziel unserer chirurgischen Bemühung sein. Die intrakranielle Schädigung des N. trigeminus im Rahmen einer Tumorkompression bzw. Tumorentfernung läßt eine direkte operative Versorgung bisher nicht zu. Durch eine Anastomose zwischen dem N. ophthalmicus und dem N. occipitalis major haben wir versucht, die Sensibilität im Bereich der Hornhaut wiederherzustellen (Samii 1972). Nach osteoplastischer frontaler Kraniotomie wird auf epiduralem Weg die vordere Schädelgrube freigelegt und nach Fensterung des Orbitadaches und Spaltung der periorbitalen Kapsel der N. ophthalmicus dargestellt und weit proximal durchtrennt. Ein langes Suralistransplantat wird mit dem distalen Stumpf vereinigt. Das Transplantat wird anschließend aus dem Schädel herausgeleitet und subgaleal mit dem N. occipitalis major anastomosiert.

Zusammenfassung

Während bei den früheren konventionellen Techniken neurologische Ausfälle durch Nervenläsionen nach Tumorentfernung hingenommen werden mußten, haben die bisherigen Erfahrungen der Mikrochirurgie von peripheren und Hirnnerven uns heute in die Lage versetzt, im Rahmen der Tumorchirurgie wesentlich höhere Ansprüche hinsichtlich der Erhaltung und Rekonstruktion von Nerven zu stellen. Anhand einiger Beispiele wurde versucht, die Möglichkeiten und Grenzen der primären Nervenrekonstruktion nach Tumorresektion in verschiedenen Körperregionen zu demonstrieren. Selbstverständlich konnten die Probleme hier nur in einem begrenzten Rahmen angesprochen werden. Trotz der inzwischen gesammelten mikrochirurgischen Erfahrung bei über 1500 Patienten mit peripheren und Hirnnervenläsionen und Entwicklung neuer Techniken bleibt noch ein breites Feld, vor allem im Bereich der Hirnnerven neue Erkenntnisse zu gewinnen, um bei der Tumorchirurgie die Lebensqualität der Patienten weiterhin zu verbessern.

Literatur

Hausamen J-E, Samii M, Schmidseder R (1973) Repair of the mandibular nerve by means of autologous nerve grafting after resection of the lower jaw. J Maxillofac Surg 1:74

Jacobson JH (1963) Microsurgical technique in the repair of the traumatized extremity. Clin Orthop 29:132

Kurze T (1964) Microtechniques in neurological surgery. Clin Neuros 11:128-137

Michon J, Masse P (1964) Le moment optimum de la suture nerveuse dans les paies du membre supérieur. Rev Chir Orthop 50:205

Samii M (1980) Nerves of the Head and Neck. In: Management or Peripheral Nerve Problems. W.B. Saunders, Philadelphia, London, Toronto

Samii M (1980) Fascicular peripheral nerve repair. In: Modern Technics in Surgery. Neurosurg 17, Futura Publishing Company, New York

Verletzungen des N. accessorius bei der musculären Substitutionsplastik nach Rauch im Rahmen der konservativen Parotidektomie und seine operative Wiederherstellung

J.-E. Hausamen und F. Barsekow, Hannover

Nachdem wir wiederholt auf die Möglichkeit einer mikrochirurgischen Wiederherstellung verschiedener Hirnnerven nach Tumorresektionen im Kiefer- und Gesichtsbereich und im Speziellen auf die Rekonstruktion des N. accessorius im Rahmen der Neck dissection hingewiesen haben, möchten wir heute, angeregt durch einen anhängigen Rechtsstreit, auf eine seltene Läsion dieses Nerven bei der Substitutionsplastik nach Rauch aufmerksam machen. Bei diesem Eingriff wird aus kosmetischer Indikation zur Auffüllung eines präauriculären und retromandibulären Volumendefektes nach Parotidektomie die craniale und ventrale Hälfte des M. sternocleidomastoideus cranial gestielt fächerförmig über den Defekt ausgebreitet (Abb. 1).

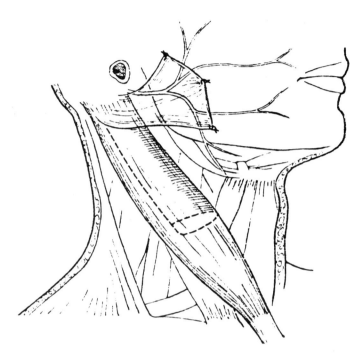

Abb. 1. Schnittführung bei der musculären Substitutionsplastik nach Rauch. Die obere Hälfte des Caput sternale des M. sternocleidomastoideus wird fächerförmig in den Defekt nach Parotidektomie eingelagert (Originalzeichnung nach Rauch)

Bei der von uns beobachteten Patientin war sechs Monate vor der Einweisung in unsere Klinik eine typische Rauch-Plastik durchgeführt worden. Nach dem Eingriff entwickelte sich als Folge einer Accessoriusparese eine fortschreitende Atrophie des M. trapezius und eine zunehmende schmerzhafte Einschränkung der Schulterbeweglichkeit auf der operierten Seite.

Bei der stationären Aufnahme fanden wir eine typische Parese des rechten N. accessorius mit einer fortgeschrittenen Atrophie des M. trapezius, einen Tiefstand der Schulter und eine Bewegungseinschränkung des Armes, der nicht über die Horizontale angehoben werden konnte (Abb. 2).

Elektromyographisch zeigte sich im Bereich des gesamten rechten M. trapezius eine Denervationsaktivität und bei Stimulation im Accessoriusverlaufsgebiet und Ableitung aus dem M. trapezius keine Reizantwortpotentiale. Ebenso waren im Verlauf des M. sternocleidomastoideus keine elektrischen Aktivitäten registrierbar.

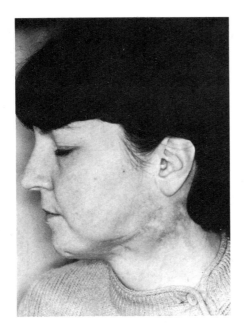

Abb. 2. Atrophie des M. trapezius und Bewegungseinschränkung des Armes nach Accessoriusparese als Folge einer Substitutionsplastik nach Rauch

Bei der Revision des Operationsbereiches konnten wir den N. accessorius über der V. jugularis darstellen. Wir fanden ihn in dem nach vorne verlagerten Anteil des M. sternocleidomastoideus verlagert (Abb. 3). Eine Stimulation des Nerven erbrachte keine Kon-

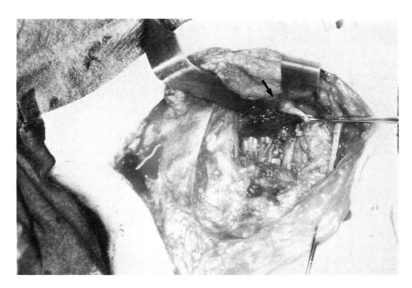

Abb. 3. Operationssitus nach Revision des Operationsbereiches nach Substitutionsplastik. Der N. accessorius ist durchtrennt und das craniale Ende in den nach vorne verlagerten Muskelanteil dislociert

traktion dieses Muskels. Eine sichere Identifizierung des Nerven war nur anhand seiner Beziehung zur V. jugularis relativ weit cranial möglich. Bei der weiter peripherwärts gerichteten Präparation fanden wir den Nerven unterbrochen und in einem recht großen Neurom enden. Die Präparation des peripheren Accessoriusstumpfes gelang durch einen kleinen Einschnitt am Vorderrand des M. trapezius. Die Überbrückung des Nervendefektes haben wir in typischer Weise mit einem 12 cm langen autologen Transplantat vom N. suralis und unter mikrochirurgischen Bedingungen durchgeführt (Abb. 4).

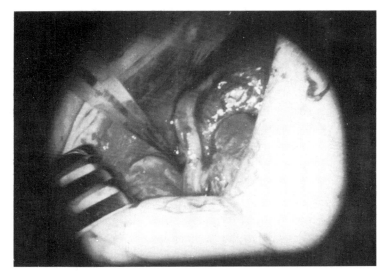

Abb. 4. Craniale Anastomose zur Überbrückung des Accessoriusdefektes mittels eines autologen Nerventransplantates. Operationsmikroskop: 10fache Vergrößerung

Sechs Monate nach dem Eingriff zeigten sich elektromyographisch die ersten Reinnervationszeichen. Subjektiv war es bei der Patientin zu einem deutlichen Rückgang der Schmerzen in der betroffenen Schulter gekommen, die lediglich noch bei längerer Belastung auftraten.

Diskussion

Mit dieser Beobachtung möchten wir auf die wenig gekannte Gefahr einer Accessoriusverletzung bei der Substitutionsplastik nach Rauch hinweisen, die in vielen Kliniken routinemäßig einer Parotidektomie angeschlossen wird. So hat Dieckmann (1979) über mehr als 100 Rauch-Plastiken innerhalb eines Zeitraumes von drei Jahren berichtet.

Die Folgen einer Parese des N. accessorius wurden wiederholt ausführlich beschrieben. In der Regel entstehen sie aus Verletzungen nach operativen Eingriffen, bevorzugt nach Lymphknotenexstirpationen im seitlichen Halsdreieck. In den letzten Jahren wurden aber auch die Auswirkungen einer Accessoriusopferung bei der radikalen Halslymphknotenausräumung (Neck dissection) systematisch untersucht. So haben Pfeifle und Koch (1973) anhand des großen Düsseldorfer Krankengutes auf die doch erheblichen Nachwirkungen der Accessoriusresektion hingewiesen und besonders auf das schmerzhafte Schulter-Arm-Syndrom aufmerksam gemacht.

Im Zusammenhang mit der Substitutionsplastik nach Rauch und einer möglichen Accessoriusverletzung muß besonders die Anatomie des N. accessorius interessieren, in dessen Verlauf eine Reihe von anatomischen Variationen bestehen.

Der Ramus lateralis des XI. Hirnnerven, der eigentliche N. accessorius, verläßt auf der V. jugularis liegend durch das For. jugulare den Schädel, um über den Querfortsatz des Atlas zu ziehen und am Übergang vom oberen zum mittleren Drittel in den M. sternocleidomastoideus einzutreten. In diesem Muskel gestaltet sich seine Verlaufsrichtung sehr vielfältig. In der Regel verläuft er in dessen hinterem Anteil, dem Caput claviculare, und tritt unterhalb der Mitte des M. sternocleidomastoideus in das laterale Halsdreieck ein. Dort wird er zunächst von verschiedenen sensiblen Ästen des Plexus cervicalis begleitet und strahlt dann in den Vorderrand des M. trapezius ein. In einem Teil der Fälle durchdringt der N. accessorius den Kopfnickermuskel nicht, sondern verläuft unterhalb des Muskels auf der tiefen Halsfascie. Die zentralen Anteile des Accessorius versorgen die caudalen zwei Drittel des M. trapezius.

Die cervicalen Anteile des Accessorius aus C2 bis C4 zeigen eine noch größere Variation. In der Regel verbindet sich ein Ast innerhalb des M. sternocleidomastoideus mit dem zentralen Anteil, größere Äste können unterhalb des Sternocleidomastoideus verlaufen und erst im lateralen Halsdreieck mit dem Hauptstamm anastomosieren. Andere, auch stärkere Äste, können selbstständig ohne Anastomosen mit dem zentralen Anteil in den M. trapezius eintreten. Auch die Beziehung zur tiefen Halsfascie ist bei den Cervicalästen variabel, so können diese Anteile bei einem Großteil der Fälle subfascial und damit recht geschützt verlaufen. Dadurch findet die bei einem Teil unserer Patienten beobachtete, nur partielle Trapeziusparese nach Neck dissection ihre Erklärung.

Aus dieser anatomischen Situation ergibt sich für die Rauch-Plastik, daß eine Läsion des Nerven nur dann eintritt, wenn der Schnitt zur Gewinnung des Muskellappens zu weit nach dorsal, also auch in den claviculären Anteil des Muskels gelegt wird. Ein Hinweis, daß der N. accessorius auch im Caput sternale des Muskels verlaufen kann, haben wir in der Literatur nicht gefunden. Hält man sich an die ursprüngliche Empfehlung von Rauch nur die vordere und obere Hälfte des Muskels zu verwenden und läßt das Caput claviculare unberührt, so kann eine Accessoriusverletzung weitgehend vermieden werden.

Weiter sollte anhand unserer Falldemonstration auf die Möglichkeit einer mikrochirurgischen Wiederherstellung des N. accessorius hingewiesen werden. Der Eingriff erlaubt eine Wiederherstellung des musculären Gleichgewichtes am Schultergürtel und er ist in der Hand des geübten Mikrochirurgen nicht größer als die orthopädischen Ersatzplastiken. Der Eingriff ist jedoch vor einer irreversiblen Atrophie des M. trapezius, d.h. innerhalb des ersten Jahres nach der Accessoriusläsion durchzuführen, da zu einem späteren Zeitpunkt nicht mit einer Funktionswiederherstellung des Muskels zu rechnen ist.

Literatur

Dieckmann J (1979) Die Substitutionsplastik nach RAUCH zur Defektversorgung nach konservativen Parotidektomien. Anatomische Grundlagen und klinische Ergebnisse. Dtsch Z Mund-, Kiefer-, Gesichtschir 3:102

Lanz T, Wachsmuth W (1955) Praktische Anatomie, 1. Bd Teil II: Hals. Springer, Berlin Heidelberg New York

Pfeifle K, Koch W (1973) Schmerzsyndrome als Spätfolge nach „Neck dissection". Dtsch zahnärztl Z 28:968

Rauch S (1965) Muskuläre Substitutionsplastik nach Parotidektomie. Hals Nasen Ohrenheilkd 13:20

Sobotta J (1957) Atlas der descriptiven Anatomie des Menschen, 1. Teil. Urban & Schwarzenbeck, München Berlin

Weidauer H (1978) Ein medicolegaler Aspekt bei der muskulären Substitutionsplastik nach Parotidektomie. Laryng Rhinol 57:1034

Wiederherstellung der Schultergürtelfunktion durch mikrochirurgische Rekonstruktion des N. accessorius nach radikaler Neck Dissection

W.-J. Höltje, Hamburg

Die Wiederherstellung der physiologischen Schultergürtelfunktion durch die mikrochirurgische Rekonstruktion des Nervus accessorius sollte bei jeder Radikaloperation der Lymphabflußgebiete des lateralen Halses angestrebt werden. Unterbleibt diese, so entwickelt sich durch den Ausfall der mittleren und unteren Anteile des Musculus trapezius ein häufig hartnäckiges Beschwerdebild, welches durch physikalische oder krankengymnastische Maßnahmen nur vorübergehend zu bessern ist, grundsätzlich aber den tumor-operierten Patienten als zusätzliches Stigma für sein ganzes weiteres Leben begleitet [1, 2, 4, 7].

So fanden wir unter 50 Nachkontrollen dieses sog. cervicobrachiale Syndrom bei allen Patienten unterschiedlich stark ausgeprägt [5]. Das Beschwerdebild entsteht durch die ständige Druck- und Zugbelastung des Schultergürtels auf den Plexus brachialis und führt nicht selten zu einer Luxation des Sternoclaviculargelenkes mit exostoseartiger Auftreibung. Besonders betroffen und beeinträchtigt von der Dauerschmerzsymptomatik waren ältere Patienten und unter diesen besonders Frauen. Jüngere kräftige Männer gaben nur leichte Beschwerden an, waren aber durch Steifheitsgefühl, Kraftverlust und schnelle Ermüdbarkeit behindert. Nur 18 von 50 Patienten waren in der Lage den Arm der betroffenen Seite über die Horizontale zu erheben.

Zur Vermeidung dieses Beschwerdebildes wurde seit 1976 an der Nordwestdeutschen Kieferklinik bei 29 Patienten nach radikaler Ausräumung der cervicalen Lymphabflußregion der resizierte Nervus accessorius (Abb. 1a) mit Hilfe eines Transplantates vom Nervus suralis (Abb. 1b) mikrochirurgisch rekonstruiert. 20 Patienten konnten über einen Zeitraum von 18 bis 36 Monaten regelmäßig klinisch und elektromyogra-

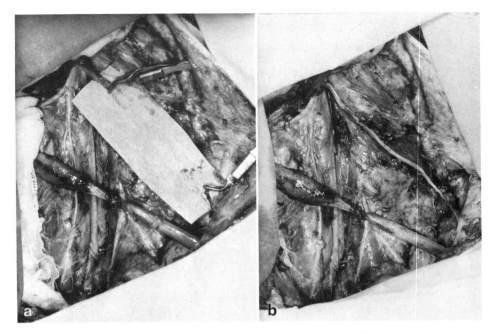

Abb. 1a,b. Radikale Neck-dissection. **a** 14 cm langer Defekt des Nervus accessorius mit zentralem und distalem Stumpf vor Rekonstruktion, **b** Mikrochirurgische interfasciculäre Kontinuitätswiederherstellung des Nervus accessorius mit einem autologen Nervtransplantat vom Nervus suralis (s. Abb. 2)

phisch in Abständen von jeweils drei Monaten nachuntersucht werden. Von den übrigen 9 Patienten verstarben 6 im Laufe des Beobachtungszeitraumes an Tumorrezidiven, 2 erschienen nicht zu den Nachkontrollen, die letzte Rekonstruktion ist zu frisch um aussagekräftig zu sein.

Von 20 regelmäßig kontrollierten Patienten waren 18 Rekonstruktionen des Nervus accessorius erfolgreich. Zwei Mißerfolge sind wahrscheinlich auf eine unbemerkte Läsion der Anastomosen zurückzuführen, die bei Revisionseingriffen wegen Nachblutung zustandegekommen sind [6].

Elektromyographisch konnte festgestellt werden, daß die Reinnervation der Trapeziusmuskulatur frühestens nach 6 bis 9 Monaten langsam in Gang kommt. Die vollständige Reinnervation nimmt mehr als 2 Jahre in Anspruch [3].

Klinisch ist 3 Monate postoperativ das Vollbild einer halbseitigen Trapeziusatrophie sichtbar mit Ausprägung aller Symptome des cervico-brachialen Syndroms (Abb. 2a). Nach ungefähr 12 Monaten — also deutlich später als die einsetzende Reinnervation — beginnt ein langsamer Wiederaufbau des atrophischen Muskels mit gleichzeitiger Linderung der Beschwerden und Rückkehr der physiologischen Beweglichkeit. Auch nach elektromyographisch abgeschlossener Reinnervation ist eine leichte Seitendifferenz der mittleren und unteren Trapeziusteile noch deutlich sichtbar. Durch Fortführung regelmäßiger aktiver Übung läßt sich ein symmetrischer Ausgleich nach 2 bis 2 1/2 Jahren erreichen (Abb. 2b u. 2c).

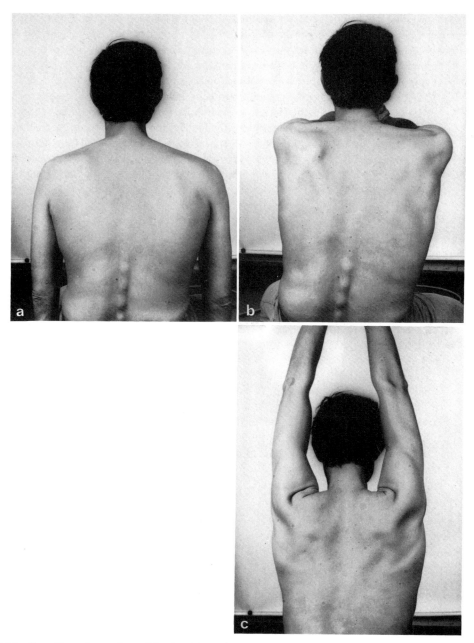

Abb. 2. a Komplette Atrophie des Musculus trapezius nach rechtsseitiger Neck dissection 3 Monate postoperativ, **b** Der gleiche Patient wie in Abb. 2a 1/2 Jahre nach Neck dissection und Rekonstruktion des Nervus accessorius rechts. **c** Die Hebung der Arme über die Horizontale ist mühelos möglich. Auch hier zeigt sich die symmetrische Konfiguration und Funktion auf der rekonstruierten Seite im Vergleich mit der Gegenseite

Auch bei rekonstruiertem Nervus accessorius tritt demnach in den ersten Monaten postoperativ das Beschwerdebild des cervico-brachialen Syndroms auf. Mit Beginn der Reinnervation nehmen diese Beschwerden jedoch schnell ab und verschwinden mit fortschreitender Rückkehr der Trapeziusfunktion regelmäßig und vollständig. Nach den bisher gesammelten Erfahrungen läßt sich folgendes zusammenfassend sagen:

Die Rekonstruktion des Nervus accessorius nach Neck dissection ist eine zuverlässige Methode, die physiologische Funktion des Schultergürtels durch Reinnervation des Musculus trapezius langfristig wiederherzustellen. Beschwerden im Sinne des cervicobrachialen Syndroms sind vorübergehender Natur und verschwinden mit fortschreitender Reinnervation vollständig. Deshalb sollte die Indikation zur Rekonstruktion dieses Nerven regelmäßig auch bei älteren Patienten gestellt werden und eine dauernde Lähmung der Trapeziusmuskulatur nur noch dort in Kauf genommen werden, wo das Operationsrisiko durch die Nervrekonstruktion in unangemessen hohem Maße steigt.

Zusammenfassung

Der Nervus accessorius wurde nach einer radikalen Neck dissection bei 29 Patienten mikrochirurgisch rekonstruiert. 6 Patienten erlagen während des Beobachtungszeitraumes dem Tumorleiden, 3 Patienten konnten nicht regelmäßig nachkontrolliert werden. Bei 20 Patienten wurden regelmäßig klinische und elektromyographische Kontrollen der Reinnervation des Musculus trapezius durchgeführt. 18 Nervrekonstruktionen führten zu einer Reinnervation des Musculus trapezius. Diese beginnt 6-9 Monate nach der Rekonstruktion und dauert bis zu 2 1/2 Jahren. Das sog. cervico-brachiale Syndrom läßt sich durch die Rekonstruktion des Nervus accessorius langfristig sicher vermeiden. Lediglich in den ersten Monaten postoperativ trat dieses Beschwerdebild vorübergehend auf, verschwand aber mit zunehmender Reinnervation. Bei nicht rekonstruiertem Nerv treten diese Beschwerden regelmäßig in unterschiedlicher Ausprägung auf, wie aus einer Nachuntersuchung von weiteren 50 nicht rekonstruierten Patienten hervorgeht. Besonders betroffen sind physisch schwache ältere Patienten. Deshalb sollte die Rekonstruktion des Nervus accessorius nach radikaler Neck dissection künftig nur dann unterlassen werden, wenn das Operationsrisiko durch die zusätzlich für die Nervrekonstruktion erforderliche Operationszeit unangemessen steigt.

Literatur

1. Ewing MR, Martin HV (1952) Disability following „Radical Neck-dissection". An Assessment based on the postoperative Evaluation of 100 patients
2. Haas E, Sollberg G (1962) Untersuchungen über die Funktion des Schultergürtels nach Durchschneidung des N. accessorius
3. Hausamen JE, Samii M, Schmidseder R (1976) Autologe Nervtransplantation zur Überbrückung von Nervdefekten im Kiefer-Gesichtsbereich. In: Fortschr. Kiefer-Gesichtschir., Bd. 20. Schuchardt K, Schwenzer N (Hrsg). Thieme, Stuttgart
4. Laumann U, Esser E (1980) Funktionelle Beeinträchtigung des Schultergürtels nach radikaler Neck-dissection. Dtsch Z Mund-, Kiefer-, Gesichts-Chir 4:40

5. Pfeifle K, Koch H (1973) Schmerzsyndrome als Spätfolge nach „Neck-dissection." Dtsch zahnärztl Z 28:968
6. Sikken I, Höltje W-J (1980) Die Rekonstruktion des Nervus accessorius nach radikaler Neck-dissection. Dtsch Z Mund-, Kiefer-, Gesichts-Chir 4:365
7. Thumfart W, Waller G, Weidenbacher M (1977) Beschwerden und funktionelle Ausfälle nach radikaler Neck-dissection (Spätergebnisse). Z Laryng Rhinol 56:552

Das lyophilisierte Nerventransplantat zur Verhinderung der Neurombildung

A.K. Martini und B. Böhm, Heidelberg

Über 150 Methoden sind bekannt geworden, um eine Neurombildung nach Amputation zu verhindern [4]. Eine ideale Methode konnte bisher jedoch nicht gefunden werden, was schon die Vielzahl der angegebenen Verfahren erkennen läßt. Injektionen mit neurotoxischen Substanzen, Nervenquetschungen, Ligaturen, Coagulation des Nerven, Silikonkappe über dem Nervenstumpf, Verschluß des Peri- und Epineuralschlauches mit Hystacrylblau, sowie Versenken des Nervenstumpfes in die Tiefe an weniger belastete Körperpartien (Knochen, Muskel, Fascie), sind einige Beispiele der in der Literatur angegebenen experimentellen und klinisch erprobten Verfahren, wobei einige schon wieder verlassen worden sind.

Die Neurombildung ist als physiologische Reaktion nach Durchtrennung eines peripheren Nerven zu verstehen, wobei histologisch Degenerations- sowie auch Regenerationsvorgänge zu erkennen sind. Innerhalb weniger Tage nach Durchtrennung wachsen Achsenzylinder aus dem proximalen Schnittende des Nerven. Fehlt nun die Leitschiene der Axone und findet sich kein Anschluß an das distale Nervenende, werden die Achsenzylinder von proliferierendem Granulationsgewebe gesteuert und verfilzen knäuelartig. Sie bilden zusammen mit Schwanschen Zellen, Fibroblasten und Blutgefäßen einen Neuromknoten.

Liegen die Neurome an den Amputationsstümpfen direkt unter der Haut oder auch in tieferen Abschnitten und werden sie Druck- und Zugbelastungen ausgesetzt, entstehen oft unerträgliche Schmerzen.

Die Erfahrung zeigt, daß bei peripheren Nervenverletzungen eine saubere Epineuralnaht die beste Neuromverhütung darstellt, sei es die End-zu-End-Naht, sei es mit einem Transplantat. Wilhelm versuchte die Nervendefekte mit homologen, lyophilisierten Transplantaten zu überbrücken. Die erhoffte Regeneration blieb jedoch aus [1].

Die Untersuchungen von Millesi und Lundborg haben gezeigt, daß die vitalen Schwanschen Zellen für das Wachstum der Axonen erforderlich sind. Ein lyophilisiertes zellfreies Transplantat kann deshalb nicht als Nervenersatz fungieren. Wir gingen bei unseren Untersuchungen von der Überlegung aus, ob homologe lyophilisierte Nervenkonserven durch Anheftung an den Nervenstumpf geeignet sind, eine Neurombildung zu verhindern.

Material und Methode

Bei 17 Ratten wurden die Ischiasnerven einseitig präpariert und ein 1,5 cm langes Stück reseziert. Bei 9 Kontrolltieren wurde das Nervenresektat umgedreht und mit 9 x 0 Etilon epineural an den proximalen Stumpf angeschlossen. Die restlichen Resektate wurden durch die Firma Braun, Melsungen, aufbereitet und lyophilisiert.

Bei 8 Ratten verwendeten wir die Nervenkonserve, die zur Rehydratisierung für 15 min ins Wasser gelegt worden waren, und befestigten sie, wie oben, am durchtrennten rechtsseitigen Nervus ischiadicus. Linksseitig wurde wiederum das frische Resektat von der rechten Seite verwendet und epineural genäht.

Im Schnitt 7 Wochen nach dem Operationsdatum wurden die Ratten getötet und der Nervus ischiadicus wurde ein- bzw. doppelseitig freigelegt. Makroskopisch zeigte sich bei allen Autotransplantaten distal der Nahtstelle vitales Nervengewebe mit einer am Ende liegenden kolbigen Auftreibung. Farbe und Konsistenz des Nerven waren unauffällig (Abb. 1).

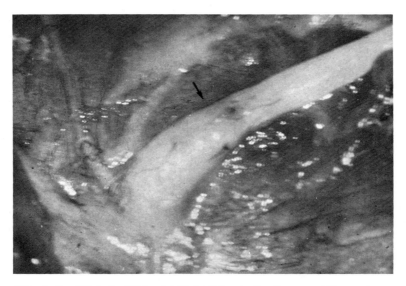

Abb. 1. Das klinische Bild zeigt die kolbige Auftreibung und Verwachsung des Autotransplantates. Der *Pfeil* weist auf die Nahtstelle hin

Bei den Konserven-Transplantaten war eine Verwachsung mit der Umgebung erkennbar, das Präparat war sulzig, hatte ein schlaffes Aussehen, war ausgedünnt und gelblich verfärbt. Eine Entzündungsreaktion der Umgebung konnte nicht festgestellt werden (Abb. 2).

Die Transplantate mit Nahtstelle wurden zur histologischen und rasterelektronenmikroskopischen Untersuchung entnommen. Bei der feingeweblichen Untersuchung zeigte sich, daß bei den Autotransplantaten die Nahtstelle von Nerven durchwachsen war, die sich am Ende knäuelartig darstellten und einen Neuromknoten bildeten (Abb. 3).

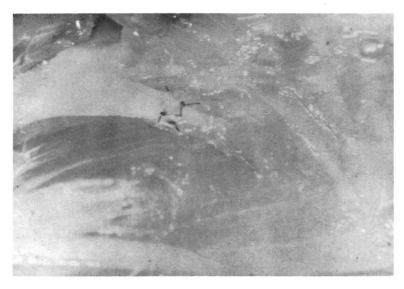

Abb. 2. Die Nervenkonserve erscheint dünn, sulzig und leer; sie verjüngt sich distalwärts

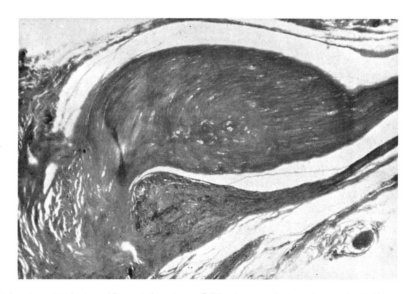

Abb. 3. Das histolog. Bild eines Neuromknotens, 7 Wochen nach Autotransplantation. Man sieht eine deutliche Kaliberverdickung, die Nervenfasern sind oedematos verändert und erscheinen ungeordnet (HE primäre Verg. 50 x)

Bei den Konserven konnten folgende Befunde erhoben werden (Abb. 4):

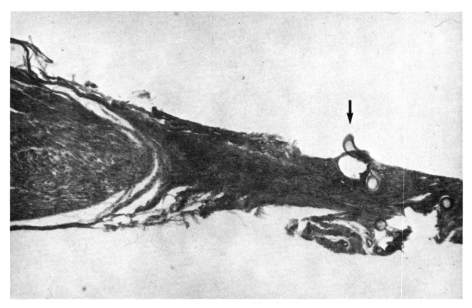

Abb. 4. Die Nervenkonserve ist mit Bindegewebe gefüllt; die Nervenfasern sind nicht durchgewachsen (Klüver-Barrera 31,5 x). Der *Pfeil* zeigt Fadenreste

Deutliche Begrenzung des Nervenendes, die Konserve war gefüllt mit Fett- und Bindegewebe. Vor der Naht war manchmal eine kleine kolbige Auftreibung sichtbar, was jedoch auch technisch bedingt sein könnte. Keine Neurombildung, nur einige Nervenfasern waren zum Teil durchgewachsen; rasterelektronenmikroskopisch konnten die histologischen Befunde bestätigt werden (Abb. 5).

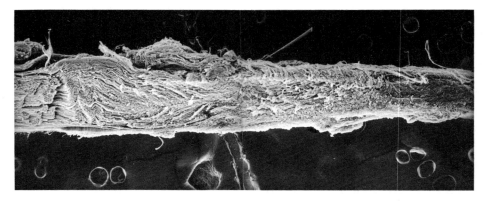

Abb. 5. REM. Hier ein Längsschnitt eines mit Nervenkonserve versorgten Ischiasstumpfes. Während die Axonen links im Bereich des Nervenstumpfes parallel geordnet erscheinen, scheint das Kollagengerüst der Nervenkonserve ohne Nervenfasern (50 x)

Nach den dargestellten Untersuchungen scheint die Verwendung der Nervenkonserve zur Verhinderung der Bildung von Amputationsneuromen erfolgversprechend.

Als weiteren Vorteil bringt die Konserve mit sich, daß sie leicht zu beschaffen ist; es handelt sich um homologes Material und ist gewebeverträglich. Entzündliche Reaktionen konnten nicht festgestellt werden.

Ein weiterer Vorteil besteht in der Möglichkeit der Nervenverlängerung, um diesen in die Tiefe verlagern zu können. Außerdem liegt das Nervenende nicht frei, ist also nicht Druck- oder Zugreizen ausgesetzt und ist von Binde- und Fettgewebe umgeben.

Die Zahl der operierten Tiere ist relativ gering um eine endgültige Aussage zu treffen, die gewonnenen Ergebnisse sind jedoch für weitere experimentelle und klinische Untersuchungen ermutigend.

Zusammenfassung

Nachdem die lyophilisierte Nervenkonserve als Nervenersatz versagt hat, wird sie im Tierexperiment eingesetzt, zur Verhinderung von Amputationsneuromen.

Bei insgesamt 17 Ratten wird untersucht, ob nach Anheftung der lyophilisierten Nervenkonserve durch eine epineurale Naht am Nervenstumpf die Neurombildung verhindert werden kann. Im Vergleich werden Autotransplantate verwendet, die zum Teil umgedreht angeheftet werden. Die Präparate werden histologisch und rasterelektronenmikroskopisch untersucht.

Während bei allen vitalen Autotransplantaten ein Weiterwachstum der Axonen mit Neuromknoten zu beobachten war, zeigten die Konserven eine deutliche Wachstumshemmung der Axonen, ein Neurom konnte nicht festgestellt werden.

Literatur

1. Kuhlendahl H, Mumenthaler M, Penzholz H, Röttgen P, Schliack H, Struppler A (1972) Kommussionsbericht der Deutschen Gesellschaft für Neurochirurgie. Thema: Behandlung peripherer Nervenverletzungen mit homologen Nervenimplantaten. Arch Orthop Unfallchir 74:265-268
2. Lundborg G, Hansson HA (1980) Nerve regeneration through preformed pseudosynovial tubes. J Hand Surg 5:35-38
3. Millesi H (1980) 15 Jahre Microchirurgie der peripheren Nerven und Gefäße. 3. Jahrestagung der D.A.F.M., Zürich
4. Tupper JW, Booth DM (1978) Treatment of painful neuromes of sensory nerves in the hand: A comparison of traditional and newer methods. J Hand Surg 1:144-151
5. Wilhelm K, Ross A (1972) Die Homoioplastische Nerventransplantation mit lyophilisiertem Nerv. Arch Orthop Unfallchir 72:156-167

Kritische Bemerkungen zur homologen Nerventransplantation

M. Samii, Hannover

Auch im Bereich der Nerventransplantate wäre das homologe ein ideales Transplantat, wenn dieses ein gleich gutes Resultat wie das *autologe* erbringen würde. Die sensationellen Erfolge, die Anfang der 70er Jahre von verschiedenen Kliniken bei lyophilisierten Nerven berichtet wurden, haben uns veranlaßt, durch eingehende experimentelle Untersuchungen die Qualität dieser Nerventransplantate mit der von autologen Nerventransplantaten zu vergleichen.

Bereits 1971 haben wir anläßlich der Jahrestagung der Deutschen Gesellschaft für Neurochirurgie über unsere Ergebnisse berichten können mit dem Fazit, daß auf Grund der noch bestehenden immunologischen Reaktionen diese Transplantate kaum vergleichbare Ergebnisse zu den autologen Transplantaten zeigen (Samii et al. 1971). Die lyophilisierten Nerven wurden entweder durch Phagocytose völlig resorbiert oder sie zeigten ausgeprägte fibrotische Umwandlungen. Es waren kaum Regenerate im Nerventransplantat festzustellen.

Die im Jahre 1972 durch die Deutsche Gesellschaft für Neurochirurgie beauftragte Kommission hat im gleichen Jahr jene Patienten, bei denen eine lyophilisierte Nerventransplantation vorgenommen und als erfolgreich bezeichnet wurde, nachuntersucht. Die Ergebnisse wurden durch Kuhlendahl und Mitarb. 1972 publiziert. Bei 8 untersuchten Patienten konnte die Kommission in keinem einzigen Fall eine *echte* Regeneration bzw. Reinnervation durch das lyophilisierte homologe Nerventransplantat nachweisen.

Dies hat dazu geführt, daß die Firma Braun, Melsungen, die Produktion dieser Transplantate für die klinische Anwendung einstellte.

Literatur

Kuhlendahl H, Mumenthaler MM, Penzholz H, Röttgen P, Schliack H, Struppler A (1972) Behandlung peripherer Nervenverletzungen mit homologen Nervenimplantaten. Z Neurol 202:251-256

Samii M, Schürmann K, Scheinpflug W, Wallenborn R (1971) Experimental Studies Comparing Grafting With Autogenous and Irradiated Freeze Dried Homologous Nerves. International Congress Series No. 287. Modern Aspects of Neurosurgery Vol. 3, November 14-17, Excerpta Medica, Amsterdam

Vasculär gestieltes Fibulatransplantat nach Teilresektion des proximalen Humerus bei osteogenem Sarkom

R. Achinger und J. Toomes, Eschweiler

Die plastische Überbrückung knöcherner Defekte nach Bestrahlung führt sehr häufig zu Komplikationen, die vor allem in der Gefäßarmut, dem Narbencharakter, der mangelnden Vitalität und Abwehrbereitschaft des bestrahlten Gewebes ihre Ursache haben. Diese Eigenschaften machen derartige Gewebe als Wirtslager für autologe Transplantate ungeeignet und bedeuten für alloplastische Überbrückungsversuche ein hohes Infektrisiko. Die Prognose ist weitaus günstiger, wenn es gelingt, einen solchen Defekt mit vitalem Knochengewebe zu überbrücken. Hier hat uns die Mikrochirurgie der Gefäße brauchbare Mittel an die Hand gegeben.

Es handelt sich hier um ein osteogenes Sarkom des proximalen Humerus einer jetzt 33 Jahre alten Frau (Abb. 1), das durch Resektion der proximalen Hälfte des

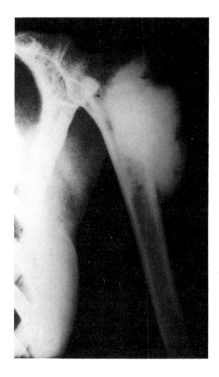

Abb. 1. Osteogenes Sarkom im proximalen Humerus bei einer 24jährigen Frau

Humerus unter Mitnahme des größten Teils der Schultermuskulatur entfernt wurde. Anschließend folgten zwei Nachbestrahlungsserien. In der Folgezeit wurde zweimal versucht, die Funktion des Armes durch Einbau einer langen Schultergelenkprothese wiederherzustellen. Beide Versuche endeten in massiven Infektionen.

Bei Vorstellung der Pat. zur Frage der plastisch-rekonstruktiven Wiederherstellung in unserer Abteilung fanden wir eine massiv vernarbende Strahlendermatose der deckenden Weichteile (Abb. 2), völliges Fehlen der Schultermuskulatur, einen mangelnden Anschluß der Beuger- und Streckerursprünge des Oberarmes und einen 14 cm messenden Knochendefekt des proximalen Humerus neben Pallacosresten im distalen Anteil (Abb. 3). Die Zirkulation und die motorischen und sensiblen Funktionen des Unterarmes und der Hand waren dagegen ungestört. Da nun bei fehlender Schultermuskulatur eine Wiederherstellung des Gelenkes nicht sinnvoll ist, ist hier der Versuch einer erneuten prothetischen Versorgung nicht indiziert. Das vernarbte und gefäßverarmte Wirtslager

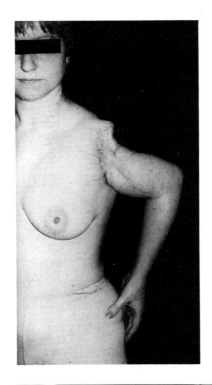

Abb. 2. Zustand des Oberarmes nach Resektion des proximalen Humerus, der Schultermuskulatur und Nachbestrahlung

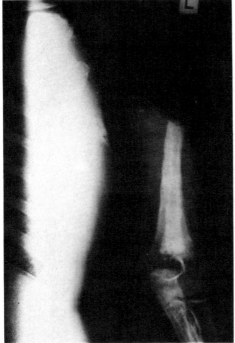

Abb. 3. Distales Humerusteilstück mit Pallacos-Resten

ist für ein autologes Transplantat ungeeignet, wobei der Versuch einer Rekonstruktion durch Spongiosaplastik eine lang anhaltende Behandlung unter beträchtlichen technischen Schwierigkeiten bedeutet. Eine Arthrodese des Restteilstückes des Humerus mit der Scapula ist zwar ein gangbarer Weg, bedeutet aber einen beträchtlichen Funktionsverlust des Armes. Aus diesen Gründen planten wir die Rekonstruktion des Humerus durch freie Transplantation eines Fibulateilstückes mit mikrovasculärem Anschluß und Herstellung einer Arthrodese in der Schulterhöhe.

Die Hebung dieses Transplantates ist mehrfach beschrieben worden. Sie gelingt über einen lateralen Zugang, wobei ein ca. 1 cm dicker Anteil des Musc. flexor hallucis longus an der Fibula verbleibt. Nach distaler und proximaler Osteotomie ist die Fibula soweit zu mobilisieren, daß die Transplantathebung en bloc unter Erhaltung des nutritiven Gefäßsystems und der vasa fibularia gelingt. Wir entnahmen ein 17 cm messendes Teilstück der li. Fibula. Das Transplantat wurde unter Zwischenschaltung keilförmiger Spongiosablöcke mit der margo lateralis scapulae unter Zuhilfenahme von Zugschrauben und einer Radiusplatte verschraubt. Die Abduktion wurde auf 50°, die Anteflexion auf 20° eingestellt. Distal wurde eine Osteosynthese mit dorsal aufgebrachter 6-Loch-DC-Platte ausgeführt. Nach mikrochirurgischer Anastomose der Arterie end zu seit mit der Arteria axillaris und der Vene end zu end mit der Vena thoraco-epigastrica setzte sofort lebhafte Blutung aus dem Periost ein (Abb. 4). Der nach Resektion des Radioderms entstehende Defekt wurde durch einen Latissimus dorsi-Lappen gedeckt (Abb. 5).

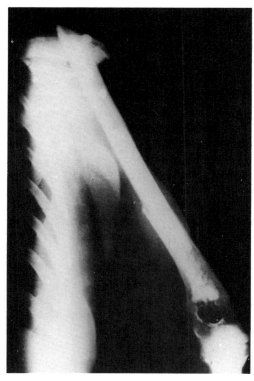

Abb. 4. Zustand nach Einbau des Fibulatransplantates mit mikrovasculärem Verschluß

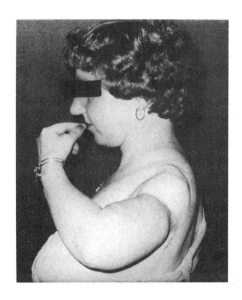

Abb. 5. Weichteilverhältnisse der Schulterregion nach Weichteilersatz durch Latissimus-dorsi-Plastik

Postoperativ konnte die erhaltene Vitalität des Knochens durch wiederholte Szintigramme belegt werden. Während die distale Osteosynthese zügig knöchern verheilte, kam es in der Schulterhöhe zu einer Lockerung des Osteosynthesematerials, wobei sich hier neben osteolytischen auch osteoplastische Prozesse fanden als Ausdruck der fortbestehenden Vitalität des Knochens. Nach Reosteosynthese mit erneuter Spongiosainterposition zur margo lateralis scapulae und Spongiosaplastik zum Acromeon kam es auch proximal zu knöcherner Abheilung.

Die jetzt 33jährige Pat. ist bei reizlosen Weichteilverhältnissen völlig beschwerdefrei. Sie kann den Arm aus der 0-Lage nach lateral und ventral bis zur Horizontalen heben, sie erreicht mühelos das Haupthaar und das Gesicht und fühlt sich bei Erledigung ihrer täglichen Aufgaben völlig unbehindert (Abb. 6 bis 8).

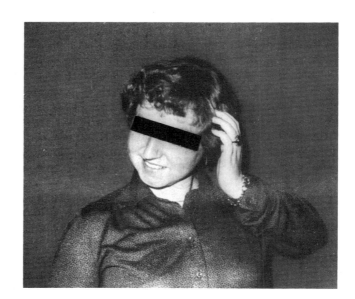

Abb. 6. Funktion des rekonstruierten Armes

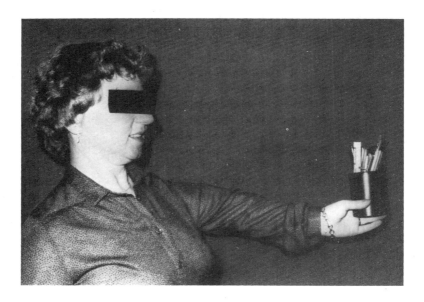

Abb. 7. Funktion des rekonstruierten Armes

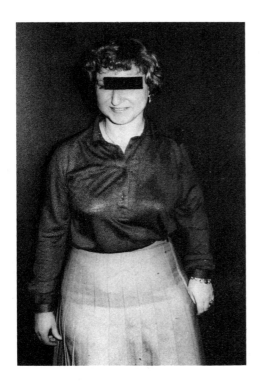

Abb. 8. Funktion des rekonstruierten Armes

Das gefäßgestielte Beckenkammtransplantat zur mikrochirurgischen Rekonstruktion knöcherner Unterkieferdefekte

K. Bitter und T. Danai, Berlin

Freie Knochentransplantate sind in Abhängigkeit vom Transplantatbett anfällig gegen eine postoperative Infektion und außerdem einer nicht vorhersagbaren Resorptionsrate unterworfen. Ursache dafür ist das Absterben eines großen Teiles des verpflanzten Knochens mangels Durchblutung.

Die Entwicklung der Mikrogefäßchirurgie hat auch die Übertragung durchbluteten Knochens möglich gemacht. Fibula- und Rippenknochen sind jedoch aufgrund ihrer Gestalt für die Wiederherstellung verletzter Unterkiefer weniger gut geeignet. Unabhängig von Taylor und Mitarb. [1, 2] untersuchten wir deshalb die tiefe Inguinalregion auf eine mögliche gefäßgestielte Knochenentnahme. Die topographisch-anatomischen Verhältnisse sind in der Abb. 1 halbschematisch dargestellt. Die A. circumflexa ilium profunda entspringt unter dem Leistenband aus der A. femoralis. Sie verläuft dann nach lateral dem Leistenband bis zur Spina iliaca superior folgend.

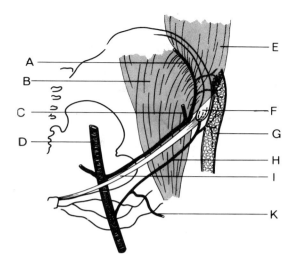

Abb. 1. Halbschematischer Gefäßverlauf in der tiefen Inguinalregion. A = a. circumflexa ilium profunda; B = m. iliacus; C = ramus ascendens; D = a. femoralis; E = m. transversus abdominis; F = Spina iliaca anterior superior; G = subkutanes Fett; H = a. circumflexa ilium superficialis; J = ligamentum inguinale; K = ramus superficialis

Weiter findet man sie dann parallel der Crista iliaca auf der Innenseite der Beckenschaufel in einer Rinne, die durch den Musculus iliacus und den Musculus transversus abdominis gebildet wird. In diesem Teil ist das Gefäß reich verzweigt und gibt Äste ab, die in den Knochen hineinlaufen um das Knochenmark zu versorgen, und andere die den Beckenkamm umkreisen und die darüber liegende Haut durchbluten.

Die Arterie wird von mindestens zwei starken Venen begleitet. Die A. circumflexa ilium profunda ist demnach geeignet, sowohl ein großes Knochentransplantat als auch ein kombiniertes Knochen-Haut-transplantat zu versorgen.

Nachfolgend demonstrieren zwei Fälle diese beiden Möglichkeiten:

Abb. 2a zeigt den Unterkiefer einer 58 Jahre alten Patientin mit einem ossifizierenden Fibrom im horizontalen Ast rechts. Die Entfernung des Tumors erforderte eine Kontinuitätsresektion. Die Abb. 2b zeigt ein postoperatives Röntgenbild, nachdem ein gefäßgestieltes Beckenkammtransplantat in den Defekt eingepaßt und mit einer Überbrückungsplatte befestigt worden war. Regelmäßige Röntgenkontrollen zeigten eine schnelle Verheilung der Osteotomiespalten. Nach 3 Monaten wurde deshalb die Platte wieder entfernt und gleichzeitig kleine Bruchkanten am „Alveolarfortsatz" geglättet.

Die Abb. 2c zeigt ein Röntgenbild, das 1 Jahr nach der Operation angefertigt wurde. Der Knochen ist in seiner Struktur und Größe vollständig erhalten. Die Patientin kann ohne Schwierigkeiten eine Prothese tragen.

Die Abb. 3a zeigt einen Patienten mit einem endophytischen Mundboden-Karzinom, das eine Resektion des Unterkiefer-Mittelteils einschließlich der dahinter liegenden Weichteile erforderte. Der entstandene Defekt wurde mit einem osteo-kutanen Beckenkammtransplantat verschlossen (Abb. 3b).

Die Abb. 3c zeigt eine Röntgenkontrollaufnahme nach einem halben Jahr. Auch bei diesem Patienten konnte die Fixierungsplatte bereits nach 2 Monaten entfernt werden. Während des gesamten bisherigen Verlaufes konnte keine Knochenresorption beobachtet werden. Auch dieser Patient trägt eine Unterkiefer-Prothese.

Beide Fälle zeigen, daß das gefäßgestielte Beckenkammtransplantat für die Unterkiefer-Rekonstruktion ideal geeignet ist, weil es in jeder gewünschten Gestalt entnom-

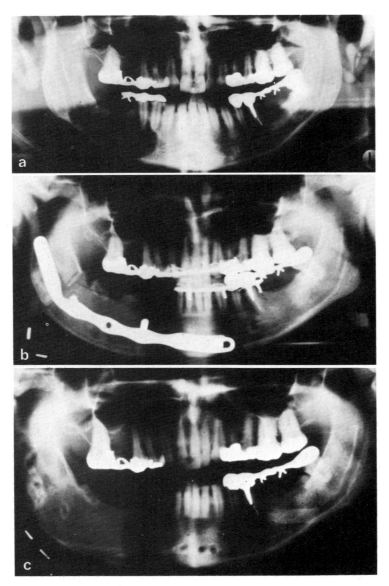

Abb. 2. a Ossifizierendes Fibrom im horizontalen Unterkieferast rechts bei einer 58jährigen Patientin. **b** Zustand nach Unterkieferkontinuitätsresektion mit Einpassen eines gefäßgestielten Beckenkammtransplantates und Fixierung derselben mit Hilfe einer Überbrückungsplatte. **c** Der Unterkiefer 1 Jahr nach der Operation und Entfernung der Überbrückungsplatte

men werden kann. Die Tatsache, daß der verpflanzte Knochen lebt, bewirkt eine sehr schnelle Einheilung ohne Knochenschwund. Zur Beurteilung der postoperativen Infektionsrate sind größere Operationszahlen nötig.

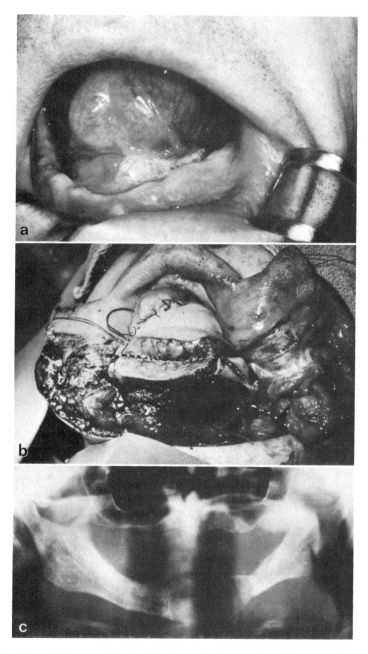

Abb. 3. a Infiltrierendes Unterkiefermundboden-Carcinom. **b** Zustand nach Unterkieferresektion und Einbringen eines gefäßgestielten osteo-cutanen Beckenkammtransplantates. Die Fixierung erfolgte mit Hilfe einer dünnen Überbrückungsplatte. **c** Röntgenbild 1/2 Jahr nach der Operation und Entfernung der Überbrückungsplatte

Literatur

1. Taylor GI, Townsend P, Corlett R (1979) Superiority of the Deep Circumflex Ilia Vessels as the Supply for Free Groin Flaps. Plast Reconstr Surg 64:595-604
2. Taylor GI, Townsend P, Corlett R (1979) Superiority of the Deep Circumflex Iliac Vessels as the Supply for Free Groin Flaps. Plast Reconstr Surg 64:745-759

Freie Dünndarmtransplantation mit mikrochirurgischen Gefäßanastomosen zur Wiederherstellung großer Tumordefekte der Mundhöhle — Experimentelle und klinische Untersuchungen

J. Reuther, U. Steinau, Frankfurt, R. Wagner, Mainz

Die Radikaloperation von Malignomen der Mundhöhle hat meist ausgedehnte Weichteildefekte zur Folge. Obwohl der Oropharynxbereich ein hohes Maß an Verstümmelung toleriert, ist mit einer kritischen Beeinträchtigung vitaler Funktionen zu rechnen, wenn mehr als 50% einer anatomischen Einheit reseziert werden muß (Conley, 1970). Nach den Untersuchungen von Logemann und Bytell (1970) führen auch kleinere Defekte, die mit einem Zungenlappen rekonstruiert wurden, zu deutlichen Beeinträchtigungen von Sprache und Schluckakt.

Für die Weichteilrekonstruktion in der Mundhöhle wurden deshalb zunächst Rundstiellappen in verschiedenen Modifikationen eingesetzt. Die Einführung arterialisierter Nahlappen von der Stirn oder der Brustregion ergaben eine Verkürzung der Behandlungsdauer und eine wesentliche Erleichterung für die Patienten. Durch die Weiterentwicklung der mikrochirurgischen Operationstechniken wurde in den letzten Jahren die freie einzeitige Transplantation von Hautfettlappen aus der Leistenregion, vom Fußrücken oder der Brustwand in die Mundhöhle mit direkten Gefäßanschlüssen möglich.

Diese Operationsverfahren weisen jedoch für den Ersatz der Mundschleimhaut einige Nachteile auf. Bei den gestielten Transplantaten sind mehrere Eingriffe zur Lappeneinlagerung und Stielrücklagerung notwendig. Alle Hautlappen führen an der Entnahmestelle meist zu einer deutlich sichtbaren, kosmetisch störenden Narbe. Der wesentlichste Nachteil dieser Verfahren liegt jedoch darin, daß die äußere Haut auch nach Jahrzehnten prinzipiell ihren spezifischen Aufbau in der Mundhöhle behält und histologisch keine funktionelle Anpassung stattfindet (Matras, 1967; Schwenzer und Wüstenfeld, 1970; Austermann et al., 1976). Klinisch resultiert hieraus neben einer starken narbigen Induration die fehlende Schleimproduktion, die persistierende Talgsekretion und das Haarwachstum sowie das kontinuierliche Abstoßen oberflächlicher verhornter Epidermisschichten.

Die Rekonstruktion der Mundhöhle mit Schleimhaut stellt daher einen Idealfall dar, der sich jedoch bisher nur bei kleinen und günstig gelegenen Defekten realisieren ließ.

Prinzipiell ähnliche funktionelle Probleme ergeben sich bei der Rekonstruktion des proximalen Oesophagus. Bereits 1907 führte Carell die freie Dünndarmtransplantation zum Ersatz des proximalen Oesophagus im Tierexperiment durch. Seit der ersten klinischen Anwendung durch Seidenberg und Mitarb. im Jahre 1959 hat dieses einzeitige Verfahren in mikrochirurgischen Zentren die gestielten Hauttransplantationen zur Rekonstruktion des proximalen Oesophagus weitgehend verdrängt.

Aufgrund der guten funktionellen Ergebnisse bei der Rekonstruktion des proximalen Oesophagus mit einem mikrochirurgisch transplantierten Dünndarmsegment und angeregt durch einen klinischen Fallbericht von Black, Bevin und Arnold (1971), die mit der gleichen Methode einen Gaumendefekt rekonstruierten, haben wir diese Möglichkeit zur Überbrückung intraoraler Substanzdefekte zunächst bei sechs Bastardhunden überprüft.

Einen 6 x 10 cm großen Defekt im Unterkiefervestibulum haben wir mit einem Contramesenterial eröffneten Darmsegment aus dem jejuno-ilealen Übergangsbereich rekonstruiert. Die Revascularisierung erfolgte mikrochirurgisch durch End-zu-End-Anastomose der a. und v. mesenterica mit der a. und v. facialis. Vier Wochen p.op. dienten die Transplantate als funktionell vollwertiger Ersatz der Mundschleimhaut.

Histologisch ist zu diesem Zeitpunkt im Transplantat noch der typische Bau der Darmschleimhaut zu erkennen, jedoch mit dem Bild der sog. Kolonisation mit erheblicher Abflachung und Verbreiterung der Zotten. Die seitlichen Schleimhautareale der Darmtransplantate werden von Plattenepithel teils überwuchert, teils ersetzt. Sechs Monate nach der Transplantation besitzt die Schleimhaut im Zentrum des Transplantats wieder Zotten, die jedoch sehr unregelmäßig und plump sind. Diese unvollständigen Zottenregenerate stehen dicht bei dicht, so daß die Schleimhaut als eine einheitlich von Epithel bedeckte Fläche erscheint.

Im rasterelektronenoptischen Bild fällt 4 Wochen nach der Transplantation des Ileum als weitgehend zottenlose abgeflachte Schleimhaut auf. Vom Rand her wird das Dünndarmtransplantat vom Plattenepithel überzogen (Abb. 1). Dabei dürfte es sich in

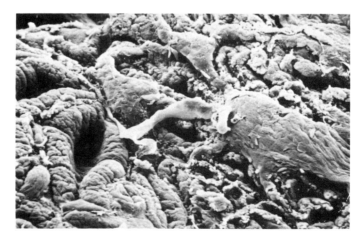

Abb. 1. 4 Wochen p.op. werden die stark abgeflachten und verbreiterten Dünndarmzotten an der Transplantatgrenze von oralem Plattenepithel überwuchert

der Hauptsache um überwuchernde Zellen der Mundschleimhaut handeln. In verschiedenen Arealen der Transplantate sind Crypten zu beobachten, die mit flachen polygonal begrenzten Zellen, d.h. undifferenzierten Plattenepithelien besetzt sind. Diese Befunde legen die Vermutung nahe, daß hier eine metaplastische Umwandlung der Zylinderepithelzellen vorliegt.

Aufgrund dieser Ergebnisse haben wir bisher bei acht Patienten Form und Funktion der Mundhöhle nach Tumorresektionen an Zunge, Mundboden, Wange und Pharynx mit einem freien mikrochirurgischen Transplantat aus dem jejuno-ilealen Übergangsbereich wiederhergestellt. In unserer Hand hat sich dieses Verfahren als eine gute Alternative zu den bisherigen Rekonstruktionsmöglichkeiten mit ortsständigen Geweben oder mit der Transplantation von gestielten bzw. freien Hautfettlappen erwiesen.

Exemplarisch für das operative Vorgehen seien zwei klinische Fälle demonstriert:

Fallbericht 1: Bei einem 46jährigen Patienten lag ein ausgedehntes Plattenepithelcarcinom im Bereich des Mundbodens und des beweglichen Anteils der Zunge vor (Abb. 2).

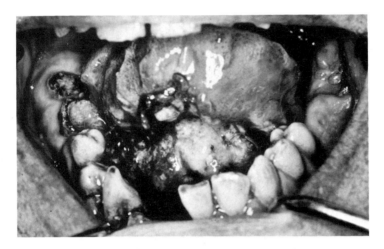

Abb. 2. Ausgedehntes Plattenepithelcarcinom im Bereich des Mundbodens und der beweglichen Zunge (Pat.: S.Fr.)

Gleichzeitig bestanden beidseitig tumorverdächtige Lymphknoteninfiltrationen. Nach präoperativer Cytostase mit Vincristin, Methotrexat und Bleomycin (DÖSAK-Schema) führten wir die subtotale Glossektomie mit Unterkieferresektion von Kieferwinkel zu Kieferwinkel und die linksseitige Neck-dissection sowie die rechtsseitige suprahyoidale Lymphknotenausräumung durch. Den Unterkieferdefekt überbrückten wir mit unserer Osteosyntheseplatte in Kombination mit einem individuell geformten and adaptierten Refobacin-Palacos-Implantat. Zunge und Mundboden wurden mit einem Dünndarmtransplantat vom jejuno-ilealen-Übergangsbereich wiederhergestellt. Das contramesenterial eröffnete Darmrohr konnte durch hufeisenförmige Faltung zu einem zungenkörperähnlichen Gebilde geformt werden und durch Unterstützung mit mesenterialem Fett auch körperlich strukturiert werden (Abb. 3). Mit diesem Transplantat gelang die Überbrückung des gesamten Mundbodenareales. Eine submucöse zweite Nahtschicht aus Seromuscularis und umgebenden Gewebe bildete ein sicheres Lager für die ausgedehnte

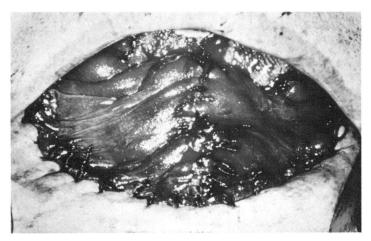

Abb. 3. Hufeisenförmige Faltung des contramesenterial-eröffneten Darmsegmentes zum Ersatz der Zunge und des Mundbodens

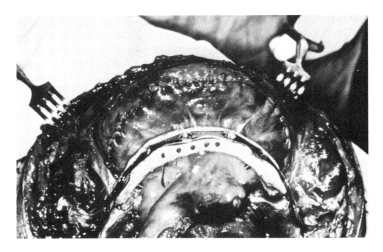

Abb. 4. Sichere Abdeckung der Allenthese durch Adaptierung von Seromuscularis des Transplantats mit Wangen- und Lippenweichteilen. Zustand nach Rekonstruktion des Unterkiefers von Kieferwinkel zu Kieferwinkel mit unserer Osteosyntheseplatte und einem Refobacin-Palacos-Implantat

Unterkieferrekonstruktion (Abb. 4). Die Revascularisierung des Transplantates erfolgte auf der rechten Seite mit End-zu-End-Anastomosierung von a. facialis und v. retromandibularis mit den Mesenterialgefäßen. Medikamentös wurde der Patient 3 Tage vor der ausgedehnten Operation antibiotisch abgeschirmt und schlackenfrei ernährt. Daneben wurde in den ersten beiden voroperativen Tage eine milde Abführung und am Tag vor der Operation ein hoher Hebe-Senkeinlauf durchgeführt. Postoperativ wurde der Patient standardisiert 3 Tage rein parenteral und für weitere 4 Tage über eine Magensonde ernährt. Daran anschließend war trotz des ausgedehnten Resektionsdefektes eine breiförmige orale Erhährung möglich. Eine Thromboseprophylaxe wurde als „low-dose" Heparinisierung durchgeführt.

Nach komplikationslosem Einheilen des Transplantats war der Patient bereits 10 Tage nach der Operation in der Lage sich verständlich zu artikulieren. 3 Monate nach dem ausgedehnten Eingriff diente das Dünndarmtransplantat als funktionell vollwertiger Ersatz des beweglichen Zungenanteiles (Abb. 5).

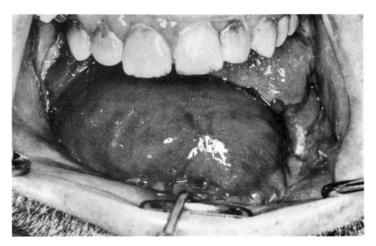

Abb. 5. Funktionell zufriedenstellende Rehabilitation drei Monate nach Rekonstruktion von Zunge und Mundboden mit dem individuell geformten Dünndarm-Mesenterialfetttransplantat

Fallbericht 2: Die 58jährige Patientin kam mit einem ausgedehnten Plattenepithelcarcinom im Bereich des aufsteigenden Unterkieferastes, des weichen Gaumens und des Tonsillenbettes auf der linken Seite zur stationären Aufnahme (Abb. 6). Linksseitig

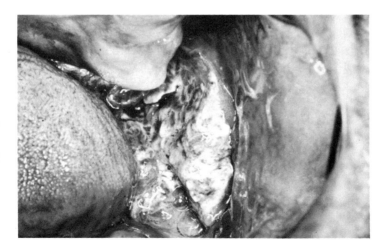

Abb. 6. Verhornendes Plattenepithelcarcinom der Wange bis in den Pharynx li. reichend bei einer 58jährigen Patientin (Sch., G.)

war im Carotisdreieck ein metastasenverdächtiger Lymphknoten palpabel. Nach standardisierter präoperativer Cytostase mit deutlicher Tumorreduktion konnten wir die radikale Tumorentfernung mit Unterkieferexartikulation von regio 33 und Ausräumung der gesamten Tumorpartie mit Resektion des Tuber maxillae, das m. masseter, des m. pterygoideus medialis sowie des gesamten Hypopharynxbereiches der Wangenregion vornehmen. Als Zugang für die radikale Halslymphknotenausräumung wählten wir, wie bei allen unseren Patienten, die ästhetisch günstige Schnittführung nach Mc Fee. Die Wiederherstellung des Unterkiefers erfolgte in typischer Weise mit unserer Osteosyntheseplatte in Kombination mit einem Gelenkkopf und einem Refobacin-Palacos-Interponat. Die Weichteilrekonstruktion führten wir ebenfalls mit einem Dünndarmtransplantat aus dem jejuno-ilealen-Übergangsbereich durch. Mit dem im Überschuß entnommenen Mesenterialfettgewebe konnten wir den resezierten Bichatschen Fettpfropf und die Wangenweichteile individuell auffüllen. Besonders bei dieser topographisch schwierigen Region war mit der guten Formbarkeit des Dünndarmtransplantats die anatomisch gerechte plastische Rekonstruktion des Defektes im weichen Gaumen, der seitlichen und hinteren Rachenwand, der Zunge, der Wange und am Oberkiefer möglich. Die Revascularisierung des Transplantats erfolgte mit End-zu-End-Anastomose der a. facialis und a. mesenterica links sowie die v. mesenterica mit einem Ast der v. thyreoidea superior homolateral.

Der postoperative Heilungsverlauf gestaltete sich unter der standardisierten medikamentösen Therapie vollständig problemlos. Die Patientin war bereits 8 Tage nach dem ausgedehnten Eingriff zufriedenstellend rehabilitiert. Zwei Wochen p.op. konnte sie aus unserer stationären Behandlung entlassen werden und sieben Wochen nach der Operation war das Transplantat vollständig abgeflacht und unterschied sich von der umgebenden Schleimhaut nur noch durch eine geringe Farbdifferenz (Abb. 7).

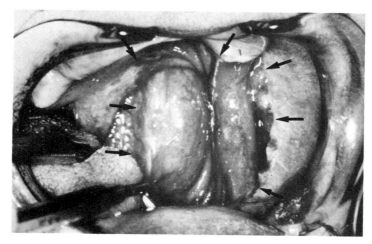

Abb. 7. 7 Wochen p.op. sehr zufriedenstellende Wiederherstellung der topographisch schwierigen Situation im Oropharynx mit einem mikrochirurgisch revascularisierten Dünndarmtransplantat aus dem jejuno-ilealen Übergangsbereich (Transplantatgrenze →)

Diskussion

Unsere experimentellen Untersuchungen zeigen, daß die Dünndarmschleimhaut eine wesentlich größere Anpassungsfähigkeit an das Milieu der Mundhöhle besitzt als das Plattenepithel der äußeren Haut. Obwohl prinzipiell auch nach sechs Monaten noch Dünndarmschleimhaut zu erkennen ist, führt der Umbau mit Abflachung und Verbreiterung der Zotten zu einer klinisch geschlossenen Epithelauskleidung, die den Funktionen der Mundhöhle voll entspricht. Darüber hinaus ist besonders die gute mechanische Belastbarkeit der Dünndarmtransplantate ohne narbige Induration und Kontraktur hervorzuheben.

Auch der klinische Einsatz dieses Verfahrens bei bisher acht Patienten beweist unseres Erachtens, daß mit diesem Verfahren eine gute Alternative zu den bisherigen Rekonstruktionsverfahren gegeben ist. Mit dieser Methode ist der Ersatz der oralen Schleimhaut durch ein funktionell gleichwertiges Gewebe möglich. Unsere operativen Ergebnisse zeigen, daß mit der mikrochirurgischen Transplantation von Dünndarm und Mesenterialfett wesentliche funktionelle Vorzüge erwartet werden dürfen:
1. Einzeitige, primäre Rekonstruktion,
2. fehlende narbige Induration,
3. adaptierte Schleimproduktion,
4. funktionelle Anpassung der Dünndarmschleimhaut,
5. individuelle Defektrekonstruktion
   a) durch universelle Formbarkeit,
   b) mit Auffüllung von Mesenterialfett,
6. gute Heilungstendenz durch reiche Vascularisierung und frühzeitige peritoneale Verklebung,
7. sichere Abdeckung von alloplastischen Implantaten,
8. nahezu unbegrenztes Transplantatangebot.

Die rasche Rehabilitation unserer Patienten mit unbehinderter Atmung und Schluckakt nach subtotaler Glossektomie sowie die freie Mundöffnung nach totaler Wangenresektion bestätigen diese Aussage. Die ästhetisch und funktionell zufriedenstellende Primärrekonstruktion führt zu einer erheblichen Verkürzung der stationären Behandlungsdauer und der Morbidität durch die Operation. Die frühzeitige soziale Wiedereingliederung durch die individuelle Rekonstruktion unter Erhaltung der vitalen Funktionen des Oropharynx und der natürlichen Gesichtskonturen tragen wesentlich zur Erleichterung des schweren Schicksals unserer Tumorpatienten bei.

Das Risiko der Dünndarmentnahme ist nach Aussage mehrerer Abdominalchirurgen und nach Sichtung vergleichbarer Literaturangaben weit unter 1% anzunehmen. Nach standardisierter Vorbereitung, atraumatischer Operationstechnik und aseptischem Vorgehen sind beim Darmgesunden Früh- und Spätkomplikationen außerordentlich selten zu erwarten.

Zusammenfassung

In einer tierexperimentellen Untersuchungsreihe an sechs Bastardhunden wurde die Technik und Durchführung der freien Dünndarmtransplantation mit mikrochirurgischer

Revascularisierung zum Ersatz der oralen Mucosa durchgeführt. Die histologischen Untersuchungen zeigen eine gute Anpassung der Dünndarmepithelien an die Funktionen der oralen Schleimhaut. Insbesondere ist die fehlende narbige Induration und die adaptierte Schleimproduktion hervorzuheben.

Aufgrund der guten experimentellen Erfahrungen wurde die freie Dünndarmtransplantation mit mikrochirurgischer Gefäßanastomose bisher bei acht Patienten zum Ersatz von Zunge, Mundboden, Wange und Hypopharynxregion durchgeführt. Mit dieser Methode gelingt der Ersatz der oralen Schleimhaut mit einem funktionell gleichwertigen Gewebe. Neben der Schleimresektion ist dabei auch die klinisch fehlende narbige Schrumpfung des Transplantates besonders hervorzuheben. Aufgrund unserer Erfahrung bietet sich aus funktioneller Sicht diese Form der Transplantation als Alternative für die bisherigen Rekonstruktionsverfahren mit Haut und Hautfettgewebe zur Wiederherstellung der Mundhöhle an.

Literatur

Austermann KH, Morgenroth K, Busche FW (1976) Klinische und histologische Untersuchungen bei Spalthauttransplantaten als Schleimhautersatz. In: Fortschr Kiefer-, Ges Chir, Bd. XX. Schuchardt K, Scheunemann H (Hrsg). Thieme, Stuttgart, S 86
Black PW, Bevin GA, Arnold PhG (1971) One-stage palate reconstruction with a free neo-vascularized jejunal graft. Plast Reconstr Surg 470:316
Carrel A (1907) The surgery of blood vessels, etc. Johns Hopkins Hospital Bulletin, p 18-28
Conley J (1970) Concepts in Head and Neck Surgery. Thieme, Stuttgart
Logemann JA, Bytell BE (1979) Swallowing disorders in three types of head and neck surgical patients. Cancer 44:1095
Matras H (1967) Zur Histologie des Haut-Autotransplantates in der Mundhöhle. Öst Z Stomat 64:26
Schwenzer N, Wüstenfeld E (1970) Zur Klinik und Histologie freier Hauttransplantate in der Mundhöhle. Dtsch zahnärztl Z 25:1049
Seidenberg B, Rosenak SS, Hurwitt ES, Som ML (1959) Immediate reconstruction of the cervical esophagus by means of revascularized isolated jejunal loop. Ann Surg 149:162

Die Korrektur von Formstörungen durch Omentum-majus-Plastik. Gezielte Transposition und freie Transplantation mit mikrovasculärem Anschluß

J. Toomes und R. Achinger, Eschweiler

Die Problematik des plastischen Ersatzes größerer Gewebsdefizite durch alloplastisches Material ist hinlänglich bekannt. Schwierigkeiten treten vor allem auf, wenn es sich um bewegte Körperregionen handelt. So werden z.B. im Gesicht häufig Verziehungen durch Kapselbildung oder Störungen des Mienenspiels durch die Rigidität des Materials beobachtet. An der vorderen Thoraxwand können sich Schmerzen einstellen, die wiederum durch Ausbildung einer konstriktiven Kapselfibrose bedingt sind. Bei der Rumpfbeuge verkürzt sich der vertikale Durchmesser des Prothesenlagers, was wiederum zu Druckbeschwerden oder auch zum Absinken der Prothese führen kann. Wir untersuchten aus den genannten Gründen die Verwendbarkeit des Omentum majus als autologes plastisches Material hinsichtlich seiner Verwendbarkeit zur Transposition als gestielte Plastik und als freies Transplantat mit mikrovasculärem Anschluß.

Bei einer 27jährigen Frau mit einer vor allem halbseitig ausgeprägten Thoraxdeformität auf Grund eines postrachitischen Zustandes wurde die Deformität durch Einbau einer alloplastischen Prothese ausgeglichen (Abb. 1a). Hämodynamische und pulmonale Störungen fehlten. In der Folgezeit verursachte die Prothese vor allem bei Rumpfbeuge heftige Beschwerden und wanderte nach caudal aus. Nach Ausbau der Prothese wurde das Omentum majus an den vasa gastroepiploica dextra gestielt mobilisiert, transrectal nach subcutan verlagert und zum Ausgleich des Gewebsdefizites in den Defekt eingebracht (Abb. 1b). Das Material ist zum Ausgleich des Defizites ausreichend. Beschwerden durch Ausbildung einer Hernie traten während der jetzt 2jährigen Beobachtungszeit nicht auf.

Auch in der Mittellinie lokalisierte Deformitäten, wie die Trichterbrust, können durch Omentum-majus-Transposition ausgeglichen werden (Abb. 1c). Wir mobilisierten den Weichteilmantel vom Sternum und der Fascie des Musculus pectoralis, wobei die Haut aus der Tiefe des Defektes aufsteigt und die Mobilisation des Weichteilmantels beendet werden kann, wenn ein bei Betrachtung harmonisches Aussehen erreicht ist. Nach Mobilisation des Omentum majus unter Stielung wiederum an den vasa gastroepiploica dextra wurde das Transponat hier durch eine mediale Fascienlücke geführt und im entstehenden Defekt fixiert (Abb. 1d).

Das Verfahren hat sich durchaus als geeignet erwiesen, Deformitäten der vorderen Thoraxwand zu korrigieren. Die Stielung an der gastroepiploica dextra sollte der contralateralen vorgezogen werden, um Verletzungen der Milz zu vermeiden. Bei lateral gelegenen Deformitäten hat sich uns die transrectale Transposition bewährt, da dieses Vorgehen die Verlagerungswege verkürzt und die Gefahr einer Hernie verringert. Zu beachten ist ferner, daß das Material lange Zeit plastisch verformbar bleibt und daher zum Absinken neigt. Diesem Umstand ist durch sichere Fixierung entgegen zu wirken.

Neben der Möglichkeit der Transposition bietet sich das Omentum majus auch als hervorragend geeignetes Material zur freien Transplantation an. Die Transplantathebung gestaltet sich relativ einfach und sicher. Doe Präparation des Gefäßstieles gelingt ohne Mühe, das Kaliber der Vasa gastro-epiploica entspricht in etwa dem der vasa facialis. Die Durchblutung des Materiales ist sicher, es ist beliebig teilbar und hervorragend plastisch formbar. Schließlich lassen sich aus einem Omentum mehrere Transplantate gewinnen, sodaß z.B. doppelseitige Gesichtskorrekturen möglich sind. Insbesondere die sichere Gefäßstielung des Transplantates und die Möglichkeit, mehrere Transplantate gleichzeitig zu gewinnen, verschafft dem Omentum majus gegenüber dem Leistenlappen bei spezieller Problemstellung Vorteile.

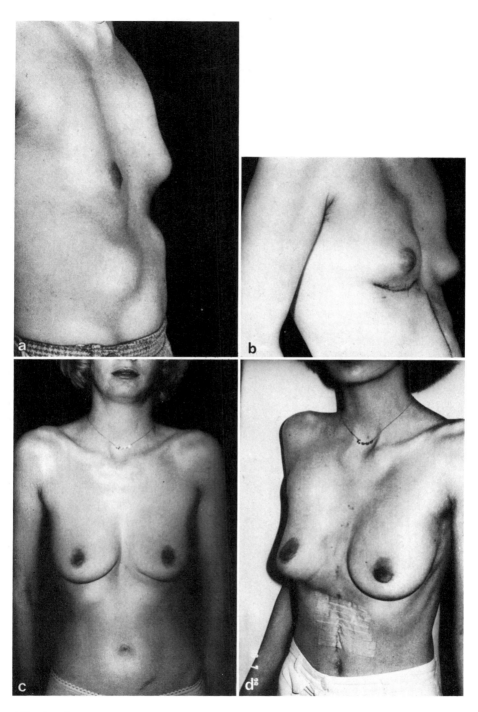

Abb. 1 a-d

Nachfolgend seien drei Beispiele dargestellt:
Es handelt sich um ein 17jähriges Mädchen mit einer Hemiatrophia faciei sinistra (Abb. 2a). Die Entnahme des Omentumtransplantates über einen oberen Medianschnitt erfolgte in der beschriebenen Technik. Das Transplantat wurde unmittelbar nach Entnahme mit einer heparinisierten physiologischen Kochsalzlösung durchspült. Anschließend erfolgte der mikrochirurgische Gefäßanschluß an die vasa facialia, wofür aber auch die vasa temporales geeignet sind (Abb. 2b).

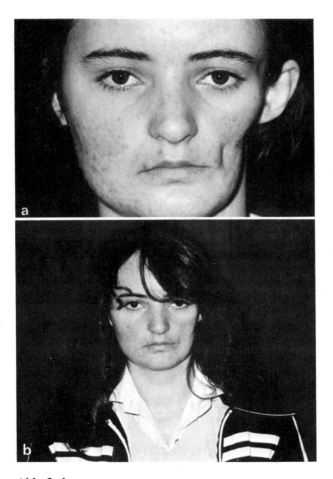

Abb. 2a,b

Sowohl bei diesem Falle wie auch bei den nachfolgenden stellten sich intra- und postoperativ vor allem zwei regelmäßig wiederkehrenden Probleme heraus. Während der mehrstündigen Operation kommt es zu einer häufig massiven Schwellung des Gesichtes, sodaß eine sichere Bestimmung des Transplantatvolumens intraoperativ nicht möglich ist. Die Festlegung des zu transplantierenden Volumens muß also präoperativ erfolgen. Zweitens stellt sich postoperativ eine oft erhebliche lymphatische Schwellung des Transplantates ein, die mindestens einige Wochen, oftmals einige Monate anhält. Während dieser Zeit sind also Korrekturversuche nicht nur sinnlos, sondern schädlich. Man würde nach Wegnahme des scheinbaren Gewebsüberschusses nach Abschwellung ein Gewebsdefizit finden, das nicht mehr korrigierbar ist, da sowohl das Transplantat wie auch die erforderlichen Gefäßanschlüsse zum Ersteingriff verwendet wurden.

Die Möglichkeit, in einer Sitzung mehrere Transplantate einbringen zu können, soll am Fall einer 24jährigen Frau demonstriert werden. Es handelt sich um eine Lipodystrophie, die der jungen Frau das Aussehen einer etwa 40jährigen gab (Abb. 3a). Zur

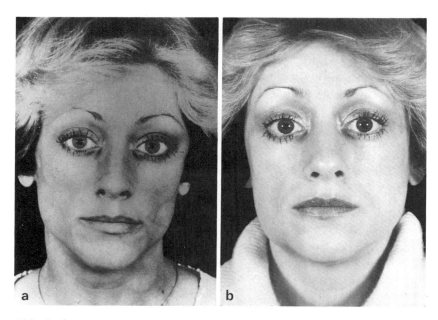

Abb. 3 a,b.

Korrektur wurde wiederum über einen oberen Medianschnitt das Omentum majus entnommen und in zwei Transplantate der erforderlichen Größe aufgeteilt. Der mikrochirurgische Anschluß erfolgte wiederum an Arteria und Vena facialis bds. Die Mobilisation der Gesichtshaut erfolgt analog dem Vorgehen beim Face-lifting, wie muß hier allerdings bis zur Nasolabial-Falte geführt werden. Im postoperativen Verlauf stellte sich wiederum eine erhebliche Schwellung des Gesichtes ein, auf die bereits hingewiesen wurde. Das zweite Problem liegt in der Neigung des Materials zum Absinken. Fußend auf den Erfahrungen, die wir bei der Korrektur von Thoraxdeformitäten mit Omentum majus gemacht haben, wurde daher hier auf sichere Fixierung des Transplantates bis zur Verklebung größter Wert gelegt.

Sechs Wochen postoperativ fand sich immer noch eine erhebliche Schwellung des Transplantates. In diesem Stadium sollte man sich unter keinen Umständen zu einem Korrekturversuch verleiten lassen, obwohl der Operateur von der Patientin naturgemäß hierzu gedrängt wird. Sechs Monate postoperativ fand sich ohne weiteres Zutun eine völlige Abschwellung des Transplantates und eine harmonische Kontur des Gesichtes (Abb. 3b).

Infolge der ausgezeichneten plastischen Verformbarkeit des Omentum majus eignet sich dieses Material besonders für komplexe Rekonstruktionen, bei denen auch ein Teilaufbau des Gesichtsschädels notwendig ist. Wir wendeten dieses Verfahren an bei einem jungen Mann, bei dem im Kleinkindesalter ein astrocytäres Gliom unter Enucleation des re. Auges entfernt wurde. Anschließend erfolgte eine zweimalige Nachbestrahlung des re. Gesichtes. In der Folgezeit blieb das Wachstum des re. Gesichtsschädels sowie der Weichteile gegenüber li. zurück, sodaß es zu einer Excavation der re. Gesichtshälfte bei eher fülliger Konfiguration contralateral kam. In diesem Falle mußte also ein Aufbau vor allem der re. Stirn und des Orbitabogens neben dem Ersatz der fehlenden Weichteile angestrebt werden. Wir verschafften uns zunächst eine Anschauung von der Größe des Defizits durch aufmodellieren einer sterilisierbaren Plastikmasse. Nach dieser Vorlage wurden zum Aufbau der re. Stirn und des unteren Orbitabogens entsprechend geformte Spongiosablöcke aus der crista iliaca gefräst. Zum Ersatz des Weichteildefizites wurde wiederum ein freies Omentumtransplantat mit Anschluß an die vasa facialia herangezogen. Zur Fixation der Spongiosaspangen genügte eine Drahtcerclage, auf sichere Fixation des Omentumtransplantates durch transcutan gestielte Haltefäden ist sorgfältig zu achten.

Nach Abschwellen des Transplantates und Korrektur der Lidspalte wurde weitgehende Symmetrie des Gesichtes erreicht.

Die bisher mit dieser Technik gemachten Erfahrungen lassen sich wie folgt zusammenfassen:
Die Hebung des Transplantates über den oberen Medianschnitt ist einfach. Bei sorgfältiger Technik haben wir in keinem Fall abdominale Komplikationen gesehen, auf eine Bauchdrainage wurde in jedem Falle verzichtet. Die Blutversorgung des Transplantates ist in allen Anteilen gesichert. Das Transplantat kann in mehrere Einzeltransplantate aufgeteilt werden, wobei jeder einzelne Anteil über einen gut definierten Gefäßstiel verfügt. Die Weite der Gefäße entspricht in etwa der der Facialgefäße, sodaß die Gefäßanastomosen bei mikrochirurgischer Technik keine Schwierigkeiten bereiten. Die begleitende Medikation entspricht dem Vorgehen bei Replantationen. Die Menge des einzubringenden Transplantates muß präoperativ bestimmt werden, da infolge der intraoperativen Schwellung des Gesichtes Volumenbestimmungen unsicher werden. Postoperativ ist eine lymphatische Schwellung des Transplantates zu erwarten, die mehrere Wochen, oft Monate anhalten kann. Eventuelle Korrektureingriffe, also Verschiebungen des Transplantates oder Teilresektionen, sollten frühestens 6 Monate nach dem Ersteingriff vorgenommen werden. Bisher haben wir in keinem Falle eine Nekrose des Transplantates beobachtet.

Die freie Transplantation des Haut-Fett-Muskellappens unter Verwendung mikrovasculärer Anastomosen. Experimenelle Grundlagen

D. Riediger, Tübingen

Einleitung

Die Mikrovascularchirurgie gestattet bekanntlich die einzeitige Versorgung von Weichteildefekten mit voluminösen Lappentransplantaten durch direkten Gefäßanschluß in der Defektregion. Hierzu können, den unterschiedlichen Blutversorgungstypen der Haut entsprechend, grundsätzlich 2 Transplantatarten zur Anwendung kommen.

Die bislang am häufigsten verwandte Transplantatform ist der Haut-Fettlappen, der dem Versorgungsgebiet sogenannter direkter Hautarterien entspricht und meist aus der Leistenregion (groin-flap) entnommen wird. Als versorgende Gefäße dienen in der Regel die Arteria circum flexa ilium superficialis oder die Arteria epigastrica superficialis mit den entsprechenden Begleitvenen (Abb. 1, 2).

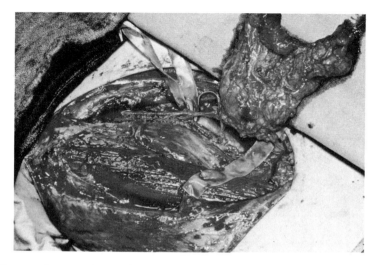

Abb. 1. Isoliertes Fettgewebstransplantat der Leistenregion (groin-flap) zur Korrektur einer bestehenden Hemiatrophia faciei. Man erkennt den arteriellen und venösen Gefäßstiel

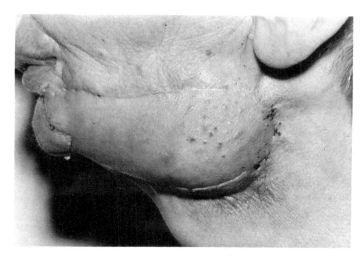

Abb. 2. Haut-Fettlappen aus der Leistenregion (groin-flap) nach mikrochirurgischer Transplantation in die Wangenregion. Zustand vor Ausdünnung des Lappens

In Ergänzung dazu soll hier eine zweite wichtige Transplantatform vorgestellt werden, das sogenannte Haut-Fett-Muskeltransplantat (Musculo-cutaneus-flap), das dem Versorgungsgebiet sogenannter gemischter Arterien (Abb. 3) entspricht und sowohl Mus-

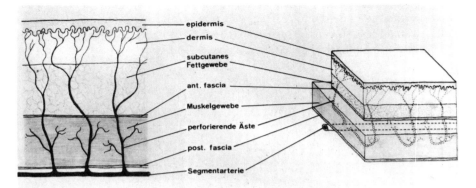

Abb. 3. Musculocutaner Blutversorgungstyp der Haut

kulatur, darüberliegendes Fettgewebe als auch ein bestimmtes Hautareal versorgt. Der besondere Vorzug dieser Transplantatart für die mikrochirurgische Technik besteht darin, daß bei konstantem Gefäßverlauf ein ausreichend langer Gefäßstiel vorhanden ist. In allen Spenderregionen weisen die Gefäße stets einen Außendurchmesser von mehr als 1,0 mm auf. Außerdem kann das Transplantat in seiner Dicke stark variiert werden. Diese Transplantatform haben wir zunächst im Tierexperiment auf die klinische Verwendbarkeit untersucht.

Material und Methode

Als Versuchstier diente das Göttinger-Miniaturschwein, das wegen der weitgehenden Übereinstimmung von Morphologie, Funktions- sowie Reaktionsweise seiner Haut mit der des Menschen für diese Untersuchung besonders geeignet ist. Auch hinsichtlich der Anordnung der die Haut versorgenden Blutgefäße besteht weitgehende Übereinstimmung mit der menschlichen Haut.

Zur Bildung eines kombinierten Muskel-Fett-Hautlappens wählten wir das im oberen Abdominalbereich gelegene arterielle und venöse Versorgungsgebiet der Arteria und Vena epigastrica cranialis. Zur exakten Darstellung der Arteria epigastrica cranialis sowie ihres Anschlußgefäßes im Halsbereich erstellten wir post mortem an 4 Göttinger-Miniaturschweinen sogenannte Plastoidkorrosionspräparate.

Intravital definierten wir am narkotisierten Tier die Grenze des Transplantates durch tropfenweise Injektion von Methyl-Blau in die freigelegte Arterie. Innerhalb des angefärbten Bezirkes durchtrennten wir Haut, Subcutis, Fettgewebe, Panniculus carnosus sowie den Musculus rectus abdominis und isolierten das Transplantat auf den versorgenden Gefäßstiel (Abb. 4). Das Transplantat, dessen durchschnittliches Gewicht bei 500 g lag, wurde nach Durchtrennung des Gefäßstieles ins Entnahmebett zurückverlagert oder an die Arteria und Vena facialis angeschlossen (Abb. 5). Dabei vereinigten

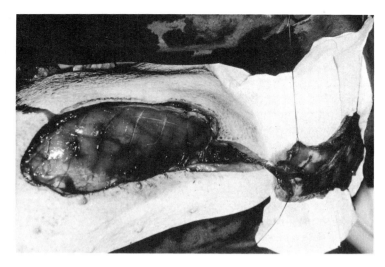

Abb. 4. Der Haut-Fett-Muskellappen ist aus der Abdominalregion des Minipigs gehoben und nach cranial umgeschlagen. Man erkennt den versorgenden Gefäßstiel (Arteria und Vena epigastrica cranialis) sowie dessen Verlauf auf der Unterseite des Muskels

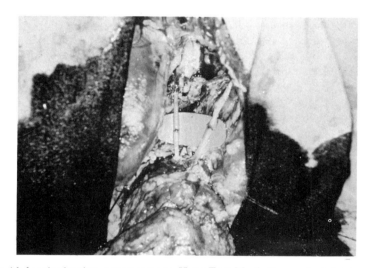

Abb. 5. Das aus der Abdominalregion entnommene Haut-Fett-Muskeltransplantat ist an die Facialgefäße (Pfeil) mikrochirurgisch angeschlossen. Man erkennt am linken Bildrand den Musculus masseter und den Hinterrand des aufsteigenden Unterkieferastes beim Minipig

wir die arteriellen Gefäßstümpfe, die einen Außendurchmesser von ca. 1,3 mm aufweisen sowie die begleitenden Venen unter dem Operationsmikroskop nach der von Cobbett (1967) angegebenen Technik.

Ergebnisse

Von 36 freien Transplantaten, die nach mikrovasculärem Wiederanschluß in ihren Entnahmebezirk zurückverlagert wurden, heilten 32 komplikationslos ein. In zwei Fällen trat ein Transplantatverlust nach hämorrhagischer Infarzierung, in einem Fall nach Verschluß des arteriellen Zustromes und in einem anderen Fall der Teilverlust eines Transplantates durch Mikroabscesse ein. Von 10 Haut-Fett-Muskellappen, die durch mikrochirurgischen Anschluß an die Facialgefäße in die Halsregion transplantiert wurden, gelang es uns 9 komplett zur Einheilung zu bringen.

Die Funktionstüchtigkeit der Anastomosen konnte angiographisch nachgewiesen, der Heilverlauf im anastomosennahen Wandbereich durch elektronenoptische und rasterelektronenmikroskopische Untersuchungstechniken verfolgt werden. Dabei zeigte sich in Ergänzung zu bereits aus der Literatur Bekanntem, daß es im Anastomosengebiet 4 Std nach Beendigung der mikrovasculären Anastomose zu einer Abdeckung des Endotheldefektes durch mesenchymale Zellelemente und zur Ausbildung einer feinen Basalmembran kommt. Die spätere Beteiligung von Mediamyocyten an der Abdeckung des Endotheldefektes in Form einer Pseudointima ist umstritten, denn die von uns nach wenigen Tagen gefundenen Zellen entsprechen echten jugendlichen Endothelzellen. Sie weisen sich als solche durch das Vorhandensein typischer Kontaktzonen (zonulae occludentes) aus. Auch die von verschiedenen Autoren an anderen Tierspezies gefundenen Medianekrosen (Thursten et al. 1976) konnten wir beim Minipig nicht finden. Zwar zeigte sich ein disseminierter Ausfall glatter Muskelzellen sowie eine Vermehrung kollagener Fasern, jedoch blieb die Grundtextur des Wandaufbaus ungestört.

Bei den in 10-tägigen Abständen aus dem Transplantat entnommenen Haut-PE's fand sich nach 1/2 Jahr dem makroskopischen Befund entsprechend normale Haut. Auch das Fettgewebe war 6 Monate nach Transplantation makroskopisch sowie histologisch unauffällig. Die Fettläppchen waren normal konfiguriert, eine interlobuläre Bindegewebsvermehrung war nicht nachweisbar (Abb. 6). Auch die elektronenoptischen

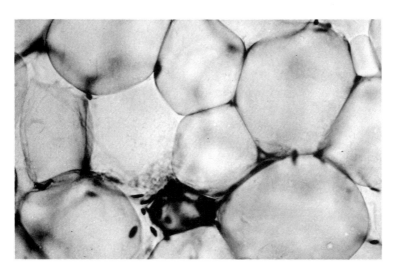

Abb. 6. Histologisch zeigt sich nach 1/2 Jahr normales Fettgewebe. Sudanfärbung

Befunde wiesen keine Schädigungszeichen des Fettgewebes auf. Der schmale Cytoblasmasaum, die Zellmembran sowie der Zellkern waren intakt.

Die histologische Beurteilung der Muskelgewebs-PE's boten jeweils das Bild disseminierter Einzelfaseratrophie als Ausdruck neurogener Atrophie, die in der elektronenmikroskopischen Aufnahme dargestellten Muskelfasern (Abb. 7) wiesen durchweg intakte Zellgrenzen auf, die Zellkerne waren in normaler Verteilung. Eine intercelluläre Bindegewebsvermehrung lag erstaunlicherweise nicht vor. Zeichen von Entzündungen oder Nekrose fehlten.

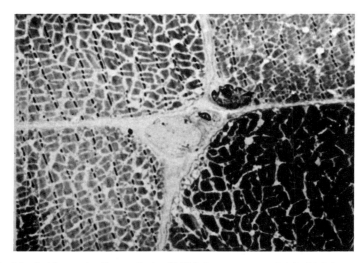

Abb. 7. Quergestreifte Muskelfasern im Querschnitt (1/2 Jahr postoperativ) bei leichter Kippung der Faserachse, Zellgrenzen intakt. Pfeil weist auf einen Sarkolemmkern. *Bildmitte:* Eine Capillare; elektronenoptische Aufnahme

Über die ebenfalls durchgeführten vergleichenden Untersuchungen zur Lappendurchblutung zu den durchgeführten Ödemmessungen, den PH-Messungen sowie Temperaturmessungen soll an anderer Stelle berichtet werden.

Literatur

Cobbett JR (1967) Small vessel anastomoses. Brit J Plast Surg 20:26
Thurston JB, Buncke J, Weinstein PH (1967) A scanning electron microscopy study of microarterial damages and repair. Plast Reconstr Surg 57:197

Methoden zur Durchblutungsbestimmung freier Lappentransplantate im Tierexperiment

C. Naumann, W. Jung und F. Schön, Würzburg

Bei der Transplantation freier Lappen mit mikrovaskulärem Anschluß, über die wir in den vergangenen Jahren berichten konnten, sind die klinischen Ergebnisse dem Wissen um die theoretischen Grundlagen der veränderten Durchblutung im Transplantat vorausgeeilt. Ziel dieser Arbeit war es deshalb, Erfahrungen mit bekannten Methoden zur Durchblutungsbestimmung im Transplantat zu gewinnen und neue Methoden zu entwickeln, denn seit den Untersuchungen von Manchot [3] über die Blutversorgung der Haut gilt eine ausreichende Durchblutung als Schlüssel zum Überleben jeden Lappens.

Zu diesem Zweck wurde als Modell ein beidseitiger Bauchhautlappen der Ratte gewählt, der über die Epigastrica-Gefäße versorgt wird und als freies Transplantat mit isoliertem Gefäßanschluß anzusehen ist (Abb. 1a). Bei einseitiger Durchtrennung des Gefäßstiels auf der linken Seite ist der Vergleich zwischen einem gefäßgestielten Lappen rechts mit axialem Gefäßverlauf und einem Lappen mit zufälliger Versorgung ohne

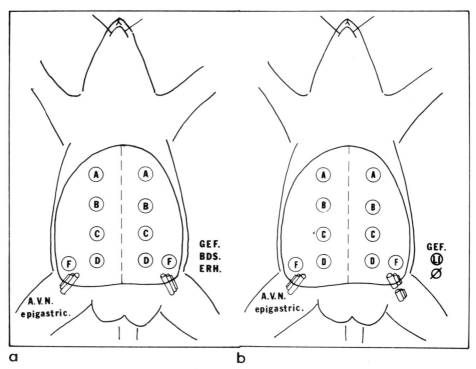

Abb. 1. a Bauchhautlappen mit Versorgung über die Epigastrica-Gefäße beidseits. b Bauchhautlappen, Gefäßstiel links durchtrennt. A–F Meßpunkte für die Xe-Clearance

axiales Gefäß links möglich (Abb. 1b). Bei insgesamt 140 Versuchstieren wurden 114 Gefäßoperationen ausgeführt und in 70 Fällen ein solcher Bauchhautlappen angelegt.

Der postoperative Verlauf wurde durch Fotodokumentation mit standaridisierten Einstellungen und planimetrische Auswertung der überlebenden Lappenflächen beobachtet, die Blutversorgung im Lappen mit der ^{133}Xe-Clearance gemessen, das resultierende Gefäßmuster mit einer Gelantine-Tuschefüllung dargestellt und die Funktion des arteriellen Einstroms und venösen Ausstroms fluorescenzmikroangiographisch nachgewiesen.

Nach Durchtrennen des Gefäßstiels auf der linken Seite kam es in fast allen Fällen zur Ausbildung von deckungsgleichen Nekrosen am linken unteren Lappenende (Abb. 2a), während beim Bauchhautlappen mit beidseits erhaltenem Gefäßstiel die Lappenumfänge postoperativ weitgehend unverändert blieben (Abb. 2b).

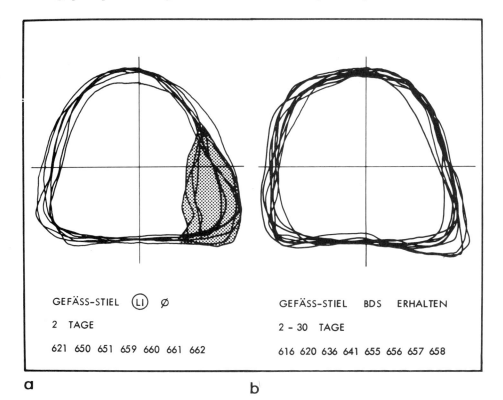

Abb. 2. a Lappenumfänge und Nekrosezonen (punktiert) 2 Tage nach Anlegen des Bauchhautlappens mit Durchtrennen des Gefäßstiels links (Tier-Nr. 621-662), **b** Weitgehend deckungsgleiche Lappenumfänge 2-30 Tage nach Anlegen des Bauchhautlappens mit Erhaltung der Gefäßstiele bds. (Tier-Nr. 616-658)

Zur Bestimmung der Blutversorgung wurden 2-5 Mikroliter ^{133}Xenon in wässriger Lösung beidseits intracutan gespritzt und die Aktivität mit zwei Szintilationszählern über 45 min im 30 Sekundencyclus registriert. Zum Zwecke der Steuerung, Datenaufnahme, Speicherung, Ausgabe und Auswertung, einschließlich einer halblogarithmischen graphischen Darstellung des zeitlichen Aktivitätsverlaufs wurde ein Personal Computer PET von Commodore eingesetzt.

Asymptotisch läßt sich die Eliminationsrate des Xenon durch eine Exponentialfunktion beschreiben (Abb. 3). In den ersten Minuten ist diesem asymptotischen Verlauf eine schnelle Komponente überlagert, die sich ebenfalls durch eine Exponential-

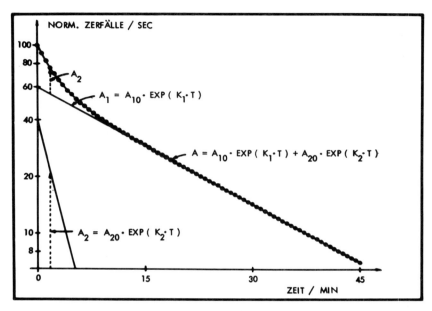

Abb. 3. Mittlere Elimination (A) des Xe^{133} im Meßpunkt F mit der Zerlegung in zwei Exponentialfunktionen A_1 mit der Eliminationskonstanten K_1 und A_2 mit der Eliminationskonstanten K_2. A_{10} und A_{20} repräsentieren die Konzentrationen zum Zeitpunkt 0

funktion mit größerer Eliminationskonstante K_2 beschreiben läßt. In einigen Fällen war die Anfangsaktivität der schnellen Komponente so gering, daß die zugehörige Eliminationskonstante K_2 nicht bestimmt werden konnte. Im Gegensatz dazu konnte die langsamere Komponente immer ausgewertet werden. Obwohl Palmer et al. [6]; Sejrsen [7] und Tschuchida [8] im Gegensatz zu Barron et al. [1] die Eliminationskonstante der schnellen Komponente als geeignetes Maß für die Durchblutung ansehen, besteht eine deutliche Zuordnung zwischen dieser asymptotischen Clearance der langsameren Komponente und den einzelnen Operationstypen (Abb. 4a). Ein ähnlich deutlicher Zusammenhang zeigt sich auch zwischen der Nekrosewahrscheinlichkeit und den asymptotischen Clearancewerten am Ende der Operation (Abb. 4b). Obwohl die in Abb. 4a und 4b aufgetragenen Mittelwerte eine klare Zuordnung erkennen lassen, kann man auf Grund der größeren Streuung sowohl der einzelnen Clearancewerte als auch der unterschiedlichen klinischen Resultate in der Ausbildung von Lappennekrosen im Einzelfall keine Prognose mit brauchbarer Sicherheit auf das Überleben des Lappens stellen. Damit ist der prognostische Wert dieser Methode für die klinische Anwendung stark eingeschränkt.

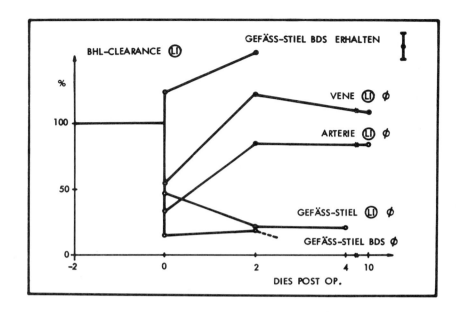

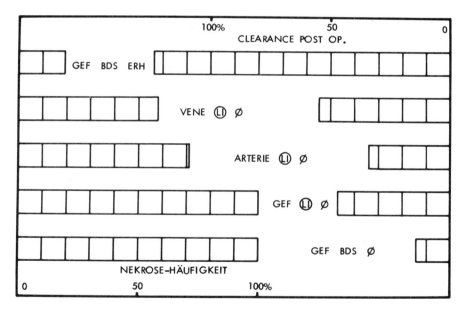

Abb. 4. a Postoperative Clearance-Mittelwerte (langsame Komponente) im Punkt F bezogen auf präoperative Kontrollen. Unmittelbar postoperativ ist die Clearance nach allen Gefäßoperationen signifikant kleiner (Irrtumswahrscheinlichkeit 5%), **b** Postoperative Clearance-Mittelwerte (langsame Komponente) im Punkt F und Nekrosehäufigkeit bei den einzelnen Operationstypen

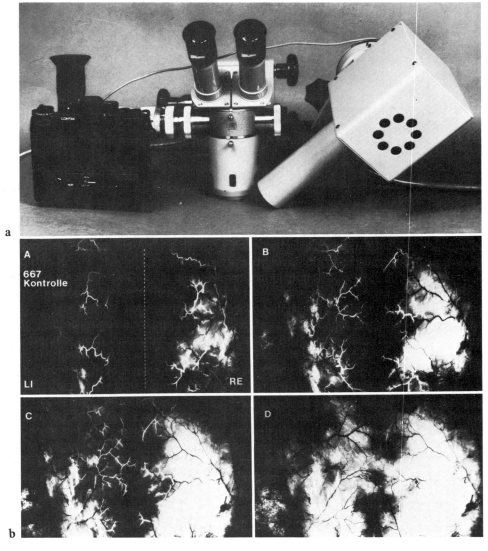

Abb. 5. a Operationsmikroskop mit UV-Blitzlampe und Kamera zur Fluorescenzmikroangiographie, **b** Fluorescenzmikroangiogramm der Lappenunterfläche. Lappenmitte markiert. Symmetrische Füllung. Bildfolge 1/s

Die Füllung der Lappengefäße mit Tusche-Gelatine belegt die Umorientierung der vorhandenen Lappengefäße infolge der veränderten Strömungsverhältnisse. Mit dieser Methode lassen sich für die einzelnen Operationstypen charakteristische Gefäßmuster darstellen, jedoch handelt es sich hierbei immer um eine Momentaufnahme am Ende eines Entwicklungsprozesses.

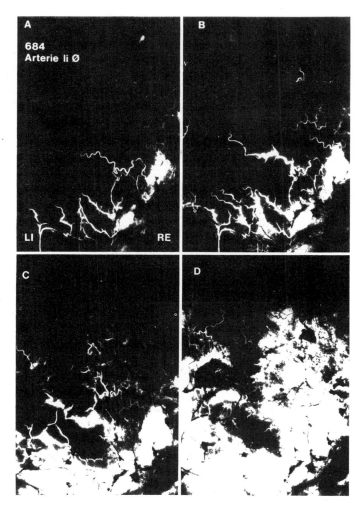

Abb. 6. a Asymmetrischer arterieller Einstrom von rechts (hell) 10 Tage nach Durchtrennung der linken A.epigastrica

Nach Einführung des Natriumfluorescein durch Lange und Boyd [2] wandte Myers [5] das Fluorescein klinisch zur Vorhersage von Lappennekrosen zum Zeitpunkt der Operation an. Im Gegensatz zu diesem auch heute noch gebräuchlichen Fluorescein-Test (McGrath et al. [4]), bei dem nach intravenöser Gabe die fluoresceierende Lappenfläche beurteilt wird, stellt die Fluorescenzmikroangiographie die einzelnen Lappengefäße dar. Diese zur Angiographie des Augenhintergrundes angewandte Methode wurde in Zusammenarbeit mit der Firma Zeiss von der Funduskamera auf das Operationsmikroskop umgebaut. Die von einem Hochleistungsgenerator mit 720 Ws gespeiste UV-Blitzlampe regt den intraarteriell gegebenen Farbstoff zur Fluorescenz an und ermöglicht über eine Schnellschußkamera in Verbindung mit dem Operationsmikroskop (Abb. 5a) Mikroangiogramme im Sekundenabstand. Damit ist zu jedem Zeitpunkt eine Aussage über die Strömungsverhältnisse im Lappen möglich.

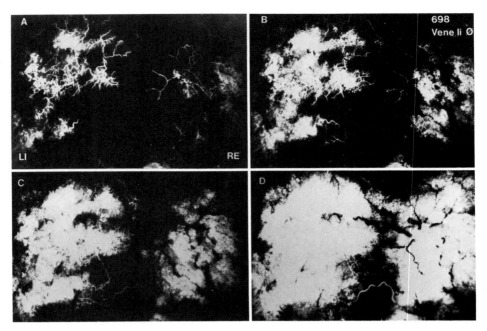

Abb. 6. b Asymmetrischer venöser Ausstrom (dunkel) diagonal nach rechts unten 10 Tage nach Durchtrennung der linken V.epigastrica

Nach Angiographie der Lappenunterfläche (Abb. 5b) am abpräparierten Lappen — entsprechend der Fundusangiographie durch die klaren Medien des Auges — gelang bald auch eine Darstellung der Gefäße in vergleichbarer Qualität durch die intakte, normalerweise undurchsichtige Bauchhaut.

Die Angiogramme lassen in jedem Fall eine Diagnose der durchgeführten Operation sowie eine funktionelle Beurteilung der Lappendurchblutung zu. Das Fluorescenzmikroangiogramm (Abb. 6a) zeigt 10 Tage nach Durchtrennung der linken Lappenarterie einen deutlich asymmetrischen arteriellen Einstrom von rechts bei symmetrischem venösen Ausstrom über beide Lappenvenen. Das Angiogramm 10 Tage nach Durchtrennung der linken Lappenvene (Abb. 6b) zeigt im Gegensatz zu einem weitgehend symmetrischen arteriellen Einstrom einen deutlich asymmetrischen venösen Abfluß über die erhaltene rechte Lappenvene.

Hiermit wurde eine Methode entwickelt, um grundlegende Kenntnisse der Lappendurchblutung unter operativen Bedingungen zu gewinnen. Da die Methode nicht belastend ist, erscheint die geplante Anwendung beim Menschen als durchaus denkbar.

Literatur

1. Barron JN, Veall N, Arnott DG (1952) The measurement of the local clearance of radioactive sodium in tubed skin pedicles. Brit J Plast Surg 4:16-27
2. Lange K, Boyd LJ (1942) The use of fluorescein to determine the adequacy of the Circulation. Med Clin North Am 26:943
3. Manchot C (1889) Die Hautarterien des menschlichen Körpers. F.C.W. Vogel, Leipzig
4. McGrath MH, Adelberg D, Finseth F (1979) The intravenous fluorescein test: use in timing of groin flap division. J Hand Surg 4:19-22
5. Myers MB (1962) Prediction of skin sloughs at the time of operation with the use of fluorescein dye. Surgery 51:158
6. Palmer B, Jurrel G, Norberg KA (1972) The blood flow in experimental skin flaps in rats studied by means of the ^{133}xenon clearance method. Scand J Plast Reconstr Surg 6:6
7. Sejrsen P (1968) Epidermal diffusion barrier to xenon-133 in man and studies of xenon-133 by sweat. J Appl Physiol 24:211-216
8. Tsuchida Y, Tsuya A (1978) Measurement of skin blood flow in delayed deltopectoral flaps. Using local clearance of ^{133}xenon. Plast Reconstr Surg 62:763-70

Eine neue, nicht-invasive Methode zur semiquantitativen Bestimmung der Durchblutung von Hautlappen

K.-H. Austermann, Münster; H.-R. Figulla und D.W. Lübbers, Dortmund

Seit mehr als 50 Jahren sucht man nach objektiven Methoden, um die Überlebensfähigkeit von Hautlappen vorbestimmen zu können. Obwohl einige praktikable Methoden erarbeitet wurden, so zeigt doch die Vielzahl der vorgeschlagenen Prüfmethoden, daß sich bisher keine Technik allgemein durchgesetzt hat. Deshalb ist der Chirurg nach wie vor auf der Suche nach besseren Methoden zur Beurteilung der Überlebensfähigkeit eines Hautlappens. Eine solche Methode sollte schnell und leicht durchführbar sein, sie sollte exakte reproduzierbare Werte ergeben, sie sollte wiederholt einsetzbar sein ohne Traumatisierung und Gefahr für den Lappen, sie sollte den Patienten möglichst wenig belasten und sollte auf keinen Fall die physiologischen Vorgänge im Hautlappen beeinträchtigen.

Unter Berücksichtigung dieser Forderungen wurde eine neue, nicht-invasive Methode entwickelt, die mittels der Reflexions-Oxymetrie die Sauerstoffsättigung des Hämoglobins in den Lappengefäßen bestimmt.

Methodik

Die Haut wird über einen flexiblen Lichtleiter durch eine Xenon-Lampe angestrahlt. Das von der Haut reflektierte Licht und ein Teil des Lichtes der Lichtquelle werden durch zwei rotierende Filterscheiben geführt. Die Intensität des hinter den Scheiben austretenden, monochromatischen Lichtes wird mit Silicium-Dioden gemessen und die Extinktion nach Division und Logarithmisierung auf einem Oscilloscopen dargestellt (Abb. 1).

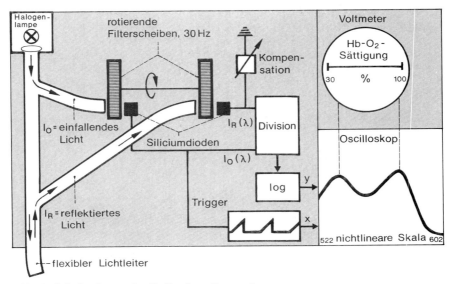

Abb. 1. Schaltschema des Reflexions-Oxymeters

Die so reflektierten Reflexionsspektren der Haut (E) setzen sich folgendermaßen zusammen (Abb. 2):
1. Aus der Intensität des Lichtes, welches vom Haemoglobin der Hautgefäße reflektiert wird (I_{HB})
und
2. aus einem Teil des einstrahlenden Lichtes (I_o), welches ohne Absorption an Strukturen wie Fett und Bindegewebe reflektiert wird (αI_o).

Daraus ergibt sich

$$E = \log \frac{I_o}{I_{HB} + \alpha I_o}$$

welches bedeutet, daß die reflektierten Spektren von einem nicht bekannten Wert an unabsorbiertem Einstrahlungslicht – dem Weißanteil αI_o – beeinflußt werden. Um dennoch aus dem gewonnenen Spektrum die O_2-Sättigung des Hämoglobins bestimmen zu können, wurde eine Berechnung erarbeitet, die unabhängig vom Weißanteil des reflektierten Lichtes ist (Lübbers u. Mitarb. 1970; Lübbers u. Wodick 1975). Hierbei werden nicht die absoluten Extinktionswerte, die je nach der Größe des Weißanteiles

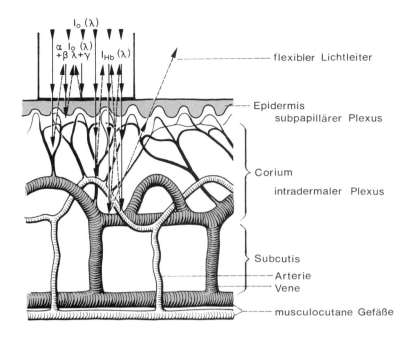

Abb. 2. Lichtreflexion der Haut (s. Text)

bei gleicher Sauerstoffsättigung beträchtliche Unterschiede aufweisen können, sondern der Abstand zwischen den Spitzen des Hämoglobinspektrums gemessen.

Zwischen dem Abstand der Maxima der Hämoglobinspektren und der Sauerstoffsättigung des Hämoglobins besteht eine berechenbare Beziehung.

Der langwellige Anteil des einstrahlenden Lichtes wird zur Erwärmung der Haut genutzt, so daß an dieser Stelle ein maximaler Blutfluß erzeugt wird (Hertzmann 1961), der eine standardisierte Gefäßkapazität gewährleistet.

Wird zusätzlich eine arterielle Blutgasanalyse vorgenommen, kann mit Hilfe des Fickschen Gesetzes aus der O_2-Sättigung des Hämoglobins semiquantitativ der Blutfluß im Hautlappen bestimmt werden (Figulla und Lübbers 1979).

Tierexperimentelle Anwendung – Ergebnisse und Diskussion

Die Methode wurde zunächst am Hausschwein geprüft und mit der Technik der Xenon [133]-Clearance kontrolliert. Als Untersuchungsmodell dienten 6 x 25 cm große Rollappen.

Das Diagramm der Abb. 3 zeigt die Sauerstoffsättigung und die Blutflußrate an einem 25 cm langen Rundstiellappen 25 Tage nach Lappenbildung. Ausgehend von der normalen transcutanen Sauerstoffsättigung von ca. 70-80% an der Lappenbasis nimmt die O_2-Sättigung zur Lappenmitte bis auf Werte von nahezu 40% kontinuierlich ab (obere Kurve der Abb. 3). Wird der Lappen einseitig an der 25cm-Marke abgebunden nimmt die O_2-Sättigung zur Unterbindungsstelle hin kontinuierlich bis zum Nullwert

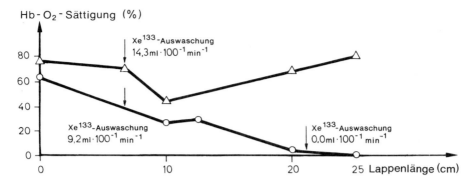

Abb. 3. Prozentuale Sauerstoffsättigung des Hämoglobins und Blutflußrate eines doppelseitig gestielten Rollappens der Schweinehaut. Die Bestimmung der O_2-Sättigung erfolgte mit dem Reflexions-Oxymeter, die Bestimmung der Blutflußrate mit der Xenon ^{133}-Auswaschtechnik. Die obere Kurve zeigt die Meßergebnisse bei offenen Lappenstielen, die untere Kurve nach Blockierung eines Lappenstiels an der 25cm-Marke (Hautoberflächentemperatur ca. 45°C, Lappengröße 6 x 25 cm, 25 Tage nach operativer Lappenbildung, Xenon^{133} 100 µCi in 0,1 ml NaCl-Lösung s.c.)

ab (untere Kurve der Abb. 3). Parallel dazu zeigt die Xenon ^{133}-Clearance eine entsprechende Abnahme des Blutflusses. Unter diesen Bedingungen besteht also eine Proportionalität zwischen der transcutan gemessenen O_2-Sättigung und dem isotopentechnisch bestimmten Blutfluß. Die später einsetzende Lappennekrose entsprach dem Lappenbereich, bei dem weniger als 30% Sauerstoffsättigung registriert wurde.

In einer zweiten Versuchsserie wurden frisch umschnittene „random pattern flaps" untersucht, wobei sich ein anderes Ergebnis zeigte. An 4 x 12 cm großen Lappen fielen bereits 3 cm distal von der Lappenbasis die transcutanen Sauerstoffwerte auf nahezu Null ab. Die Xenon ^{133}-Clearance zeigte dagegen noch bis 8 cm der Lappenlänge normale Blutflußwerte (Abb. 4). Die Diskrepanz in den Ergebnissen der beiden Meßmethoden kann durch eine Änderung des Blutflusses innerhalb eines frisch umschnittenen Lappens erklärt werden, was bereits von Rheinisch 1974 mit einer anderen Technik nachgewiesen wurde. Wir nehmen an, daß sich am frisch umschnittenen Hautlappen arterio-venöse Shunts öffnen, welche die Blutzirkulation in den oberen Hautanteilen unterbrechen, während der Fluß in der Subkutis erhalten bleibt. Das Reflexions-Oxymeter erhält jedoch seine Signale vom subpapillären und intradermalen Gefäßplexus, während die Xenon ^{133}-Clearance vorwiegend den Fluß in der Subkutis ermittelt. Zur Bestimmung der Überlebensfähigkeit von frisch umschnittenen Hautlappen ist demnach die Reflexions-Oxymetrie in der zur Zeit verwandten Form nicht tauglich.

Klinische Anwendung – Ergebnisse und Diskussion

Klinisch wurde diese Technik zur Bestimmung des Abtrennungszeitpunktes von gebildeten Stiellappen verwandt. An 12 Deltopektorallappen wurde täglich an markierten Punkten die O_2-Sättigung vor und nach Abbinden des Lappenstiels registriert. Vor der Blockierung des Lappenstiels ergaben alle Messungen eine normale transcutane Sauer-

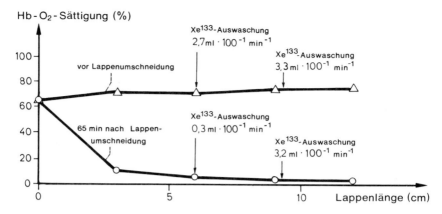

Abb. 4. Prozentuale Sauerstoffsättigung des Hämoglobins und Blutflußrate an einem „random pattern flap" der Schweinehaut. Die Bestimmung der O_2-Sättigung erfolgte mit dem Reflexions-Oxymeter, die Bestimmung der Blutflußrate mit der Xenon^{133}-Auswaschtechnik. Die obere Kurve gibt die Meßwertergebnisse vor Lappenumschneidung, die untere 65 min nach Lappenbildung wieder (Hautoberflächentemperatur ca. 45°C, Lappengröße 4 x 12 cm, Xenon^{133} 100 μCi in 0,1 ml NaCl-Lösung s.c.)

stoffsättigung. Nach Blockierung des Lappenstiels zeigte sich in den ersten Tagen regelmäßig ein desoxygeniertes Spektrum am Lappenende. Vom 5. Tag an ließ sich dann regelmäßig eine ansteigende Sauerstoffsättigung nachweisen, welche zwischen dem 6. und 9. Tag nach Lappenbildung Werte von etwa 30% erreichten. Wurden Spektren über 30% ermittelt, erfolgte die Stielabtrennung. Insgesamt wurden diese Werte zwischen dem 7. und 12. Tag erreicht, und zu diesem Zeitpunkt die Stiele abgetrennt. In keinem Fall beobachteten wir eine Lappennekrose, wonach die tierexperimentelle Aussage bestätigt wird, daß bei einer transcutanen Sauerstoffsättigung über 30% ein Hautlappen überlebensfähig ist.

Zusammenfassung

Mit der von Lübbers entwickelten Reflexions-Oxymetrie existiert ein Verfahren, durch welches transcutan die Sauerstoffsättigung des Blutes in Hautlappen gemessen werden kann. Unter bestimmten Bedingungen läßt sich daraus mit Hilfe des Fickschen Prinzips auch der Blutfluß in der Haut semiquantitativ bestimmen.

Im Tierversuch wurde die Leistungsfähigkeit und Aussagekraft dieser neuen Methode an der Xenon ^{133}-Clearance gemessen. Es zeigte sich, daß an frisch umschnittenen Hautlappen keine Übereinstimmung zwischen reflexions-oxymetrisch ermittelter O_2-Sättigung des Hämoglobins und isotopentechnisch gemessenem Blutfluß besteht, die Ursache dieser Diskrepanz wird in einer Umverteilung des Blutes in frisch umschnittenen Hautlappen gesehen.

Übereinstimmende Ergebnisse der angewandten Methoden ergaben sich dagegen an doppelseitig gestielten Rollappen, wenn die Überlebensfähigkeit des Lappens nach einseitiger Stielblockade vorbestimmt werden sollte.

Klinisch wurde deshalb die Reflexions-Oxymetrie zur Festlegung des Zeitpunktes einer Stielabtrennung von 12 Deltopectorallappen eingesetzt. Nach den tierexperimentell gewonnenen Erkenntnissen wurden die Lappenstiele bei einer O_2-Sättigung von über 30% abgetrennt. Dies erfolgte zwischen dem 7. und 12. Tag nach Lappenbildung, ohne daß Nekrosen des Transplantates auftraten.

Mit der Reflexions-Oxymetrie steht somit ein Verfahren zur Verfügung, mit welchem nicht-invasiv der frühestmögliche Zeitpunkt einer sicheren Stielabtrennung bestimmt werden kann.

Literatur

Figulla H-R, Lübbers DW (1979) Estimation of the skin blood flow by reflection photometry. Arzneim.-Forsch. Drug Res. 29:(II)1195

Hertzmann AB (1961) Effects of heat on the cutaneous blood flow. In: Advances in Biology of the Skin. Montagna W., Ellis, R.A. (Eds) Vol. 2. Pergamon Press, New York p 98-116

Lübbers DW, Piroth D, Wodick R (1970) Bestimmung der Sauerstoffsättigung des Hämoglobins bei inhomogener Farbstoffverteilung. Naturw 57:42

Lübbers DW, Wodick R (1975) Absolute reflectionphotometry applied to the measurement of capillary oxyhaemoglobin saturation of the skin in man. In: Oxygen Measurements in Biology and Medicine, Payne, J.P., Hill, D.W. (Eds) Butterworth, London Boston, pp 85-101

Rheinisch JF (1974) The pathophysiology of skin flap circulation. The delay phenomenon. Plast Reconstr Surg 54:585

Ergebnisse elektronenoptischer Untersuchungen an der mikroskopisch-chirurgischen Gefäßnaht

I. Winter und U. Grospitz, Berlin

Die Rasterelektronenmikroskopie bietet ideale Möglichkeiten zur plastischen und allgemeinverständlichen Darstellung von Oberflächenstrukturen, wohingegen eine Untersuchung tieferer Gewebsschichten, im Gegensatz zur Dünnschichtelektronenmikroskopie oder zur Lichtmikroskopie, ausscheidet.

Bei den nachfolgenden Untersuchungen haben wir uns diese Eigenschaft der Rasterelektronenmikroskopie zum Studium reparativer Vorgänge, als auch zur Darstellung schädigender Einflüsse bei und nach mikrochirurgischer Gefäßnaht zunutze gemacht:

Die Naht erfolgte dabei an der A. femoralis des Kaninchens mit 10 x 0 Ethilon, die Gefäßenden wurden nach Durchtrennung mittels eines Approximators nach Millesi-Piza adaptiert.

Die anschließende Fixation der Präparate erfolgte dann durch das Immersions-Verfahren in Karnowsky-Lösung, wobei hierzu gesagt werden muß, daß dieser Methode die Perfusionsfixierung mit dem arteriellen Mitteldruck überlegen ist, wie wir an einer weiteren, vergleichenden Studie beweisen konnten.

Die Abb. 1 und 2 zeigen eine Nahtstelle mit deutlich sichtbaren, freiliegenden Fäden unmittelbar nach Beendigung der Gefäßnaht bei 100facher (Abb. 1) bzw. 200-

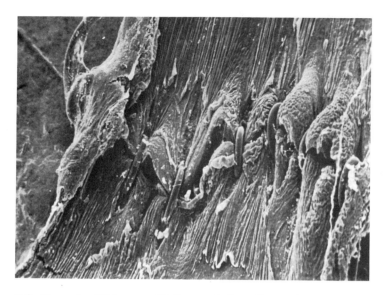

Abb. 1. Nahtstelle mit freiliegenden Fäden unmittelbar nach Beendigung der Gefäßnaht bei 100facher Vergrößerung

facher (Abb. 2) Vergrößerung. An der Nahtstelle hat sich die Intima faltenförmig von der Media abgelöst und sich retrahiert. Auf Grund des entstehenden Oberflächendefektes wäre hier die Prädelektionsstelle für eine Thrombenbildung anzunehmen.

Die Abb. 3 zeigt den Gefäßklemmenbereich, ebenfalls nach Beendigung der Naht, bei 500facher Vergrößerung. Deutlich sichtbar ist hier die Quetschung der Intima mit Freilegung tieferer Gefäßschichten.

Zwei Tage nach Durchführung der Naht sind immer noch Defekte im Bereich der Intima erkennbar, insgesamt zeigt sich aber zu diesem Zeitpunkt bereits eine Glättung der Intimastrukturen.

Die Abb. 4 (50fache Vergrößerung) und 5 (200fache Vergrößerung) wurden 5 Tage nach Beendigung der Gefäßnaht hergestellt: Die Reparationsvorgänge sind jetzt nahezu abgeschlossen, die Endothelauskleidung hat den Anastomosenbereich vollständig erfaßt, es bestehen keine Gefäßinnenwanddefekte mehr. Die Strömungsverhältnisse dürften zu diesem Zeitpunkt bereits ungestört sein.

Auf Abb. 5 ist in der oberen rechten Ecke, durch die Vorwölbung angedeutet, noch ein Faden erkennbar, der jedoch fast vollständig von Fibrinbelägen überzogen ist, die Endothelfalten reichen bis an den Faden heran.

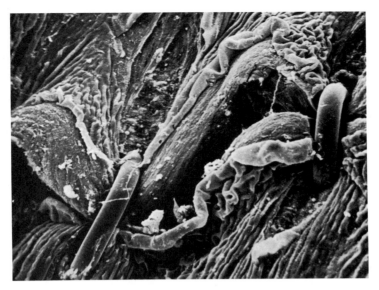

Abb. 2. Nahtstelle unmittelbar nach Beendigung der Gefäßnaht bei 200facher Vergrößerung. Deutliche Schäden der Intima

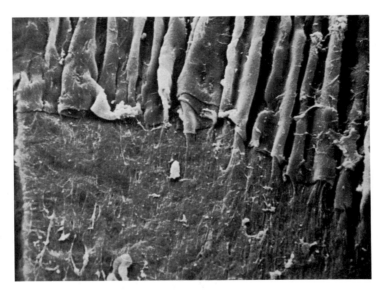

Abb. 3. Gefäßklemmenstelle nach Beendigung der Gefäßnaht mit Aufhebung der Intimastrukturen und Freilegung tieferer Gewebeschichten

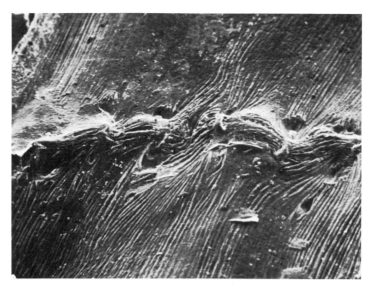

Abb. 4. Nahtstelle 5 Tage post operationem. Die Fäden sind durch Fibrinbeläge überzogen, die Intimastrukturen wieder geordnet

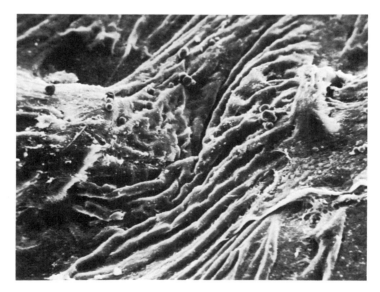

Abb. 5. Nahtstelle 5 Tage post operationem: In der rechten oberen Ecke ist noch andeutungsweise die Struktur eines Fadens sichtbar. Deutlich der Fibrinüberzug, die Intimastrukturen reichen bis an den Nahtbereich heran, es bestehen keine Substanzdefekte mehr

Die Abb. 6 zeigt die Klemmstelle 5 Tage nach Abnahme des Approximators: Der schroffe Abbruch der Intima mit Höhenverminderung des Endothels ist jetzt weitgehend aufgehoben, die Intimastrukturen scheinen wieder geordnet.

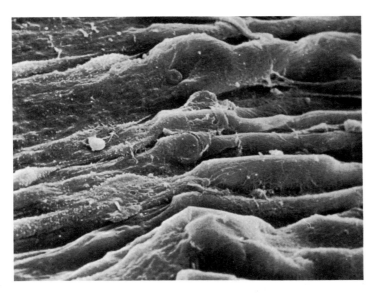

Abb. 6. Klemmstelle 5 Tage nach der Naht: Die Höhenminderung des Endothels ist weitgehend aufgehoben, die Strukturen sind wieder gradlinig und geordnet

Aus der vorgenannten Untersuchungsreihe sind folgende klinische Schlußfolgerungen zu ziehen:
1. Auch durch eine schonende mikrochirurgische Technik — an dieser Versuchsreihe waren ausschließlich erfahrene Operateure beteiligt — lassen sich erhebliche Schädigungen im Bereich der Gefäßintima *nicht* vermeiden.
2. Die reparativen Vorgänge an der mikrochirurgischen Gefäßnaht sind am 5. Tag so weit abgeschlossen, daß keine nennenswerten Strömungshindernisse mehr vorliegen können.
   Diese Erkenntniss deckt sich auch mit unseren klinischen Erfahrungen (Abnahme der Verschlußgefahr nach 5 Tagen).
3. Die Anwendung des Gefäßapproximators nach Millesi-Piza ist im klinischen Bereich nicht empfehlenswert, da die Endothelquetschung im Bereich der Klemmenbranche eine zusätzliche Thrombosegefahr darstellt.
   Eine gegenwärtig noch nicht abgeschlossene Studie über den Approximator nach Aklund scheint ein günstigeres Bild bezüglich der Intimaläsionen aufzuzeigen.
   Nach Möglichkeit sollte jedoch, wie in unserer Klinik üblich, gänzlich auf die Verwendung eines Gefäßadapters verzichtet werden. Bei nicht spannungsfreien Verhältnissen an der Nahtstelle sollte einer Veneninterposition der Vorzug gegeben werden.

Mikrochirurgische Gefäßanastomosen mit resorbierbarem Nahtmaterial (Polyglactin 910) im Tierexperiment

E. Helling und E. Palmen, Münster

Bisher war für die Mikrochirurgie nur synthetisches, nicht resorbierbares Nahtmaterial verfügbar. Nachdem sich der synthetische resorbierbare Faden Polyglactin 910[1] in vielen chirurgischen Disziplinen bewährt hatte, wickelten Faulborn u. Theopold (1977) 11-0 starke Monofilamente aus diesem polyfilen Nahtmaterial heraus für eine experimentelle Studie an der Kaninchenhornhaut.

Nach industrieller Verbesserung ist Polyglactin 910 als monofiler Faden in den Stärken 9-0 bis 11-0 mit BV-2 bis BV-8 Nadel jetzt im Handel.

1979 zeigten Dahlke u. Mitarb. in einer firmeneigenen[2] experimentellen Untersuchung an der Aorta abdominalis der Ratte – Durchmesser 1,5 mm –, daß Polyglactin 910 in seinen mechanischen Eigenschaften dem nicht resorbierbaren Polyamid[3] gleichwertig, in seiner Gewebeverträglichkeit aber überlegen ist.

Zweck unserer experimentellen Studie war, die klinische Anwendbarkeit und die Gewebeverträglichkeit von Polyglactin 910 am musculären Gefäßtyp mit einem äußeren Durchmesser unter einem Millimeter zu überprüfen und mit dem nicht resorbierbaren Polyamid-Faden gleicher Stärke zu vergleichen.

Material und Methodik

An der Arteria femoralis des Kaninchens führten wir 84 End-zu-End Anastomosen in der Nahttechnik von Cobbett (1967) durch. Im direkten Seitenvergleich verwendeten wir Polyglactin 910, 10-0 (0,2 metric) mit BV-6 3/8 Kreis-Rundkörpernadel und Polyamid in gleicher Stärke mit gleicher Nadel.

Durchschnittlich reichten 6 bis 9 Einzelnähte für den Gefäßdurchmesser von 0,9 mm aus. Die Entnahme der Gefäßabschnitte erfolgte am narkotisierten Tier nach einem Tag, zwei Tagen, zwei Wochen und nach acht Wochen. Die Durchgängigkeit wurde klinisch mit zwei Pinzetten geprüft (Acland 1972). Die anastomosierten Gefäßabschnitte wurden in situ fotografiert, nach der Entnahme längs geöffnet und lichtmikroskopisch sowie rasterelektronenmikroskopisch[4] untersucht.

---

1 Vicryl, Fa. Ethicon, Hamburg-Norderstedt
2 Fa. Ethicon, Hamburg
3 Ethilon, Fa. Ethicon
4 Die rasterelektronenmikroskopischen Untersuchungen wurden durchgeführt im Institut für Medizinische Physik der Westfälischen Wilhelms-Universität, Hüfferstr. 68, 4400 Münster, Prof. Dr. H.G. Fromme

Ergebnisse und Diskussion

Wir kamen zu folgender Beurteilung der beiden Nahtmaterialien. Die Handhabung des Polyamid-Fadens ist einfacher als die des Polyglactin 910-Fadens, da Polaglactin 910 nur schwach violett gefärbt ist, deutlich schlechteren Kontrast zur Umgebung bildet und optisch dünner erscheint. Polyglactin hat eine geringere Geschmeidigkeit als Polyamid, so daß beim gegenläufigen Knüpfen die Fadenschlingen leicht seitlich umschlagen. Nahtinsuffizienzen sahen wir in keinem Fall, so daß beiden Fäden eine gleichwertige Knotensicherheit zugestanden werden kann. Beide Fäden hatten auch eine gleichwertig glatte Oberflächenstruktur.

Postoperativ auftretende thrombotische Verschlüsse hatten wir in drei Fällen; zweimal in der Polyamid-Gruppe, einmal in der Polyglactin-Gruppe. Drei partielle Thromben hatten ihren Ursprung im Klemmenbereich. Die Durchgängigkeitsrate betrug 96%.

Durch die licht- und rasterelektronenmikroskopischen Untersuchungen können gleichzeitig Veränderungen innerhalb der Gefäßwand und auf der inneren Oberfläche beurteilt werden. Am ersten und zweiten postoperativen Tag lagen beide Nahtmaterialien mit gleichmäßig geringer Reaktion im Gewebe. Auf der lumenwärts gerichteten Fadenoberfläche fanden wir bei beiden Fadensorten Thrombocyten und Fibrinauflagerungen mit einigen Granulocyten. Im Stichkanalbereich sind unabhängig vom Fadentyp Mikrothromben vorhanden (Abb. 1, 2).

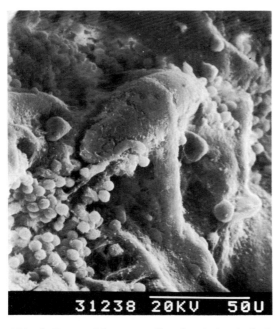

Abb. 1. Rasterelektronenmikroskopische Aufnahme im Anastomosenbereich, Schnittführung diagonal – von oben links nach unten rechts – zum Bildformat, vorgewölbte Fadenschlinge des Polyamid-Fadens (Ethilon) von Thrombocyten und Fibrinfasern bedeckt, 1 Tag p.o

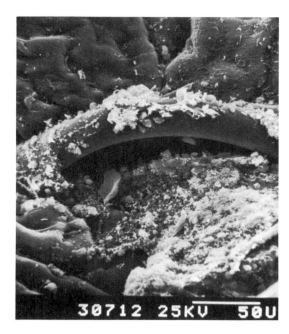

Abb. 2. REM-Aufnahme im Anastomosenbereich, Schnittführung senkrecht zum Bildformat, Polyglactin-Faden (Vicryl) und freiliegender subendothelialer Raum von Thrombocyten, Fibrinfasern, Erythrocyten und einigen Granulocyten bedeckt, durch einen artifiziellen Riß ist ein Teil freier Fadenfläche erkennbar, 1 Tag p.o

Nach 10 bis 14 Tagen sind beide Nahtmaterialien vom Endothel überzogen (Abb. 5). Im Media- und Adventitiabereich fällt zu diesem Zeitpunkt eine lebhafte lymphohistiocytäre Reaktion mit Fremdkörperriesenzellen um das Nahtmaterial herum auf, welche zu einer deutlichen Gefäßwandverdickung führt, die bei beiden Fadentypen annähernd gleich ist (Abb. 3, Abb. 4).

Nach acht Wochen war der Polyglactin-Faden nicht mehr nachweisbar, er wird hydrolytisch abgebaut (Ippisch u. Mitarb. 1980); die Fremdkörperreaktion war vollständig zurückgebildet, während sie beim Polyamid etwas verringert persistierte.

Wie Minderjahn u. Mitarb. (1980) konnten auch wir keine weitere Veränderung der Endothelstruktur im Nahtbereich nach der achten Woche beobachten. Die Endothelzellen sind in Strömungsrichtung geordnet mit sichtbar prominenten Zellkernen. Die neue wellenförmige Oberflächenstruktur ist flacher und weniger gleichmäßig gestaltet (Abb. 6). Eine Restitutio ad integrum findet nicht statt.

Zusammenfassend können wir feststellen, daß der synthetische resorbierbare Faden Polyglactin 910, 10-0, für die mikrovasculäre Chirurgie in seinen Handhabungseigenschaften noch verbesserungswürdig ist, in seiner Belastungsfähigkeit und Gewebeverträglichkeit während der proliferativen und reparativen Heilungsphase dem Polyamid gleichzusetzen ist. Eine deutliche Überlegenheit in der Gewebeverträglichkeit zeigt Polyglactin 910 mit fortschreitendem hydrolytischen Abbau.

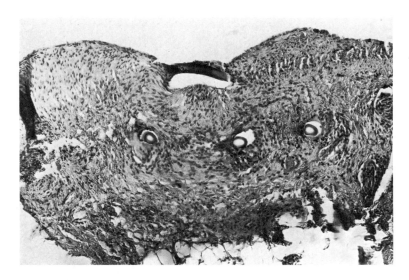

Abb. 3. 2 Wochen p.o., Polyamid-Faden subendothelial längs angeschnitten — dabei etwas dislociert, die Anastomose ist von Endothel komplett überbrückt, quer getroffenes Nahtmaterial an der Grenze der Media zur Adventitia mit imgebender lebhafter lympho-histiocytärer Reaktion und dadurch bedingter Gefäßwandverdickung, H-E Färbung, Vergrößerung 83fach

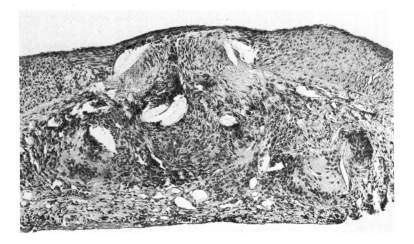

Abb. 4. 2 Wochen p.o., Polyglactin-Faden subendothelial teilweise längs angeschnitten, der Faden ist komplett von Endothel bedeckt, im Adventitiabereich stark ausgeprägte lympho-histiocytäre Gewebereaktion um das Nahtmaterial, vielkernige Fremdkörperriesenzelle in der linken unteren Bildhälfte, H-E Färbung, Vergrößerung 83fach

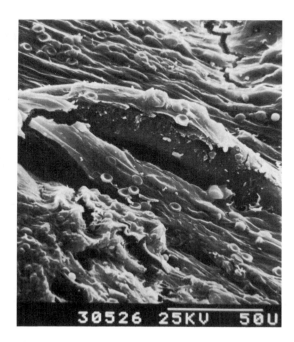

Abb. 5. REM-Aufnahme der Polyamid Anastomose, 14 Tage p.o., Schnittlinie und Faden von langgestreckten Endothelzellen mit prominenten Kernen überzogen, Nahtmaterial und senkrechte Schnittlinie durch einen Riß während der Präparation zum Teil sichtbar, auf der Endotheloberfläche mehrere Erythrocyten

Zusammenfassung

84 Gefäßanastomosen wurden an der A. femoralis des Kaninchens durchgeführt und das Verhalten des synthetischen, resorbierbaren Fadens Polyglactin 910 im direkten Seitenvergleich zum nicht resorbierbaren Polyamid-Faden untersucht. Der Untersuchungszeitraum erstreckte sich bis zu 150 Tagen. Die Ergebnisse beruhen auf klinischen, histologischen und rasterelektronenmikroskopischen Beobachtungen. Nach dem ersten und zweiten postoperativen Tag fand sich nur eine geringere Gewebereaktion an den Fäden im Bereich der Media. Im Gefäßlumen waren beide Nahtmaterialien von Thrombocyten und Fibrinfäden bedeckt, ebenso wie der freiliegende subendotheliale Raum im Nahtbereich. Die Durchgängigkeitsrate von 96% beweist aber, daß beide Nahtmaterialien keine thrombenerzeugende Wirkung haben.

 Aneurysmen, Stenosen und Nahtinsuffizienzen wurden nicht beobachtet. Nach 10 bis 14 Tagen hatte das Endothel die Nahtlinie komplett überwachsen und eine neue wellenförmige Oberflächenstruktur gebildet, die flacher und weniger regelmäßig gestaltet ist als die natürliche Intimastruktur. Beide Materialien zeigten eine ausgeprägte Fremdkörperreaktion nach 10 bis 14 Tagen im Media- und Adventitiabereich. Während diese Reaktion nahezu unvermindert beim Polyamid-Faden persistierte, hatte sie sich beim Polyglactin 910 nach 56 Tagen vollständig zurückgebildet.

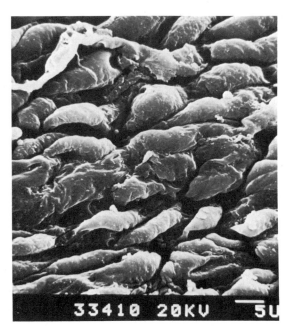

Abb. 6. 8 Wochen p.o., REM-Aufnahme der Polyglactin 910 Anastomose, die Endothelzellen sind in Strömungsrichtung geordnet mit sichtbar prominenten Zellkernen, die wellenförmige Oberflächenstruktur ist flacher und weniger gleichmäßig gestaltet

Literatur

Acland RD (1972) Prevention of Thrombosis in Microvascular Surgery by the Use of Magnesium Sulphate. Brit J Plast Surg 25:292-299

Cobbett JR (1967) Microvascular Surgery. Surg Clin N Amer 47:521-542

Dahlke H, Dociu N, Thurau K (1979) Synthetisches, resorbierbares und synthetisches, nicht resorbierbares Nahtmaterial in der mikrovaskulären Chirurgie. – Tierexperimentelle Studie. Handchir 11:3-13

Faulborn J, Theopold H (1977) Experimentelle Studien über Prolene® 10-0 und Vicryl® 11-0 Nahtmaterial im Vergleich zu Nylon 10-0 an der Kaninchenhaut. Klin Mbl Augenheilkd 170:605-613

Ippisch A, Wriedt-Lübbe I, Duspiva W, Blümel G (1980) Mikrochirurgische Nerven- und Gefäßnähte mit resorbierbarem Nahtmaterial. Z Plast Chir Bd 4, Heft 2:67-80

Minderjahn A, Dahm HH (1980) Die Mikrogefäßnaht im Tierexperiment – ultrastrukturelle Untersuchungen zur Endothelregeneration. Dtsch Zahnärztl Z 35:70-73

Hinweise zur Wahl der Gefäßprothese bei der Wiederherstellung der arteriellen Strombahn nach operativer Entfernung bösartiger Tumoren

H. Taubert, Grünstadt*

Die komplette Entfernung bösartiger Tumoren erfordert in manchen Fällen auch die Resektion großer Leitungsgefäße, deren Versorgungsgebiet nicht über Collateralgefäße ausreichend sicher durchströmt wird. In diesen Fällen muß man die unterbrochene Strombahn wiederherstellen. Üblicherweise werden für die Überbrückung des Gefäßdefektes Gefäßprothesen benutzt, die vom Operateur auch sonst bei der rekonstruktiven Gefäßchirurgie eingesetzt werden.

Das sind Gefäßprothesen, deren Wandstruktur geeignet ist, Granulationsgewebe bis an die innere Oberfläche der Prothese durchwachsen zu lassen. Durch das eingesproßte Gewebe wird die sich aus Fibrin und Blutplättchen bildende neue Gefäßauskleidung so stabilisiert, daß sie bei Bewegungen der Prothese nicht abschert und das Lumen verlegt. Diese Forderung an die Wandstruktur der Gefäßprothese muß beachtet werden.

Nach Resektion eines bösartigen Tumors besteht aber auch die Gefahr eines lokalen Rezidivs, so daß die Prothese mit dem nachgewachsenen Tumor in Kontakt kommen kann.

Unsere Untersuchung galt der Frage, wie die auf dem Markt erhältlichen Gefäßprothesen vom Tumor infiltriert werden.

Die Untersuchung wurde in folgender Weise durchgeführt: Als Versuchstiere dienten Kaninchen mit einem Gewicht zwischen 2 und 3 kg. Diesen Tieren wurde frisch gewonnener, homogenisierter VX-2-Tumor, der in Hanks-Lösung aufgeschwemmt wurde, in die paravertebrale Muskulatur überimpft.

Der implantierte Tumor VX-2 ist einer von 2 transplantablen Kaninchen-Tumoren (Abb. 1).

Die Implantation der Prothesen erfolgte transperitoneal. Die Implantate wurden längsgespalten, um die freigelegte Aorta abdominalis und die Vena cava inferior des Tieres herumgezogen und mit fortlaufender 6/0-Prolene-Naht die Längsincision verschlossen.

In die benachbarte Muskulatur wurde der Tumor überimpft. Die Überlebenszeit nach Tumor-Implantation betrug 5 bis 6 Wochen. Danach hatte der Tumor den gesamten Retroperitonealraum infiltriert und die Prothese umwachsen. Das Tumorgefäßbündel mit Prothese wurde en bloc entnommen, fixiert und weiterverarbeitet.

Folgende Gefäßprothesen wurden untersucht:
1. Solco-Heterocraft (Kalbscarotis-Prothese).
2. Dardik-Nabelschnurprothese.
3. Gestrickte Dacron-Prothese.
4. Gestrickte Dacron-Doppelvelour-Prothese.
5. Gore-Tex-Prothese.

---

* Herrn F.J. Lehberger aus der Abteilung für Allgemein-Chirurgie und Herrn Prof. Bootz, dem Leiter des Anatomischen Institutes der Universität des Saarlandes in Homburg/Saar danke ich für ihre Mitarbeit

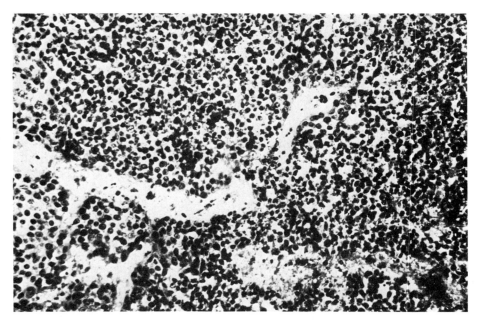

Abb. 1. Kaninchentumor VX-2 leitet sich vom Ascites-Zell-Carcinom ab. Er wächst infiltrierend und metastasiert sehr spät. Das Bild ähnelt einem soliden Carcinom. Der Tumor enthält Bindegewebszüge und ist nur mäßig vascularisiert. Die Zellkerne sind groß und chromatinreich. Ein größerer Tumorzellverband enthält Zellen verschiedener Differenzierungsgrade und neigt zur zentralen Nekrose mit ausgeprägter Kern-Pyknose. Färbung: Azan

Die Untersuchung der Rindercarotis-Prothese und der Nabelschnurprothese wurde nach je 2 Implantationen abgebrochen, da die Prothesen im Tumor nicht mehr aufgefunden werden konnten, lediglich der Nahtfaden war noch sichtbar.

Sowohl die gestrickte Dacron-Prothese, als auch die Gore-Tex-Prothese wurden je 5 mal implantiert.

Bei der Entnahme der Tumor-Prothesen-Blöcke fiel auf, daß der Tumor an den gestrickten Prothesen fest haftete und innen wie außen nicht von der gestrickten Prothese zu trennen war. Bei mikroskopischer Betrachtung zeigte sich das Ausmaß der Tumor-Infiltration zwischen den Maschen der gestrickten Prothese deutlich. Die Tumorzellen waren an ihren chromatinreichen Kernen zu erkennen. Die Tumorzapfen zwängten sich zwischen die Faserbündel der Prothesen. Eine bindegewebige Organisation der Wandschichten blieb aus. Die Tumor-Infiltration beherrschte das Bild (Abb. 2).

Bei der Gore-Tex-Prothese fiel der Tumor bei der Entnahme außen ab. Die Wand der Gore-Tex-Prothese blieb tumorfrei, die bindegewebigen Organisationsvorgänge liefen unbeeinflußt durch den Tumor ab. Die genaue Analyse der Zellkerne zwischen den Gore-Tex-Maschen ergab Zellen der Bindegewebsreihe.

Die Resistenz der Gore-Tex-Prothese zeigte sich besonders eindrucksvoll an einer Tumorstraße zwischen den offenen Enden der Prothese. Es blieb jegliche Tumor-Inva-

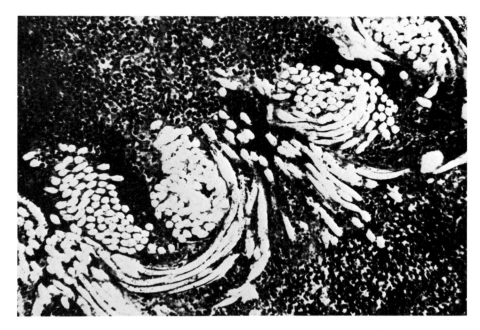

Abb. 2. Querschnitt durch eine gestrickte De Bakey-Dacron-Prothese. Kontinuierliches Durchwachsen des Tumors zwischen den Faserbündeln der Prothese. Prothesenwand in den Tumor integriert. Färbung: H.E.

sion aus und in unmittelbarer Nachbarschaft des Tumors erfolgte ungestört der bindegewebige Durchbau der Prothese. Auf Serien-Schnitten fanden wir den bindegewebigen Durchbau der Prothese soweit fortgeschritten, daß sich bereits Capillaren mit umgebenden faserbildenden Bindegewebszellen nachweisen ließen. Nach Einsprossung von Gefäßen in die Gore-Tex-Prothese konnten wir dann im Stadium der hämatogenen Metastasierung des Tumors in den eingesproßten Capillaren der Gore-Tex-Prothese hämatogene Metastasen finden (Abb. 3).

Zusammenfassend wäre zu sagen, daß die gestrickten Prothesen von diesem malignen Tumor völlig durchwachsen werden und eine bindegewebige Wandorganisation dabei nicht stattfindet.

Die Gore-Tex-Prothese wird von diesem malignen Tumor nicht infiltriert. Auch im direkten Kontakt mit dem Tumor erfolgt der komplette bindegewebige Durchbau der Prothese, der die notwendige Fixation der Innenschicht bewirkt.

Nach unserer Untersuchung würden wir die Gore-Tex-Prothese bei der Wiederherstellung der arteriellen Strombahn nach der Resektion maligner Tumoren bevorzugen.

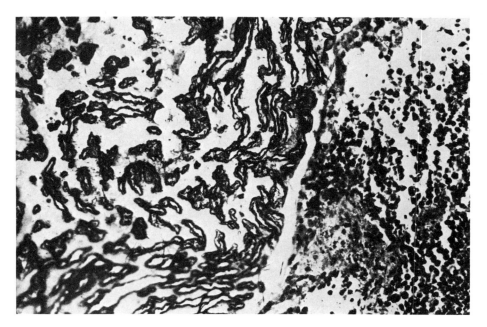

Abb. 3. Anschnitt des Grenzgebietes Gore-Tex-Prothese/Tumor. Der Tumor respektiert trotz offenliegender benachbarter Maschen der Gore-Tex-Prothese deren Grenze und dringt nicht in die Prothese ein. Färbung: H.E.

IV. Rekonstruktion von Knochendefekten mit auto- und alloplastischen Materialien

Spätrekonstruktion nach partiellem und totalem Oberkieferverlust

H.L. Obwegeser, Zürich

Vorwiegend infolge Tumor-Resektion kommt es zu partiellem und totalem Oberkieferverlust; seltener ist Trauma die Ursache. Für den Patienten bedeutet die breite Kommunikation zwischen Mundhöhle und Nasen- und Kieferhöhle Sprechunmöglichkeit, beachtliche Schwierigkeiten beim Schlucken und auch Kauunmöglichkeit oder frühzeitiger Verlust der noch vorhandenen Zähne, wenn eine sogenannte Resektionsprothese über mehrere Jahre den Oberkieferdefekt ersetzen und seine Folgen eliminieren soll und dabei am Restgebiß verankert ist. Es ist daher naheliegend, daß die Patienten vielfach den Wunsch nach einer Defektrekonstruktion haben. Diesem Wunsch sollte man immer erst dann nachkommen, wenn keine wesentliche Gefahr mehr besteht für ein Tumorrezidiv. Wir lehnen daher die Sofortrekonstruktion des Defektes nach Oberkieferresektion wegen eines Malignoms ab. Die Resektionsprothese kann die funktionellen und ästhetischen Nachteile weitgehend für so lange kompensieren, als eine Inspektion des Operationsgebietes notwendig ist.

Rekonstruktionsmöglichkeiten und deren Indikation

Zur Spätrekonstruktion stehen uns verschiedene Möglichkeiten zur Verfügung, abhängig von der Ausdehnung und Lokalisation des Defektes. Selbstverständlich ist es für den Patienten am angenehmsten, wenn der Defekt in einer Operationssitzung mit lokalem oralem Gewebe rekonstruiert werden kann. Dies ist nur unter gewissen anatomischen Voraussetzungen möglich. Andernfalls muß Weichgewebe von extraoral in den Defekt gebracht werden. Oft sind dazu mehrere Operationssitzungen erforderlich, zumal dann die gleichzeitige Rekonstruktion der skelettalen Defektanteile meist nicht möglich ist. Zur Wiederherstellung der Prothesenfähigkeit ist im allgemeinen immer nach der Defektrekonstruktion zusätzlich eine Vestibulum-Plastik erforderlich.

1. Medianer Oberkieferdefekt

Der mediane rundliche Defekt am harten Gaumen kann im allgemeinen nach den Prinzipien des Saugerlochverschlusses (Obwegeser 1954, 1968) oder des Gaumenspaltverschlusses in einer Sitzung rekonstruiert werden. Bei entsprechender Größe werden halbierte Rippen zwischen nasalem und oralem Blatt zur Rekonstruktion des harten Gaumens eingelagert. In einer 2. Operationssitzung wird das für den Prothesenhalt erforderliche Vestibulum geschaffen (Abb. 1a-1d).

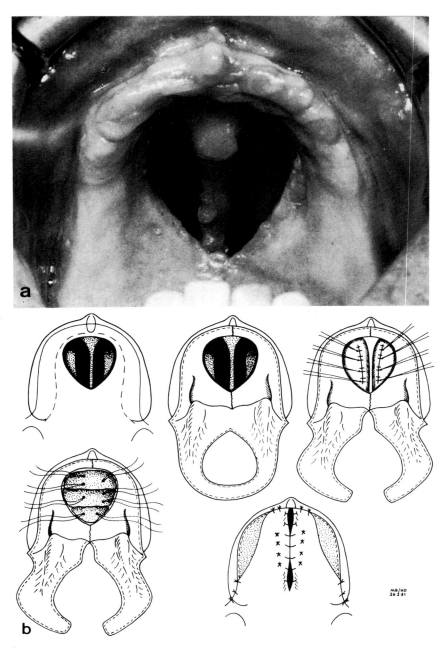

Abb. 1a,b. Medianer Oberkieferdefekt: **a** Ausdehnung des Gaumendefektes; **b** Schematische Darstellung der Defektrekonstruktion (Methode des Autors)

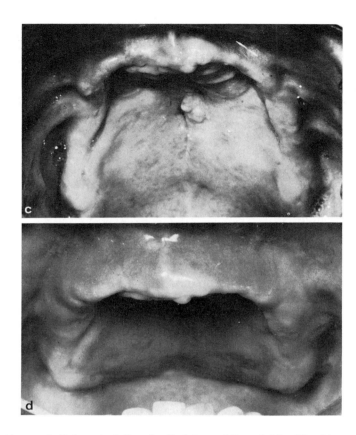

Abb. 1. c. Gaumensituation nach Rekonstruktion des Defektes; **d** Der gleiche Oberkiefer nach Herstellung der Prothesenfähigkeit durch eine submucöse Vestibulumplastik und Tuberplastik beidseits

2. Oberkiefer-Halbseitendefekt ohne Jochbeinresektion

Bei einem unilateralen halbseitigen Oberkieferdefekt oder gar bei einem solchen kleineren Ausmaßes läßt sich in einer Sitzung der Defekt mit lokalem Gewebe verschließen (Obwegeser 1967), sowie Nasenseptum noch vorhanden ist. Zwischen das nasale und orale Weichteilblatt wird Knochen vom Beckenkamm oder den Rippen eingelegt. Immer ist ein sehr wesentlicher Faktor zur Vermeidung von Hohlräumen und Infekten, daß das nasale und orale Schleimhautblatt exakt an den Knochen angelagert wird. Dazu dienen in erster Linie die lang gelassenen Fäden des nasalen Blattes, die durch den Knochen gezogen und auf dem oralen Blatt geknüpft werden. Wiederum wird in einer zweiten Operationssitzung, möglichst nicht vor 9 Monaten nach der ersten, durch eine Vestibulum-Plastik der neugeschaffene Alveolarfortsatz prothesenfähig gemacht. Dadurch resultiert ein Zustand ähnlich jenem, wie wenn nur die Zähne gezogen worden wären, aber nicht ein Oberkiefer reseziert werden mußte (Abb. 2a-c).

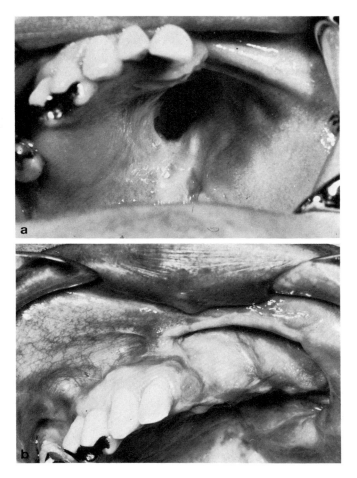

Abb. 2a,b. Halbseitendefekt nach früherer Oberkieferresektion: **a** Oberkieferzustand vor der Rekonstruktion; **b** Oberkieferzustand nach Defektrekonstruktion und späterer Vestibulumplastik mit Hauttransplantation

3. Status nach Oberkiefer-Halbseitenresektion und Orbitaboden- und Jochbeinentfernung

Funktionell und auch ästhetisch sind die Folgen einer unilateralen Halbseitenresektion des Oberkiefers mit gleichzeitiger Mitentfernung des orbitalen Stützgerüstes und des Jochbeins besonders schwerwiegend dann, wenn am Ende der Operation zur Vermeidung schwerer Formveränderungen keine Resektionsprothese eingesetzt worden ist. Der Defekt in der Mundhöhle wird durch Narbenschrumpfung kleiner, wie andererseits die Narbenschrumpfung auch die wesentliche Schuld am Absinken des Augapfels und an der Deformierung des Äußeren hat. Die Defektrekonstruktion muß zuerst die Wiederherstellung der eigentlichen Defektgröße zum Ziel haben. Es werden die Defektränder

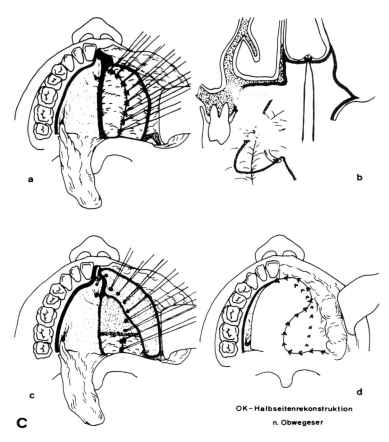

Abb. 2. c. Schematische Darstellung der Rekonstruktionstechnik für den Halbseitendefekt des Oberkiefers (Methode des Autors)

in der Mundhöhle umschnitten und das vorher beschriebene Prinzip des Defektverschlusses mit Bildung eines nasalen und oralen Blattes zur Anwendung gebracht. Damit ist der orale Defekt verschließbar. Nun wird die Hautschnittführung in der alten Narbe nachvollzogen und dann die eingesunkenen Weichteile von der Unterlage gelöst und der Bulbus angehoben. Die verschiedenen skeletalen Resektionsränder werden aufgesucht, am lateralen Supra-Orbitalrand, am Jochbogen, am Orbitalboden, im Bereich des Nasengerüstes und am Processus pterygoideus. Eine ganze Rippe wird nach entsprechender Vorbereitung als Infraorbitalrand und Jochbeinkörper zum Jochbogenstumpf geführt; eine zweite ganze Rippe wird als halber Oberkieferbogen einerseits am Alveolarfortsatz und andererseits am processus pterygoideus fixiert. Halbierte Rippen bilden die Fossa canina und auch den harten Gaumen (Obwegeser 1973). Nun werden die Weichteile darüber gezogen, wobei besonders auf Hohlraumvermeidung geachtet werden muß.

In einer zweiten Operationssitzung – 9 bis 12 Monate nach der ersten – erfolgt die Vestibulumbildung mit Hauttransplantation. Dann wird auch eine allfällig zusätzliche Konturkorrektur in der Orbitaumgebung vervollständigt. Wir bevorzugen dazu mit dem Dermaton geschnittene Bankknorpelscheiben (Abb. 3a-e).

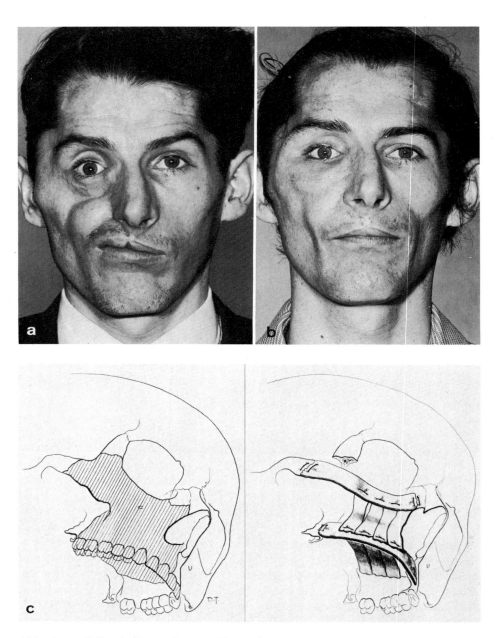

Abb. 3a-c. Fall mit Zustand nach Oberkiefer-Halbseitenresektion und Orbitaboden- und Jochbeinentfernung: **a, b** Äußeres des Patienten vor und nach der Rekonstruktion, **c** Schematische Darstellung der Rekonstruktion der fehlenden skeletalen Gerüstanteile des Oberkiefers und mittleren Gesichtsdrittels

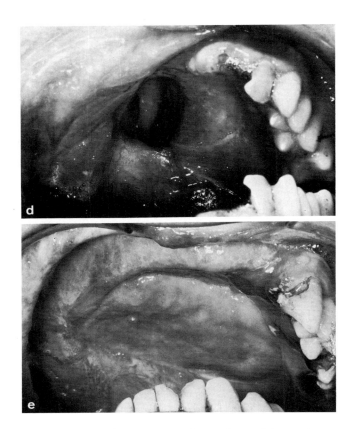

Abb. 3d,e. Oberkieferzustand vor und nach der Rekonstruktion des Defektes mit anschließender Vestibulumplastik mit Buccal-inlay-Technik

4. Größere als Halbseitendefekte

Wenn die Defekte größer sind als nur nach einer Halbseitenresektion, läßt sich schwerlich in einer Operationssitzung die Rekonstruktion mit lokalem Gewebe durchführen. Gestielte oder eventuell auch mikroanastomosierte Hautlappen sind dann indiziert. Mehrere Sitzungen sind erforderlich, um den Weichteildefekt zu verschließen. Ist dies soweit, dann kann in weiteren Sitzungen die Rekonstruktion der fehlenden skeletalen Anteile und dann später die Schaffung eines neuen Vestibulum oris erfolgen. In solchen Fällen ist viel Geduld sowohl von seiten des Patienten wie auch des Operateurs zur Erzielung eines guten Resultates aufzubringen. Wenn die Oberkieferresektion bereits in der Kindheit erfolgte, spielen zusätzliche Wachstumsabnormitäten der verbliebenen skeletalen Gesichtsanteile noch einen additiven Grund zur korrektiven Chirurgie. Ein großer Unterkiefer muß verkleinert werden und die Nase ebenfalls korrigiert werden (Obwegeser 1973). Aber letztlich läßt sich gemeinsam ein gutes Ergebnis erzielen, welches es dem Patienten ermöglicht, sich voll in die Gesellschaft zu inkorporieren (Abb. 4a-d).

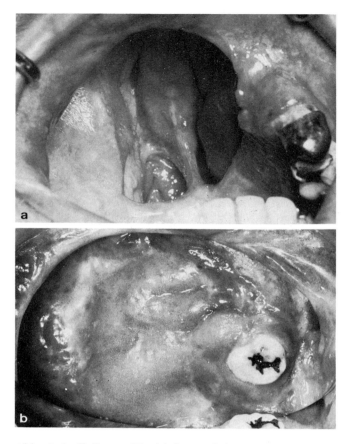

Abb. 4a,b. Fall von Oberkiefer- und Gesichtsrekonstruktion nach 3/4-Resektion des Oberkiefers in der Kindheit: **a, b** Oberkieferzustand vor und nach Rekonstruktion eines 3/4-Defektes des Oberkiefers mit einem Hautrollappen, mit anschließender Rekonstruktion der fehlenden skeletalen Anteile und Vestibulumplastik mit der Buccal-inlay-Technik

5. Der totale Oberkieferdefekt

Der totale Oberkieferdefekt ist für den Patienten besonders schwerwiegend, weil es dann kaum möglich ist, seinen Zustand durch eine funktionstüchtige Resektionsprothese zu kompensieren. Die Prothese kann nirgends wirklich eine Verankerung finden. Sie bleibt instabil; der dichte Abschluß gegen den Nasenraum gelingt oft nur temporär; häufige Druckstellen belästigen den Patienten. Er wird mit seinem „Oberkieferersatz" zum ständigen ungern gesehenen Patienten seines Zahnarztes, weil dieser ihm nur beschränkt helfen kann. Der rekonstruktive Verschluß des großen Defektes wird dem Patienten zum Wunschtraum.

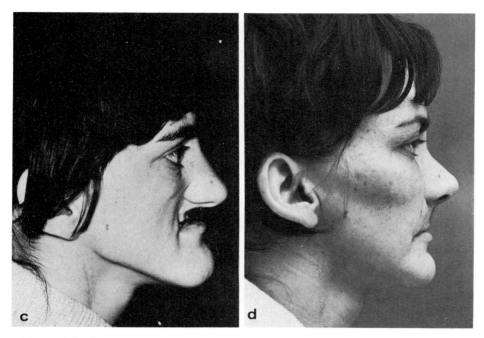

Abb. 4c,d. Profilaufnahme der Patientin von der Resektionsseite vor und nach der operativen Korrektur: Rekonstruktion des Oberkiefers, des Infraorbitalrandes und Jochbeinkörpers und des Orbitabodens. Zusätzlich Nasenkorrektur und Rückverschiebung des Unterkiefers

Der Defektverschluß mit einem gerollten oder anderen gestielten oder auch mikroanastomosierten Hautlappen ist nicht allzu problematisch. Er erlöst den Patienten von den Nachteilen der Mund-Nasenverbindung (Abb. 5a,b). Sehr schwierig dagegen ist es, wieder einen prothesefähigen Zustand zu schaffen.

Der skeletale Defektanteil muß im Weichgewebsrekonstruat fast perfekt anatomisch nachgebildet werden. Die zu nachgiebige orale Weichteildecke muß entfernt und durch eine weitgehend unbewegliche von prothetisch günstiger Resilienz ersetzt werden. Wir verwendeten Spalthaut dazu. Trotz eines unter Umständen optisch sehr schönen Erfolges der Rekonstruktion eines totalen Oberkieferdefektes, bleiben diese Fälle immer ein schwieriges prothetisches Problem. Der Patient sollte darauf aufmerksam gemacht werden, damit er gegebenenfalls sich ohne funktionstüchtige prothetische Versorgung frühzeitig abfindet und sich damit auch viel Chirurgie erspart.

Diskussion und Schlußfolgerung

Die beschriebenen Operationsmethoden sind geeignet, den Patienten mit einem Zustand nach Oberkieferresektion von diesem weitgehend zu befreien. Natürlich ist die Operationstechnik im Detail nicht immer einfach und setzt große Erfahrung im Verschluß von Oberkieferdefekten voraus. Das Ziel ist die Herstellung einer normalen Prothesen-

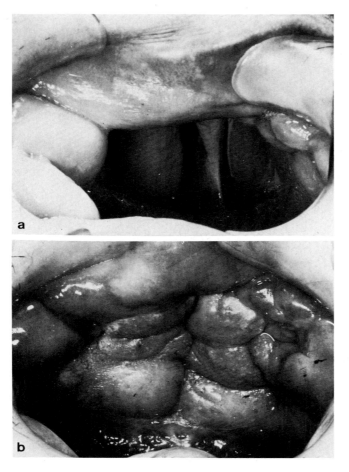

Abb. 5a, b. Fall von Totalverlust des Oberkiefers: Ausschließlicher Weichteildefektverschluß mit einem Rollappen. Keine knöcherne Rekonstruktion des Oberkieferdefektes, da eine prothetische Versorgung nicht angestrebt wurde

fähigkeit, einer normalen Augenposition und eines normalen Äußeren. Es bedarf also der Berücksichtigung verschiedener Gesichtspunkte.

Solange mit lokalem Gewebe der Verschluß möglich ist, wird man damit den Verschluß des Defektes zu erzielen versuchen. Defekte, die über die Mittellinie gehen — besonders wenn sie größer als ein Halbseitendefekt sind — benötigen oft die Mitverwendung von extraoralen Weichgewebsmaterial zur Defektrekonstruktion, wie sie besonders nach Schußverletzungen und auch nach Tumorentfernung von Schmid (1956), Edgerton und Devito (1961) sowie Baumgartner (1968) beschrieben worden sind. Schmid (1970) hat gezeigt, daß er auch große Defekte mit oralen Weichteilen zu verschließen vermag, indem er in verschiedenen Operationssitzungen Schleimhaut-Rolläppchen in der Mundhöhle gewinnt.

Wir glauben, daß die Defektrekonstruktion nach partiellem oder totalem Oberkieferverlust, besonders nach Tumorresektion, für den Patienten ein echter Gewinn ist. Wir sind daher der Überzeugung, daß diese Operation dem Patienten empfohlen werden sollte, sobald die Gefahr für ein Tumorrezidiv vorbei ist. Wir sind aber der Meinung, daß eine Sofortdefektrekonstruktion nach Oberkieferresektion wegen eines Malignoms abzulehnen ist. Der prothetische Ersatz leistet gute temporäre Rekonstruktionsfunktion.

Zusammenfassung

Es werden die in der Hand des Autors bewährten Rekonstruktionsmethoden bei Oberkieferdefekten beschrieben. Bis zu Halbseitendefekten und zentrale Oberkieferdefekte werden in einer Operationssitzung mit lokalem Gewebe rekonstruiert. Für größere als Halbseitendefekte wird extraorales Weichgewebe benötigt. Zur Rekonstruktion der fehlenden skeletalen Anteile wird Knochen vom Beckenkamm oder Rippen verwendet. In allen Fällen ist die Wiederherstellung der Kontur des Äußeren und der Prothesenfähigkeit mit der Defektrekonstruktion anzustreben. Nur bei totalen Defekten des Oberkiefers wird unter Umständen auf eine Wiederherstellung der Prothesenfähigkeit verzichtet. Fallbeispiele und Operationsbeschreibungen erklären Details.

Anmerkung

Dem Georg Thieme Verlag sei hiermit für die Bewilligung gedankt, einen Teil der Abbildungen aus der Publikation H.L. Obwegeser, ,,Late Reconstruction of Large Maxillary Defects after Tumor-Resection", J. max.-fac. Surg 1 (1973) 19-29, wiedergeben zu dürfen.
    Dem Verlag Karl Hanser danke ich ebenfalls für die Überlassung einiger Abbildungen aus DZZ 22 (1967) 1508-1513, ,,Die Rekonstruktion von Defekten nach Oberkieferresektion", von H.L. Obwegeser.

Literatur

Baumgartner P (1968) Die Verwendung des temporal gestielten Stirnlappens im Rahmen der Sofortrekonstruktion bei Tumordefekten der Mundhöhle. In: Schuchardt K (Hrsg): Fortschr. Kiefer- u. Gesichtschir, Bd. XII. Thieme, Stuttgart, S 17
Edgerton MT, Devito RV (1961) Reconstruction of Palatal Defects Resulting from Treatment of Carcinoma of Palate, Antrum or Gingiva. Plast Reconstr Surg 28:306
Obwegeser HL (1954) Ein Beitrag zum operativen Verschluss von Perforationen im harten Gaumen (Saugerlochperforationen). Zahnärztl Rundschau 63:536
Obwegeser HL (1967) Die Rekonstruktion von Defekten nach Oberkieferresektion. Dtsch Zahnärztl Z 22:1508
Obwegeser HL (1968) Die chirurgische Vorbereitung der Kiefer für die Prothese. Buchbeitrag. ,,Praxis der Zahnheilkunde", Bd. III
Obwegeser HL (1973) Late Reconstruction of Large Maxillary Defects after Tumor-Resection. J max-fac Surg 1:19

Schmid E (1956) Zur Wiederherstellung des Mittelgesichtes nach Entwicklungsstörungen und Defekten des knöchernen Unterbaues. In: Schuchardt K, Wassmund M (Hrsg): Fortschr. Kiefer- u. Gesichtschir, Bd. II. Thieme, Stuttgart, S 240

Schmid E (1970) Die Wiederherstellung des Oberkiefers nach Sarkomoperation. In: Schuchardt K (Hrsg): Fortschr. Kiefer- u. Gesichtschir, Bd. XIV. Thieme, Stuttgart, S 257

Primäre Osteoplastik zur Kinnrekonstruktion bei Tumoren im vorderen Bereich des Unterkiefers

E. Krüger und K. Krumholz, Bonn

Die primäre Osteoplastik nach Unterkieferresektion führen wir in der Regel nicht durch, wenn die Mundhöhle eröffnet werde mußte und das Transplantatlager mit Mundkeimen kontaminiert ist. Der sekundäre Unterkieferersatz über einen extraoralen Zugang ohne Eröffnung der Mundschleimhaut ist in solchen Fällen die Methode der Wahl, weil das Risiko einer Einheilungsstörung des wertvollen Beckenkammaterials hier am geringsten ist. Eine Ausnahmesituation ergibt sich jedoch bei Resektionen des vorderen Unterkieferbereiches. Hier ist, wenn kein primärer Kinnersatz vorgenommen wird, stets eine Tracheotomie erforderlich; das Tracheostoma wird dann meistens so lange belassen, bis ein sekundärer Kinnersatz durchgeführt wurde. Da dieses erfahrungsgemäß längere Zeit dauert, werden die Patienten nicht selten zu Dauerkanülträgern. Zur Vermeidung dieser mit einer Tracheotomie nach Kinnresektion verbundenen Nachteile wird man sich hier doch zum primären Unterkieferersatz entschließen, insbesondere seitdem es die Möglichkeit der funktionsstabilen Plattenverschraubung gibt.

Wir verwenden in solchen Fällen die AO-Rekonstruktionsplatte und fügen in den Defekt ein Rippentransplantat ein. Prinzipiell kann man auch ausschließlich eine Rekonstruktionsplatte verwenden. Es ergibt sich jedoch das Problem, daß diese nach einigen Monaten locker wird und entfernt werden muß und daß die Platte nicht selten durch die deckenden Weichteile perforiert. Aus diesen Gründen halten wir die zusätzliche Einfügung eines Rippensegments für sinnvoller. Die Platte kann dann nach drei bis vier Monaten entfernt werden. In der Regel übernimmt das in der Zwischenzeit eingeheilte Transplantat dann die Stützfunktion. Später kann ein endgültiger Kinnersatz mit einem Beckenkammtransplantat vorgenommen werden.

Operatives Vorgehen

Nach der Resektion des Unterkieferkinnteils wird eine AO-Rekonstruktionsplatte angepaßt. Diese soll nicht unbedingt dem alten Kinnbogen entsprechen, sondern — besonders, wenn noch größere Anteile der Schleimhaut und der angrenzenden Muskulatur fehlen — eine möglichst gradlinige Verbindung zwischen den Unterkieferstümpfen herstellen, damit nach dem Weichteilverschluß kein Hohlraum entsteht. Die Rekonstruktionsplatte muß in jedem Unterkieferstumpf mit mindestens drei Schrauben fixiert werden, diese werden jedoch vorerst noch nicht ganz fest angezogen. In den knöchernen Defekt wird jetzt ein genau passendes Rippensegment eingelagert. Dieses läßt sich der Platte adaptieren, wenn die konkave Seite mit mehreren Einschnitten versehen wird (Abb. 1a). Der Rippenspan wird dadurch leicht biegbar und läßt sich ohne Schwierig-

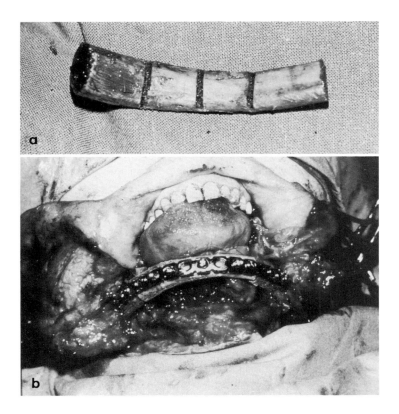

Abb. 1a,b

keit zwischen den Unterkieferstümpfen einklemmen, dann erst zieht man die Schrauben fest an, wodurch die Kontaktflächen komprimiert werden. Man kann das Transplantat noch zusätzlich durch zwei oder drei Schrauben an der Rekonstruktionsplatte fixieren. Die nicht von der Platte bedeckte Corticalis sollte man jetzt mit einem Rosenbohrer abtragen oder mehrfach perforieren, um das Einwachsen von Lagegewebe zu erleichtern (Abb. 1b). An dem so wiederhergestellten Kinnbogen können dann Zungen- und Mundbodenmuskulatur sowie die oberen Zungenbeinmuskeln mit Catgutnähten fixiert werden.

Fallbeschreibung: Eine 67jährige Patientin stellte sich mit einem ulcerierten Carcinom im vorderen Bereich des rechten Mundbodens vor. Der größte Durchmesser des auf die Gingiva übergreifenden Tumors betrug 3,5 cm. Die regionären Lymphknoten waren nicht vergrößert. Die internistischen Befunde (Zustand nach Hinterwandinfarkt vor fünf Jahren, Diabetes, Hypertonie) ließen ein erhöhtes Operationsrisiko erwarten, aus diesem Grunde haben wir auf einen neck dissection verzichtet und lediglich eine suprahyoidale Ausräumung auf der rechten Seite vorgenommen. Der Unterkiefer wurde mit dem tumortragenden Teil des Mundbodens vom linken Prämolaren- bis zum rechten Molarenbereich entfernt. Der Knochendefekt wurde mit einer Rekonstruktionsplatte überbrückt, die in jedem Unterkieferstumpf mit vier Schrauben befestigt wurde. Zusätzlich haben wir ein Rippensegment in der oben beschriebenen Weise eingefügt und daran die verbleibende Mundboden-, Zungen- und Zungenbeinmuskulatur aufgehängt.

Der postoperative Verlauf war komplikationslos. Transplantat und Rekonstruktionsplatte heilten reizlos ein (Abb. 2a).

Vier Monate später wurde die Rekonstruktionsplatte entfernt. Das Transplantat war gut durchblutet, es zeigte aber in der Mitte Resorptionserscheinungen und Beweglichkeit. Postoperativ brach das Transplantat ein (Abb. 2b), ohne daß die Kinnfunktion dadurch wesentlich beeinträchtigt wurde.

Zwei Monate später fiel eine Verdickung über dem unteren Rand des linken Unterkieferstumpfes auf. Eine Probeexcission ergab eine contralaterale Lymphknotenmetastase. Daraufhin haben wir auch auf der linken Seite eine suprahyoidale Ausräumung mit Resektion des linken Unterkiefers bis zum Kieferwinkel und des gesamten eingebrachten Knochentransplantats und der an den Tumor angrenzenden Muskulatur vorgenommen. Wiederum wurde der Unterkieferdefekt, der jetzt von der rechten Molarenregion bis zum linken Kieferwinkel reichte, mit einer Rekonstruktionsplatte und einem Rippensegment überbrückt, wobei wegen des vorhandenen Weichteildefekts nicht der Kieferbogen rekonstruiert, sondern die Unterkieferstümpfe auf dem kürzesten Weg miteinander verbunden wurden (Abb. 2c und d).

Auch jetzt heilten Platte und Transplantat reizlos ein. Die Zunge hatte genügend Halt, so daß Atembeschwerden ausblieben. Drei Monate später wurde die Rekonstruktionsplatte entfernt. Das Transplantat war fest eingeheilt und gut durchblutet. Diesmal kam es nicht zu einer Fraktur (Abb. 2e). Bis heute – neun Monate nach der zweiten Transplantation – ist der Knochen erhalten und ermöglicht eine gute Unterkieferfunktion.

Diskussion

Das beschriebene Verfahren ist schnell und einfach durchzuführen und beinhaltet keine wesentliche Verlängerung der Operationszeit. Der Vorteil, daß man ohne Tracheotomie auskommt, wiegt den geringen Mehraufwand bei weitem auf. Die alleinige Einlagerung einer Rekonstruktionsplatte ohne Knochentransplantat hat gegenüber dem beschriebenen Verfahren den Nachteil der Lockerung der Schrauben nach einiger Zeit, wobei die Funktionsstabilität verloren geht. Die Platte muß also nach einigen Monaten entfernt werden. Bei der Kombination zwischen Rekonstruktionsplatte und Rippenknochen trägt zunächst die Platte die Belastung bei der Funktion. Das zwischen den Unterkieferstümpfen fest eingeheilte Transplantat ist völlig unbelastet und kann ohne funktionellen Streß umgebaut werden (Habel, Rahn, Perren und Krüger, 1980). Nach drei Monaten ist der innere Umbau so weit fortgeschritten, daß eine funktionelle Belastung des Transplantats möglich wird. Dies scheint nach unseren klinischen Erfahrungen der günstigste Zeitpunkt zur Entfernung der Platte zu sein. Selbst wenn es nach der Platten-

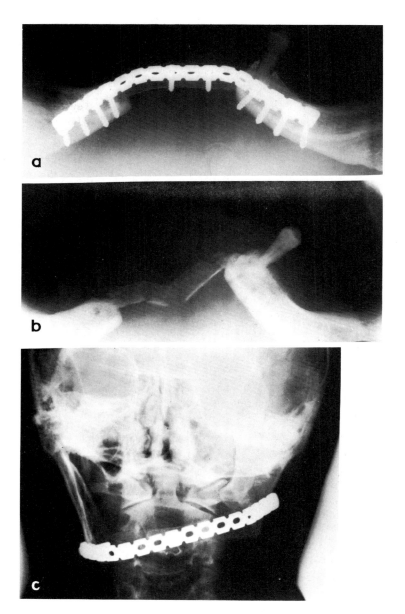

Abb. 2a-c

entfernung zur Fraktur im Transplantat kommt, wie wir es in dem beschriebenen Fall erlebt haben, bleibt der Kinnbogen genügend gestützt, so daß die Funktionseinschränkung unerheblich ist. Unsere Fallzahlen sind noch zu klein, um eine Aussage über die Erfolgssicherheit des Verfahrens machen zu können. Wir wissen allerdings aus der Zeit der Drahtnahtfixation, daß auch nach Abstoßung eines Transplantats nach sechs bis acht Wochen sich eine Tracheotomie erübrigt, weil die Kinnregion sich in der Zwischenzeit durch Vernarbung versteift hat und die Zungen- und Zungenbeinmuskulatur hier genügend Halt findet.

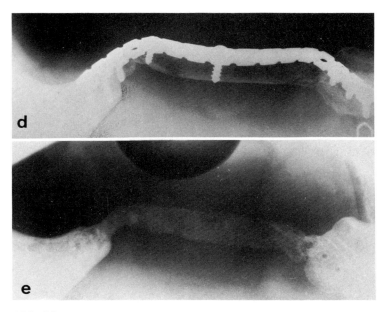

Abb. 2d,e

Aufgrund unserer Erfahrungen kann man damit rechnen, daß Rippentransplantate komplikationslos einheilen und nach Entfernung der Rekonstruktionsplatte auch der funktionellen Belastung gewachsen sind. Für eine prothetische Belastung sind derartige Rippentransplantate allerdings zu schwach. Bei jüngeren Patienten ist also stets noch ein sekundärer Kinnersatz mit Beckenkammknochen notwendig. Hier erfüllt das primäre Transplantat hauptsächlich eine Platzhalterfunktion.

Zusammenfassung

Es wird ein Verfahren zum funktionsstabilen primären Ersatz der Kinnregion des Unterkiefers beschrieben:

Eine Rekonstruktionsplatte verbindet die beiden Unterkieferstümpfe, zwischen denen ein Rippensegment eingeklemmt wird. Die Platte wird nach drei Monaten entfernt, in dieser Zeit ist das Knochentransplantat so weit umgebaut und eingeheilt, daß es die Stützfunktion übernehmen kann. Eine Tracheotomie ist nicht erforderlich.

Literatur

Habel G, Rahn BA, Perren SM, Krüger E (1980) Tierexperimentelle Untersuchungen zur Unterkieferersatzplastik in Abhängigkeit von Verplattungssystem und Beschaffenheit des Transplantatlagers. In: Hierholzer, G. und H. Zilch: Transplantatlager und Implantatlager bei verschiedenen Operationsverfahren. Springer, Berlin Heidelberg New York

Die Spanfixierung bei Osteoplastik nach der Unterkieferresektion

R. Stellmach, Berlin

Erfolg oder Mißerfolg des osteoplastischen Unterkieferersatzes hängen in hohem Maße von der Fixierung des Knochenspans ab. Erforderlich für den knöchernen Einbau ist die absolute Ruhigstellung des Transplantats und der Unterkieferstümpfe sowie die Einbettung in einem ersatzstarken Lagergewebe. Die Fixierungselemente müssen einerseits die mechanische Ruhigstellung gewährleisten, andererseits müssen sie auch vom Lagergewebe toleriert werden und dürfen ihrerseits nicht zu Komplikationen Anlaß geben.

Drahtnaht

Bis in die jüngste Zeit hat sich zur Spanfixierung die Drahtnaht behauptet. Nach Untersuchungen von Schwenzer ergaben sich die besten Werte um 50 kp hinsichtlich Zug- und Biegefestigkeit bei der parallel laufenden doppelten Drahtnaht mit weichem Stahldraht von 0,5 mm Dicke (Abb. 1). Die anderen Knüpfvarianten erreichen geringere Werte. Da

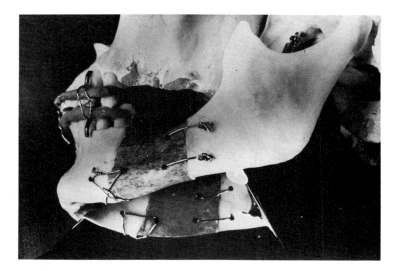

Abb. 1. Parallel laufende doppelte Drahtnaht (*distal*), einfache Drahtnaht und zusätzlich 8er Ligatur (*medial*) zur Fixierung eines Knochentransplantates

der Kaudruck jedoch maximal 199 kp betragen kann, sind Drahtnähte nicht funktionsstabil. Es ist zusätzlich die Schienung und intermaxilläre Verschnürung der Kiefer zur Ausschaltung der Funktion notwendig.

Die Drahtnaht stellt nur einen kleinen Fremdkörper dar, der die Weichteile nicht von der Anlagerung an das Transplantat abhält. Sie braucht später nicht entfernt zu werden. Die Drahtfixierung des Knochenspans mit gleichzeitiger Immobilisierung ist nach wie vor eine sehr sichere Osteoplastiktechnik (Abb. 2). Sofern der Unterkiefer jedoch zahn-

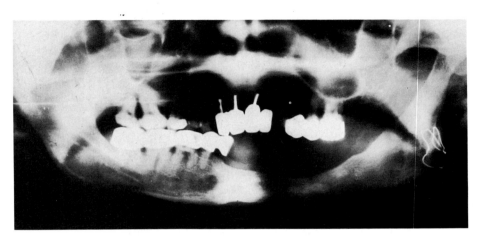

Abb. 2. Röntgenbild 10 Jahre nach Ersatz des Kinns und linken Unterkiefers im Gefolge einer Tumoroperation; Fixationsdrahtnaht distal noch erhalten

los und nicht einschienungsfähig ist, ergibt sich keine Anwendungsmöglichkeit. Ihr hauptsächlicher Nachteil ist die Verschnürung der Kiefer für 6-8 Wochen, was einige Fachkollegen heutzutage als unzumutbar für die Patienten bezeichnen.

Osteosyntheseplatten

Osteosyntheseplatten haben erst in den letzten Jahren zunehmende Bedeutung erlangt. Sie müssen das ganze Transplantat überbrücken und die Kieferstümpfe funktionsstabil ruhigstellen, damit auf eine Einschienung und intermaxilläre Verschnürung verzichtet werden kann (Abb. 3). Der eingesetzte Knochen bleibt somit ruhiggestellt, steht aber gleichzeitig unter funktioneller Inanspruchnahme. Es kann sich sofort funktionell orientierter lamellärer Knochen bilden, und der Umweg über den sekundären Durchbau des Frakturcallus wird vermindert. Die Überbrückungsplatten müssen nach 4-6 Monaten wieder entfernt werden, um das eingeheilte Transplantat durch volle physiologische Beanspruchung zu ortsständigem Knochen erstarken zu lassen (Abb. 4).

Funktionsstabile Osteosyntheseplatten müssen zur Aufnahme der entstehenden Kaukräfte leider eine erhebliche Dicke haben. Sie sind damit ein großvolumiger Fremdkörper, der die Weichteile nach außen drückt. Wenn im Zuge der Unterkieferresektion nurmehr ein dünner Wangenhautlappen verblieben ist, kann es zu einem Decubitus der dicken Platte durch die Weichteile kommen (Abb. 5). Derartige Drucknekrosen von Außenbogenplatten haben wir nicht nur im Zusammenhang mit der Osteoplastik gesehen, sondern auch bei Rekonstruktionsplatten ohne Knocheneinpflanzungen.

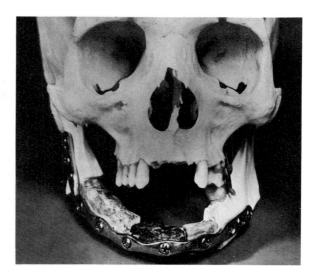

Abb. 3. Modell eines subtotalen Unterkieferersatzes durch 3 Knochentransplantate vom Beckenkamm, fixiert durch funktionsstabile Osteosyntheseplatte

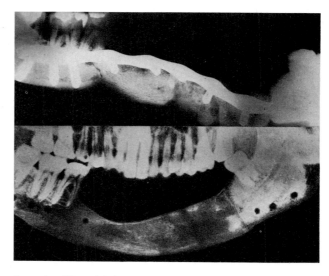

Abb. 4. Röntgenbild eines subtotalen Unterkieferersatzes durch 3 Knochentransplantate vom Beckenkamm nach Resektion eines Ameloblastoms. *Oben:* 8 Wochen postoperativ mit liegender Osteosyntheseplatte. *Unten:* 5 Monate postoperativ nach Plattenentfernung

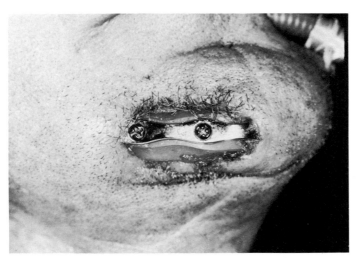

Abb. 5. Nekrose der Weichteile über einer Osteosyntheseplatte 1 Jahr postoperativ; Zustand nach Unterkieferresektion rechts und Neck dissection mit Einschrauben einer silastikarmierten Stabilisierungsplatte

Differentialindikation

Wägt man die Vor- und Nachteile der Fixierungstechniken gegeneinander ab, dann stellt die funktionsstabile überbrückende Osteosyntheseplatte *ohne* intermaxilläre Ruhigstellung das Vorgehen der Wahl bei der Spanfixierung zur Unterkieferrekonstruktion dar.

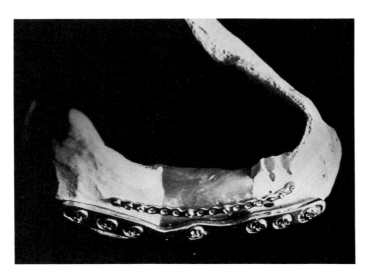

Abb. 6. Vergleich zwischen den Fremdkörpervolumina einer funktionsstabilen Osteosyntheseplatte (*Unterkieferrand*) und einer fixierenden Osteosyntheseminiplatte (*Unterkiefermitte*) auf dem Modell einer Spanfixierung im rechten Unterkieferkörper

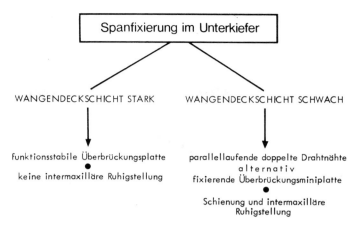

Abb. 7. Schema der Fixierungstechnik in Abhängigkeit vom Lagergewebe

Es ist in allen jenen Fällen indiziert, bei denen das deckende Lagergewebe noch ausreichend dick ist.

Bei dünnem Hautlager oder bei röntgenbestrahlter atrophischer Haut ist die Spanfixierung durch Drahtnähte an den Stümpfen vorzuziehen bei gleichzeitiger Kieferschienung und intermaxillärer Verschnürung. Alternativ zur Drahtnaht kommt auch die Anwendung von überbrückenden *dünnen* Osteosyntheseminiplatten in Frage, wie sie inzwischen am Jochbogen Verwendung finden (Abb. 6). Diese Platten tragen nicht auf, sind jedoch nicht funktionsstabil und verlangen deshalb nach der Kieferruhigstellung.

Abschließend möchte ich feststellen, daß die Spanfixierung bei der freien Knochentransplantation am Unterkiefer als ein im Wesentlichen gelöstes kieferchirurgisches Problem angesehen werden kann (Abb. 7).

Literatur

Spiessl B (1976) New Concepts in Maxillofacial Bone Surgers. Springer, Berlin Heidelberg New York, S 156
Stellmach R (1978) Die Fixierung des Spans bei der freien Knochentransplantation. In: Fortschritte der Kiefer- und Gesichts-Chirurgie, Bd. XXIII. Schuchardt K, Schilli W (Hrsg) Thieme, Stuttgart, S 58
Schwenzer N (1967) Zur Osteosynthese bei Frakturen des Gesichtsskeletts. Thieme, Stuttgart

Die Anwendung des Titanium-Mesh Systems bei der Unterkieferrekonstruktion

E.W. Steinhäuser, Erlangen

Die Verwendung des Titanium-Mesh Systems beruht auf der Erkenntnis, daß autoplastische Spongiosa, bzw. Knochenmark, die höchste osteogene Potenz unter den freien Transplantaten hat. Auf diese Tatsache hat bereits Mowlen 1943 hingewiesen. Tierexperimentelle Untersuchungen, die vor allem von Boyne Ende der 60er Jahre in den U.S.A. durchgeführt wurden, haben die Überlegenheit von Spongiosatransplantaten gegenüber den bisher üblichen großvolumigen Beckenkamm- oder Rippentransplantaten eindrücklich bestätigt.

Die Untersuchungen von Boyne (1969) wurden vor allem dadurch angeregt, daß während des Vietnamkrieges von zahlreichen Gesichtsverletzungen etwa 35% den Unterkiefer betroffen haben. Das Auftreten dieser, meist schweren, Schußdefekte war, ähnlich wie nach dem Ersten Weltkrieg, als Lexen (1922) die ersten Knochentransplantationen zur Defektüberbrückung des Unterkiefers durchführte, ein Anreiz zu einer intensiven Forschung, die zu einer Verbesserung der bisher üblichen Methoden der knöchernen Rekonstruktion führte.

Die Hauptvorteile, welche die Verwendung des Titanium-Mesh Systems bietet, sind einmal die Nutzung von osteogenetisch hochaktiver Spongiosa, zum anderen aber auch die Möglichkeit der konturgerechten Formung des Transplantates. Dies ist dadurch gegeben, daß mit der Anwendung eines 0,5 mm starken Gitterbleches aus reinem Titanium ein äußerst gewebeverträgliches korrosionsbeständiges und leicht verformbares Material gefunden wurde, das als Träger für Spongiosa und Knochenmark geeignet ist.

Technisch bietet die Anpassung des Titanium Gitters an die Defektform keine Schwierigkeiten, da mit Hilfe von mit Titanium belegten Halte- und Biegeinstrumenten die gewünschten Konturen ohne Schwierigkeiten ausgeformt werden können. Die Fixation des meist als Korb geformten Titatium Gitters erfolgt mittels Knochenschrauben, die ebenfalls aus Titanium hergestellt sind (Abb. 1). Diese Schrauben haben ein selbstschneidendes Gewinde, so daß ein kompliziertes Vorbohren oder Gewindeschneiden entfällt. Ein für jedes gebräuchliche Bohrsystem verwendbarer Rund- oder Drillbohrer kann dabei zum Vorbohren benutzt werden. Zu beachten ist lediglich, daß immer 3 oder mehr Schrauben, möglichst noch gegeneinander versetzt, in einen Knochenstumpf eingeschraubt werden. Der von Boyne ursprünglich empfohlene Celluloseacetat-Mikroporfilter, der ein die knöcherne Regeneration störendes Einwachsen von Bindegewebe verhindern sollte, hat sich auf Grund unserer eigenen Erfahrungen als unnötig erwiesen. Wir füllen lediglich das dem Defekt angepaßte und korbförmig geformte Titanium Gitter mit frischer autoplastischer Spongiosa, wobei eine Überstopfung empfehlenswert ist (Abb. 2).

Die Fixation des Titanium Gitters an die Kieferstümpfe mittels mehrerer Corticalisschrauben ergibt eine ausreichende Stabilität, wie tierexperimentelle Untersuchungen ergeben haben (Boyne (1969); Richter und Boyne (1969)).

Eine funktionsstabile Situation läßt sich jedoch nicht verläßlich erzielen, so daß wir empfehlen, eine zusätzliche 3-4 wöchige intermaxilläre Fixation anzuwenden. Nach

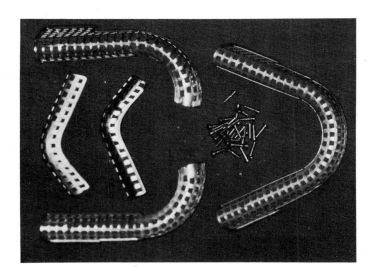

Abb. 1. Satz vorgeformter Unterkieferschablonen aus Titanium Gitter mit Knochenschrauben, die ebenfalls aus Titanium hergestellt sind

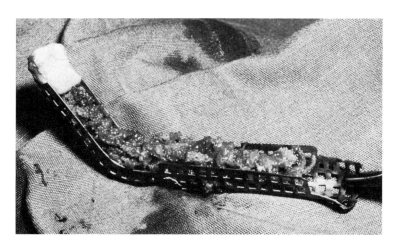

Abb. 2. Zur Halbseitenrekonstruktion des Unterkiefers ist ein korbförmig geformtes Titanium Gitter mit Spongiosa aufgefüllt. Als Gelenkkopf wird der processus articularis des resezierten Unterkiefers verwendet

eigenen Untersuchungen ist dies eine optimale Zeitspanne, um sowohl eine genügende Ruhigstellung, wie auch eine frühzeitige funktionelle Belastung des Transplantates zu erreichen (Steinhäuser (1968)).

Die Indikationen zur Anwendung des Titanium-Mesh Systems sind vielfältig. Prinzipiell kann das System für jegliche Art und Ausdehnung des Unterkieferersatzes benutzt werden. Die von der Herstellerfirma[1] gelieferten vorgeformten Unterkiefer-

---

[1] 3M Surgical Products

schablonen erleichtern die Anpassung sehr, wobei durch Aneinanderfügen einzelner Teile mittels Titanium-Draht Variationen in Form und Größe des Gitternetzes leicht möglich sind. Auch zur Oberkieferrekonstruktion läßt sich das System anwenden, wobei die Erfahrungen die Boyne (1968) zum Aufbau des atrophischen Alveolarkammes veröffentlicht hat, beachtet werden sollten.

Einen großen Vorteil bei der Verwendung des Titanium-Mesh Systems sehen wir darin, daß selbst bei einem Transplantatlager, welches durch Vorbestrahlung, Infektion oder Gewebemangel als minderwertig angesehen werden muß, eine erfolgreiche Applikation durchaus möglich ist. Selbst bei einem Freiliegen des Gitternetzes zur Mundhöhle, oder nach extraoral, haben wir ein erfolgreiches Anheilen des Transplantates gesehen. Die besondere Gewebeverträglichkeit des Titaniums, wie auch die gute Resistenz des als vital anzusehenden Spongiosatransplantates gegenüber Infektionen, scheinen hier ausschlaggebend zu sein.

Nachdem wir bereits früher über 11 klinische Fälle berichten konnten (Hauenstein u. Steinhäuser 1977), überblicken wir heute 30 Fälle bei welchen das Titanium-Mesh System 28mal zur Unterkieferrekonstruktion und 2mal zur partiellen Oberkieferrekonstruktion verwendet wurde. Lediglich 2mal kam es dabei zu einem Mißerfolg mit Verlust des Transplantates, wobei es sich in einem Fall um ein voll ausbestrahltes Transplantatlager und in dem anderen Fall um eine Unterkieferrekonstruktion in einem subakut osteomyelitischen Gebiet handelte.

Alle übrigen Transplantationen waren erfolgreich, wobei auch mehrere Rekonstruktionen nach vorheriger Carcinomausräumung durchgeführt wurden (Abb. 3).

In den meisten Fällen haben wir die Entfernung des Titanium-Mesh nach durchschnittlich 1 Jahr postoperativ vorgenommen. Die Gründe hierfür waren nicht Unverträglichkeit oder Beschwerden des Patienten, sondern die Vorstellung, daß ein so großer metallischer Fremdkörper wieder entfernt werden sollte, um etwaige spätere Probleme zu vermeiden (Abb. 4). Auch fanden wir in einzelnen Fällen, daß das Metall-Gitter durch die Haut, oder auch durch die orale Schleimhaut zu tasten war. Sicherlich ist jedoch auch ein Belassen des Titanium-Mesh möglich, da dessen Gewebsverträglichkeit und Korrosionsbeständigkeit nachgewiesen ist.

Zusammenfassung

Das Titanium-Mesh System bietet zur Wiederherstellung von Form und Funktion bei Unterkiefer-, wie auch Oberkieferdefekten, die auf Grund radikal chirurgischer Behandlung von malignen und semimalignen Tumoren, oder nach traumatischem Verlust von größeren Knochenabschnitten entstanden sind, eine wertvolle und erfolgversprechende Alternative zu den bisher geübten Verfahren. Die hohe osteogenetische Potenz der frei transplantierten autoplastischen Spongiosa und des Knochenmarks, sowie die gute Verträglichkeit des Titaniums gewährleisten selbst in Fällen mit ungünstigem Transplantatlager gute Einheilungschancen. Die leichte Verformbarkeit des Titanium-Netzes, sowie dessen einfache Applikation und Fixation verringern Einheilungsstörungen, sowie operationstechnische Schwierigkeiten, die bei Anwendung von großvolumigen Transplantaten häufig gegeben sind. Auf Grund eigener, größtenteils positiver Erfahrungen an einem größeren Patientengut, kann die Methode als Möglichkeit zum Knochenersatz im Kieferbereich empfohlen werden.

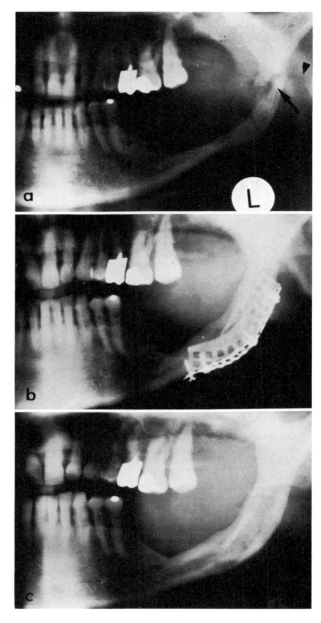

Abb. 3a-c. Unterkieferrekonstruktion nach partieller Resektion und Nachbestrahlung wegen eines Plattenepithel Carcinoms; **a** Spontanfraktur (*Pfeil*) des dünnen Restkiefers. **b** Titan Gitter in situ; 6 Monate postoperativ ist deutlich die Knochenneubildung zu erkennen. **c** Voll belastungsfähiger, durchgebauter Knochen 18 Monate postoperativ und 6 Monate nach Entfernung des Titanium Gitters

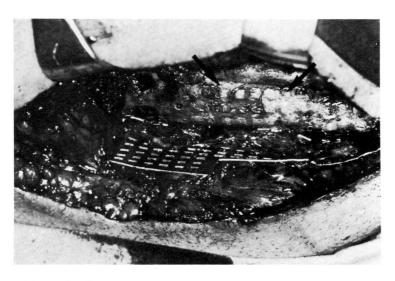

Abb. 4. Entfernung eines Titanium Gitters 12 Monate nach der Implantation. Die Spongiosa und Knochenmarkanteile haben sich zu einem soliden Unterkieferknochen umgeformt. Der durch die Maschen des Gitternetzes durchtretende neu gebildete Knochen ist deutlich zu erkennen (*Pfeile*)

Literatur

Boyne P et al (1968) Restoration of alveolar ridges by intramandibular transposition osseous grafting. J Oral Surg 36:569

Boyne P (1969) Restoration of osseous defects in macillofacial casualties. J Amer Dent Ass 78:767

Hauenstein H, Steinhäuser EW (1977) Erfahrungen mit dem Titan-Gitter als temporäres Fremdimplantat zur Wiederherstellung bei Unterkieferdefekten. Dtsch Zahnärztl Z 32:523

Lexer E (1922) Über die Entstehung von Pseudarthrosen nach Frakturen und nach Knochentransplantationen. Langenbecks Arch Chir 119:521

Mowlen R (1943) Bone grafting. Brit J Plast Surg XVI, 293

Richter H, Boyne J (1969) New concepts in facial bone healing and grafting procedures. J Oral Surg 27:557

Steinhäuser EW (1968) Unterkieferrekonstruktion durch intraorale Knochentransplantate, deren Einheilung und Beeinflussung durch die Funktion — eine tierexperimentelle Studie. Schweiz Mschr Zahnheilkd 78:3/4

Erfahrungen mit der Tübinger Resektionsplatte in der Tumorchirurgie

R. Schmelzle und N. Schwenzer, Tübingen

Wir haben 1976 eine Resektionsplatte angegeben, die wir jetzt fast 4 Jahre im Gebrauch haben. Wir möchten heute eine Bilanz ziehen, basierend auf unseren Erfahrungen in der Tumorchirurgie.

Beschaffenheit der Platte und Anwendungsbereich

Die Tübinger Resektionsplatte, ein Metallimplantat aus V4 AS-Stahl vereinigt zwei Konstruktionselemente: Steg und Platten. Der 1976 von uns vorgestellte Prototyp wurde inzwischen leicht abgeändert, indem der Steg noch graziler und damit handlicher gestaltet wurde, ohne daß dadurch Nachteile hinsichtlich der Stabilität entstanden sind. Der Steg ist 2 mm hoch und 3,5 mm breit, die dort in einem Abstand von etwa 5 mm aufgereihten Platten sind 2 mm dick. Sie besitzen zur Fixation an den Knochen horizontal liegende Plattenlöcher (Abb. 1), so daß mit Hilfe von geeigneten Corticalisschrau-

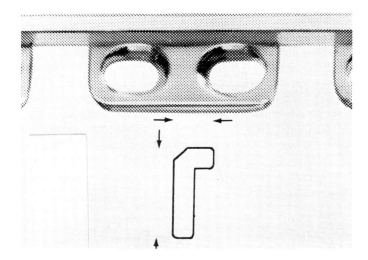

Abb. 1. Konstruktionszeichnungen der Tübinger Resektionsplatte

ben entsprechend dem sphärischen Gleitprinzip nach Perren et al. (1969) ein interfragmentärer Druckaufbau möglich ist. Die Platte kann daher sowohl zur Defektüberbrückung nach partieller Unterkieferresektion, Halbseitenresektion und totaler Mandibulektomie, als auch zur Fixation von Knochentransplantaten für den osteoplastischen Unterkieferersatz verwendet werden. Die Möglichkeit des Druckaufbaus hat Ewers (1977) experimentell nachgewiesen und optisch dargestellt. Der Hersteller liefert die Tübinger Resektionsplatte in einer Länge von etwa 50 cm. Von ihr können intraoperativ entsprechend den speziellen Erfordernissen individuell für jeden Patienten Platten unterschiedlicher Länge mit einer Metallsäge abgetrennt und von Hand und mit Hilfe spezieller Schränkeisen in jede beliebige Richtung gebogen werden (Abb. 2). Unsere klinischen

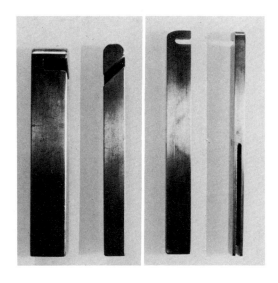

Abb. 2. Speziell für die Tübinger Resektionsplatte entwickelte Schränkeisen

Erfahrungen beziehen sich derzeit auf Beobachtungen an 51 Tumorpatienten. Bei 41 Patienten diente die Tübinger Resektionsplatte dem alleinigen Ersatz resezierter Unterkieferknochen bei gleichzeitiger Anheftung der Weichteile und damit zur Wiederherstellung der verloren gegangenen Mundbodengurtung. Bei 15 dieser Patienten mußte die Platte, nachdem die postoperative Heilungsphase beendet war und sie damit zunächst ihren Zweck erfüllt hatte, wieder entfernt werden. Zehn mal lag ein Rezidivtumor vor, fünf mal eine Infektion. Zwölf der Patienten, bei welchen eine Entfernung notwendig wurde, waren bestrahlt. Bei 11 Patienten diente die Platte nach Unterkieferresektion gleichzeitig zur Stabilisation des zur osteoplastischen Rekonstruktion verwendeten Knochens. Vier mal wurde eine primäre, sieben mal eine sekundäre Osteoplastik erfolgreich durchgeführt (Abb. 3).

Diskussion

Das Prinzip der Überbrückung von Unterkieferdefekten mit Metallimplantaten ist von anderen Autoren mehrfach ausführlich besprochen worden. Als einer der ersten hat bereits Partsch (1897) auf die Defektüberbrückung mit Metallimplantaten hingewiesen. Der von uns vorgestellte Plattentyp verwirklicht ein neues Prinzip, indem ein flexibler Steg, der dem früher häufig verwendeten Überbrückungsdraht vergleichbar ist, mit Metallplatten so kombiniert ist, daß hohe Flexibilität, gute Stabilität und gute Fixationsmöglichkeiten in größerem Maße vereinigt sind, als dies bei anderen uns bekannten Implantaten der Fall ist. Die oben aufgeführten vorzeitigen Plattenentfernungen sind weniger auf die Platte selbst, als — wie sich inzwischen gezeigt hat — auf Fehler bei der

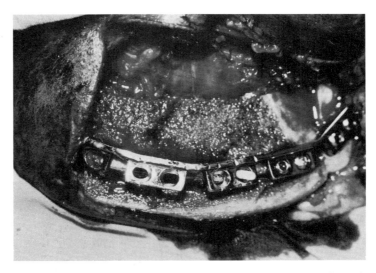

Abb. 3. Osteoplastischer Unterkieferersatz. (Beckenkammtransplantat, Tübinger Platte)

Anwendung zurückzuführen. In diesem Zusammenhang sind die von Schmieg (1980) in einer Dissertation zusammengefaßten strahlenphysikalischen Untersuchungen an unserer Platte, die an der Tübinger Abteilung für Strahlenphysik unter der Leitung von Herrn Prof. Breitling durchgeführt wurden, besonders erwähnenswert. Es zeigte sich, daß es auf der Plattenseite, welche dem Zentralstrahl zugewandt ist, zu einer Steigerung der Strahlendosis um 25% und im Schatten der Platte zu einer Verminderung um 17% kommt. Dies hat zur Folge, daß bei einer Stehfeldbestrahlung von einer Seite gewebeschädigende Dosissteigerungen auftreten können. Da diese Gewebsschäden nur in unmittelbarer Nähe der Platte auftreten, muß die Gewebeschicht über der Platte möglichst dick sein, um eine Eröffnung des Implantatlagers zu verhindern (Abb. 4). Hieraus ergibt sich die Notwendigkeit, nach Unterkieferresektion und gleichzeitiger Wegnahme ausgedehnter Weichteilareale den Unterkieferbogen regelmäßig zu verkleinern, um die Weichteile über der Platte spannungsfrei vereinigen zu können und gleichzeitig zu vermeiden, daß die Weichteilbedeckung zu dünn wird. Möglicherweise können wir in Zukunft mit einer Siliconbeschichtung der Platte gefährliche Dosissteigerungen in der Plattenumgebung verhindern, doch liegen diesbezügliche Erfahrungen noch nicht vor.

Aus unseren bisherigen Erfahrungen möchten wir schließen, daß die von uns benutzte Platte den Anforderungen, welche heute allgemein an eine Resektionsplatte gestellt werden können und auch in der Vergangenheit gestellt wurden, genügt. Die Kombination zweier Konstruktionselemente (Steg und Platte) erweitert ihren Anwendungsbereich.

Zusammenfassung

Zusammenfassend kann man sagen, daß die Tübinger Resektionsplatte sich nach Unterkieferresektion bei Tumorpatienten bewährt hat und eine zuverlässige Überbrückung

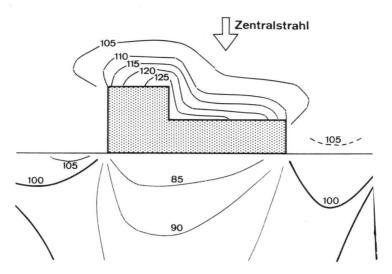

Abb. 4. Isodosen-Verlauf ultraharter Röntgenstrahlen in der Umgebung der Tübinger Platte (Umzeichnung nach Schmieg 1980)

operativ geschaffener Defekte gewährleistet, so daß aufwendige prothetische Maßnahmen zur Fixation der Stümpfe, vor allem auch Tracheotomien in der Regel entfallen. Die 2-Lochplatten dienen in erster Linie der Fixation, aber auch dem interfragmentären Druckaufbau bei osteoplastischem Unterkieferersatz. Mißerfolge waren zum Teil auf Tumorrezidive zurückzuführen. Als weitere Ursache kamen mangelhafte Weichteilabdeckung der Platte und Folgen einer gewebsschädigenden Erhöhung der Strahlendosis in unmittelbarer Umgebung der Platte hinzu.

Literatur

Ewers R (1977) Persönliche Mitteilung (1977)
Partsch C (1897) Ersatz des Unterkiefers nach Resektion. Arch klin Chir 55:746
Perren SM, Runenberger M, Steinemann S, Mueller ME, Allgöwer M (1969) A dynamic compression plate. Acta Orthop Scand Suppl 125:29
Schmieg H-J (1980) Einfluß von Metallimplantaten auf die Dosisverteilung ultraharter Röntgenstrahlen. Med Dent Diss, Tübingen
Schmelzle R, Schwenzer N (1976) Ein neuer Plattentyp zur Defektüberbrückung nach Unterkieferresektion (Tübinger Unterkieferresektionsplatte). Dtsch Zahnärztl Z 31: 819

Möglichkeiten und Grenzen der definitiven Unterkieferrekonstruktion nach Resektion maligner Tumoren

H.G. Luhr, Göttingen

Es besteht kein Zweifel, daß der Begriff *„definitive Wiederherstellung"* des Unterkiefers die Möglichkeit einer kaufunktionellen Rehabilitation, d.h. ein prothesenfähiges Lager beinhalten muß. Alloplastische *Implantate* sind hierzu im allgemeinen ungeeignet. Dieses hinsichtlich einer Definitivlösung negative Urteil schließt auch die modernen bioreaktiven Keramiken, wie z.B. die Tri-Calcium-Phosphatkeramik ein — eigene tierexperimentelle Untersuchungen gemeinsam mit Fritzemeier wurden wegen eklatanter Mißerfolge abgebrochen.

Die oben erwähnten Bedingungen erfüllt nur ein Knochentransplantat.

Die Frage nach der *Art* des zu wählenden Transplantates — Beckenkamm, Rippe, Corticalisspan — autolog oder homolog, ist unmittelbar und engstens mit den Bedingungen des Transplantatlagers verbunden. Wir gehen davon aus, daß es sich bei den folgenden Erörterungen immer um Verhältnisse beim Erwachsenen handelt; Kinder und Jugendliche bieten vollständig andere Bedingungen, die hier nicht diskutiert werden können.

Analysiert man nun diese Transplantatlager für den Fall eines Kontinuitätsdefektes, so besteht das *knöcherne* Lager (mit den günstigen Bedingungen für eine primäre Osteogenese) nur aus den jeweiligen Querschnitten der Resektionsstümpfe (Abb. 1).

Man muß annehmen, daß sich die direkte osteogenetische Potenz des knöchernen Lagers nach einer gewissen Distanz erschöpft. Diese Distanz wird für den kleinen Röhrenknochen — z.B. den Unterkiefer oder die Rippe — auf etwa 10 mm für jeden Resektionsstumpf geschätzt. Bei Defekten, die größer als 20 mm sind, werden wir also in großen Bereichen des Transplantatlagers auf die zweite Phase der Osteogenese im Sinne W. Axhausens, d.h. die induktive Phase angewiesen sein. Diese induktive Phase der Osteogenese verläuft zeitlich verzögert und auch wesentlich schwächer ab. Bei ausgedehnten Resektionsdefekten haben wir es daher in weiten Abschnitten mit einem *ersatzschwachen Lager* zu tun. Auf die Bedeutung dieses „Distanzproblems" für die Klinik der freien Knochentransplantation haben wir mehrfach hingewiesen (Luhr 1978).

Aus dieser Analyse ergibt sich zwangsläufig, daß wir bei größeren ($>$ 2 cm) Resektionsdefekten wegen der problematischen Qualität des Lagers das Transplantatmaterial mit der höchsten osteogenetischen Potenz wählen sollten. Dieses ist zweifellos die autologe Spongiosa oder der cortico-spongiöse Span mit weitgehend verdünnter oder sogar entfernter Corticalisbegrenzung. Die wahrscheinlich an der Oberfläche derartiger Transplantate überlebenden mit transplantierten Osteoblasten sind für die Osteogenese gerade in den mittleren Abschnitten des Defektes bei problematischem Weichteillager eine wesentliche Voraussetzung für den Erfolg der Transplantation. Homologe konservierte Transplantate müssen unter diesen Aspekten für die Überbrückung größerer Kontinuitätsdefekte mit weiten Abschnitten ersatzschwachen Lagers als ungünstig beurteilt werden, wenn auch über Einzelerfolge berichtet wurde (Sailer 1980).

Ein weiterer wesentlicher Faktor für den Erfolg einer Knochentransplantation ist die *Stabilität* zwischen Transplantat und knöchernem Lager während der Heilungsphase. Es besteht kein Zweifel, daß die Fixierung der Transplantate an den Resektionsstümpfen

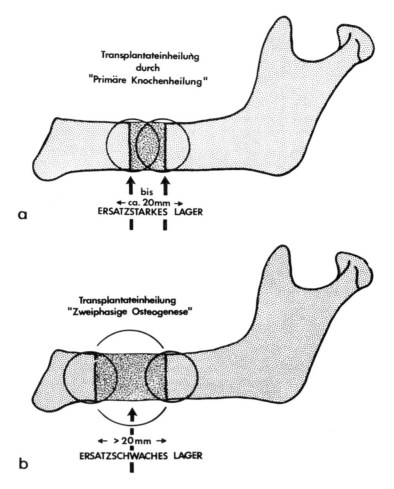

Abb. 1a,b. Einfluß der Defektgröße auf die Einheilung freier Knochentransplantate. **a** Nur bei Defekten bis zu einer Ausdehnung von etwa 20 mm ist bei der Transplantation mit einem „ersatzstarken Lager" zu rechnen. Die osteogenetische Potenz und die direkte Induktionswirkung des knöchernen Lagers (= Resektionsstümpfe) sowie die Zirkulation durch frühzeitige Gefäßanschlüsse bleiben auf diese Distanz beschränkt. Die Kreise stellen den Wirkungsbereich der oben genannten Faktoren dar. Nur bei relativ kleinen Defekten ist daher mit einer „primären Transplantateinheilung" über die gesamte Länge des Transplantates zu rechnen. **b** Bei Defekten von mehr als 20 mm Ausdehnung ist die „primäre Transplantateinheilung" (unter der Voraussetzung optimaler Adaption und Stabilität) auf den Grenzbereich Lager-Transplantat beschränkt. In den mittleren Abschnitten größerer Transplantate werden Transplantateinbau und -umbau durch die zweiphasige Osteogenese (Axhausen 1952) bestimmt, d.h. durch die an der Transplantatoberfläche evtl. überlebenden Osteoblasten (abhängig von Transplantataufbereitung und Qualität des Weichteillagers) und die erst zeitlich verzögert einsetzende Induktion des Lagergewebes zur Osteogenese durch Drahtnähte — allerdings verbunden mit der zwangsläufig hier erforderlichen intermaxillären Ruhigstellung über mehrere Wochen — ein klinisch bewährtes Verfahren ist. Unter anderem hat schon Ganzer (1943) bei über 300 freien Knochentransplantationen im Unterkiefer in 96% einen unmittelbaren Erfolg gehabt — eine Leistung, die uneingeschränkte Bewunderung verdient. Zahlreiche andere Autoren haben ebenfalls über gute Ergebnisse der Transplantatfixierung durch Drahtnähte, zum Teil unter erschwerten Bedingungen, wie z.B. der intraoralen Spaneinlagerung (Obwegeser 1963) berichtet.

Neuere Erkenntnisse über die primäre Frakturheilung unter axialer Kompression haben allerdings ganz wesentlich auch die Transplantationschirurgie beeinflußt. Wir selbst haben 1970 erstmalig in der Kiefer-Gesichtschirurgie über die Transplantatfixierung durch axiale Kompression mit einer Druckplatte berichtet (Luhr u. Bullens, 1970). Die experimentellen Grundlagen der Transplantatfixierung durch axiale Kompression haben Reuther (1977) am Unterkiefer und Höltje (1976) am Modell der Rippentransplantation dargestellt. Zwischenzeitlich haben zahlreiche Autoren zum Teil mit unterschiedlichen Kompressionsplattensystemen über gute Erfolge bei der definitiven Unterkieferrekonstruktion auch nach Tumorresektion berichtet.

Wir selbst verwenden das Mandibular-Rekonstruktions-System (MRS) aus Vitallium (Luhr, 1976), das durch seine Exzentergleitlöcher in den Platten entsprechend dem von uns 1968 publizierten Kompressionsprinzip eine Transplantatstabilisierung durch axiale Kompression erlaubt. Auf die ausführliche Demonstration klinischer Ergebnisse wird verzichtet. Es soll vielmehr auf einige weitgehend noch ungelöste Probleme bei dem osteoplastischen Unterkieferersatz hingewiesen werden: Bei Rekonstruktionen, die den horizontalen Ast *und* den aufsteigenden Ast betreffen — z.B. nach Halbseitenresektion mit Exartikulation — ist ein Transplantat aus dem Beckenkamm in *einem* Stück in entsprechender Größe nicht zu gewinnen. Zudem ist die Winkelneigung des Transplantates ungünstig, wenn man die Spina iliaca ventralis zur Konturierung des Kieferwinkels benutzt (Abb. 2). Es empfiehlt sich daher, zur besseren Gestaltung der Winkelneigung zwischen horizontalem und aufsteigendem Ast zwei *zusammengesetzte* Transplantate zu verwenden. Die Transplantatanlagerung im Kieferwinkelbereich muß exakt erfolgen — die Fixierung der beiden Transplantate gegeneinander wird auch hier durch axiale Kompression vorgenommen (Abb. 3). Ein ähnliches Problem besteht bei der osteoplastischen Wiederherstellung der Kinnregion, wenn der Defekt sehr groß ist

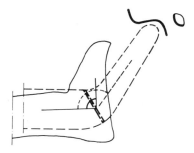

Abb. 2. Bei der osteoplastischen Rekonstruktion des Unterkiefers, die gleichzeitig große Abschnitte des horizontalen Abschnittes und den Ramus einschließlich des Gelenkersatzes betreffen, ist das einstückige Beckenkammtransplantat sowohl von der Größe als auch der ungünstigen Winkelneigung im Bereich der Spina iliaca ventralis nicht befriedigend (*durchgezogene Linien*). Durch ein im Kieferwinkelbereich zusammengesetztes Transplantat (*gestrichelte Linien*) lassen sich Länge und Winkelneigung dem individuellen Verhältnis entsprechend exakt anpassen

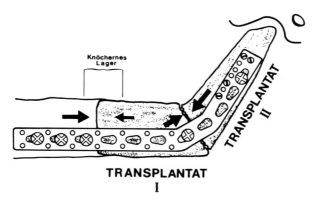

Abb. 3. Zusammengesetztes Knochentransplantat zur Rekonstruktion des Unterkiefers einschließlich des Ramus. Transplantat I und II werden im Winkelbereich durch axiale Kompression gegeneinander stabilisiert, ebenso wie Transplantat I am Resektionsstumpf durch Kompressionsosteosynthese fixiert wird (die Transplantate können bei Bedarf noch durch weitere kleine Retentionsschrauben an der MRS-Platte befestigt werden). Am „knöchernen Lager" heilt das Transplantat in 8-12 Wochen mit großer Sicherheit fest ein. Die Knochenheilung an der Verbindung Transplantat I zu II dauert wesentlich länger, so daß die Stabilisationsplatte erst nach 6-8 Monaten entfernt werden soll

und sich bis in den Seitenzahnbereich erstreckt. Um eine der Kinnform entsprechende Rundung zu erzielen, wird man das Transplantat auf der Konvexseite an zwei Stellen einkerben und nach Schwächung auch der lingualen Corticalis entsprechend biegen. Bei diesem Vorgehen kommt es jedoch meist zu einer durchgehenden Frakturierung, so daß 3 Transplantatstücke vorliegen. Diese werden über eine MRS-Platte an den Resektionsstümpfen fixiert und die verbleibenden keilförmigen Defekte zusätzlich mit autologer Spongiosa ausgefüllt (Abb. 4). Während die Einheilung des Transplantates an

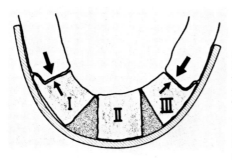

Abb. 4. Zur Wiederherstellung der Kontur des Kinns sind meist 3 Einzelknochentransplantate erforderlich. Fixierung durch MRS-Platte. Die keilförmigen Defekte zwischen den Transplantaten (hier aus didaktischen Gründen größer dargestellt) werden mit autologer Spongiosa aufgefüllt. Im Bereich dieser keilförmigen Bezirke (*links und rechts von Transplantat II*) dauert die knöcherne Konsolidierung wesentlich länger als an den Anlagerungsflächen der Resektionsstümpfe (*mit Pfeilen markiert, die die axiale Kompression bezeichnen*). Daher Entfernung der Stabilisationsplatte erst nach (6)-8 Monaten

den Resektionsstümpfen bei entsprechender Technik mit großer Erfolgssicherheit zu erwarten ist, haben wir die Erfahrung machen müssen, daß dieses bei zusammengesetzten Transplantaten problematischer ist. Dieses hat direkte klinische Konsequenzen hinsichtlich des Zeitpunktes der Plattenentfernung, die aus funktionellen Gründen möglichst frühzeitig erfolgen soll (d.h. dann, wenn eine sichere knöcherne Verbindung eingetreten ist), um eine Atrophie des Transplantates zu vermeiden. Durch Knochenbiopsien konnten wir histologisch bei 8 Patienten nachweisen, daß zwischen *Transplantat und Resektionsstumpf* regelmäßig nach 8-12 Wochen eine derartige knöcherne Verbindung eintritt, so daß bei einfachen Transplantaten die Stabilisationsplatte auch nach etwa 3 Monaten entfernt werden kann (Luhr, 1973). Bei *zusammengesetzten* Transplantaten gilt dies nach unseren klinischen Erfahrungen jedoch nicht. Wir mußten nämlich bei einer Unterkiefer-Mittelstückrekonstruktion durch 3 zusammengesetzte Transplantate (Abb. 5a) 8 Tage nach Plattenentfernung (4 Monate nach der Rekonstruktion) eine pathologische Fraktur an einer der Verbindungsstellen der Transplantate untereinander beobachten (Abb. 5b). In einem zweiten Fall eines zusammengesetzten Trans-

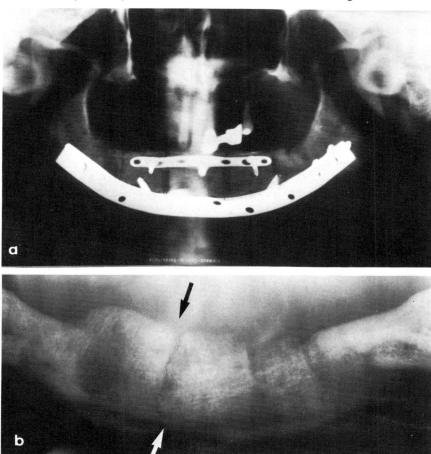

Abb. 5. a Rekonstruktion der Kinnregion durch 3 autologe Beckentransplantate entsprechend Schema Abb. 4. Fixierung durch MRS-Platte (130 mm) sowie zusätzlich Fixierung der Einzeltransplantate durch Mini-Kompressionsplatte (als Zuggurtung dicht unterhalb des Alveolarfortsatzes angebracht). **b** 8 Tage nach Plattenentfernung (4 Monate nach der Rekonstruktion) trat eine pathologische Fraktur an der Verbindungsstelle zwischen 2 Einzeltransplantaten auf. (Heilung dieser Fraktur nach erneuter Kompressionsosteosynthese für weitere 3 Monate)

plantates kam es schon während der Plattenentfernung (4 Monate nach der Rekonstruktion) zu einer Fraktur im Kieferwinkelbereich. Die Heilung an diesen Verbindungsstellen verläuft offenbar wegen des hier fehlenden osteogenetisch-potenten Knochenlagers zeitlich wesentlich verzögert ab. Daraus ergibt sich für die Klinik, daß man in derartigen Fällen *zusammengesetzter Transplantate mit der Plattenentfernung (6) bis 8 Monate warten sollte.*

Abschließend seien an einem Fall die Grenzen der freien Knochentransplantation aufgezeigt, die sich durch Lagerqualität, Defektausdehnung und auch offenbar durch das Alter des Patienten ergeben. Bei einem großen Unterkieferdefekt (hier allerdings nicht tumorbedingt) wurde in ein schlecht vascularisiertes Rundstiellappenfettgewebe

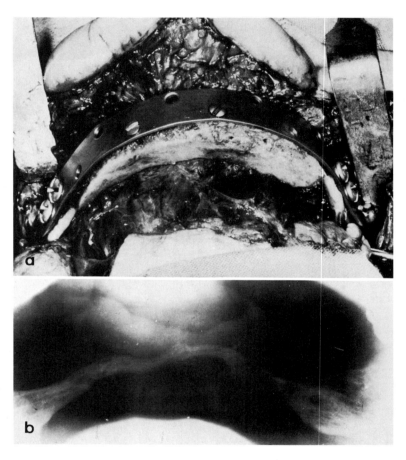

Abb. 6a,b. Bei extrem ungünstigen Lagerbedingungen wie großer Defektausdehnung mit stark atrophischen Kieferstümpfen sowie unzureichend vascularisiertem Rundstiellappen-Fettgewebe kann es trotz eines ausreichend großen Transplantates (**a**) zu einer Atrophie des Knochens bis auf Bleistiftdicke kommen (**b**). Ungünstig beeinflußt wurde das Ergebnis in diesem Fall zusätzlich durch die schlechte Qualität des Transplantates selbst (weitgehend verfettetes Knochenmark der Beckenspongiosa bei der 60jährigen Patientin)

ein 10 cm langes autologes Beckenkammtransplantat mit einem Durchmesser von ca. 2 x 2 cm eingelagert und mit einer Kompressionsplatte stabilisiert (Abb. 6a). Trotz zeitgerechter Plattenentfernung kam es unter diesen erschwerten Bedingungen zu einer extremen Atrophie des Transplantates bis auf Bleistiftdicke (Abb. 6b). Derartige problematische Fälle sind sicherlich eine der Indikationen für eine freie Knochen-Transplantation mit mikrovasculären Anastomosen, wie sie von Bitter und Danai gezeigt wurden, wenn die technisch schwierigen Probleme der Konturgestaltung in der Kinnregion gelöst werden können.

Literatur

Axhausen W (1952) Die Knochenregeneration, ein zweiphasiges Geschehen. Zbl Chir 77:435
Bitter K, Danai T (1982) Das gefäßgestielte Beckenkammtransplantat zur mikrochirurgischen Rekonstruktion knöcherner Unterkieferdefekte. In: 18. Jahrestagung Deutsche Ges. für Plastische- und Wiederherstellungschirurgie, Mainz 27.-29. November 1980. Springer, Berlin Heidelberg New York
Ganzer H (1943) Die Kriegsverletzungen des Gesichts und Gesichtsschädels. Barth, Leipzig
Höltje W-J (1976) Tierexperimentelle Untersuchungen über die unterschiedliche Einheilung von autologen Rippentransplantaten in Abhängigkeit von ihrer Größe. In: Fortschritte der Kiefer- und Gesichtschirurgie, Bd. XXI. Thieme, Stuttgart
Luhr HG, Bullens R (1970) Les indications cliniques de L'Ostéosynthése sous compression du maxillaire inferieur. Revue de Stomatologie (Paris) 71:29
Luhr HG (1968) Zur stabilen Osteosynthese bei Unterkieferfrakturen. Dtsch Zahnärztl Z 23:754
Luhr HG (1976) Ein Plattensystem zur Unterkieferrekonstruktion einschließlich des Gelenkersatzes. Dtsch Zahnärztl Z 31:747
Luhr HG (1978) Der freie Unterkieferersatz — Berücksichtigung des Transplantatlagers bei der Rekonstruktion. Fortschr Kiefer Gesichtschir, Bd. XXIII. Thieme, Stuttgart, S 48
Luhr HG (1973) Moderne Verfahren bei der Behandlung der Unterkieferpseudarthrose. Act Traumatol 3:165
Obwegeser H (1963) Probleme und Möglichkeiten der Unterkieferresektion und gleichzeitiger Rekonstruktion auf dem oralen Operationsweg. Schweiz Mschr Zahnheilkd 73:830
Reuther JF (1977) Druckplattenosteosynthese und freie Knochentransplantation zur Unterkieferrekonstruktion — Experimentelle und klinische Untersuchungen. Habil. Schrift, Mainz
Sailer HF (1982) Experimentelle Ergebnisse und klinische Anwendung von lyophilisierten Knorpel- und Knochentransplantaten im Kiefer-Gesichtsbereich. In: 18. Jahrestagung Deutsche Ges. für Plastische- und Wiederherstellungschirurgie, Mainz 27.-29. November 1980. Springer, Berlin Heidelberg New York

Der autologe autoklavierte Knochenspan —
Eine Alternative nach Unterkieferresektion

H. Niederdellmann, W. Schilli, Freiburg, B. Scheibe, Augsburg, B.A. Rahn und J. Cordey, Davos

Beim Ausgleich von Defekten nach Mittelstückresektionen im Unterkiefer sind zunächst rein funktionelle Gesichtspunkte vordergründig, denn es kann in der postoperativen Phase durch den Rückfall des Zungenkörpers zu lebensbedrohlichen Atembehinderungen kommen. Deshalb ist die sofortige Rekonstruktion des Unterkiefers zwingend, um die Erhaltung der vitalen Funktionen zu sichern.

Berücksichtigt man neben den funktionellen Problemen auch ästhetische Gesichtspunkte, dann bieten sich die folgenden Behandlungsmöglichkeiten an:
1. Die Innenspangenresektion, die die äußere Kontur erhält, aber das Risiko der Spontanfraktur und des vom Knochen ausgehenden Rezidivs in sich birgt.
2. Die verschiedenen Möglichkeiten der Alloplastik, mit der sich die äußere Kontur nur bedingt wiederherstellen läßt und
3. die Reimplantation des ortsständig resizierten autologen autoklavierten Unterkiefers. Wegen der problemlosen Verfügbarkeit und der exakten Paßgenauigkeit erscheint die letzte Methode eine mögliche Alternative für die funktionelle und ästhetische Rekonstruktion von Unterkieferdefekten zu sein.

Bei einem Patienten mit einem im Sulcus glosso alveolaris gelegenen auf den Alveolarfortsatz übergehenden Plattenepithelcarcinom mußte der Unterkiefer von Kieferwinkel zu Kieferwinkel resiziert werden. Nach der Blockausräumung wurde der Knochen aus dem Präparat gelöst und einer 20minütigen Hitzebehandlung im Autoklaven bei 134°C und 2 1/2 Atü unterzogen. Der paßgenaue Span wurde zurückverlagert und mit einer bereits noch am intakten Unterkiefer exakt adaptierten Osteosyntheseplatte anatomisch korrekt mit den Reststümpfen eingestellt. Eine bei der Narkoseeinleitung eingesetzte Behandlung mit Vibramycin wurde über 8 Tage fortgesetzt und als perioperative Prophylaxe bei der zweiten Neckdissection nochmals gegeben. Noch unter der Telekobalt-Bestrahlung mit einer Gesamtherddosis von 5000 rad setzte eine Metastasierung ein, die bei sichtbaren Hautfiliae schließlich 8 Monate nach dem Ersteingriff zum Tode des Patienten durch ein toxisch tumorbedingtes Herz-Kreislaufversagen bei zahlreichen broncho-pneumonischen Herden beider Lungen führte. Der bei der Sektion entnommene Unterkiefer wurde an der Kontaktstelle proximaler distaler Stumpf in zwei Ebenen geröntgt und anschließend histologisch computertomographisch und mikroradiographisch aufgearbeitet.

Dabei zeigt die Fluorescenzmikroskopie der proximal und distal der Kontaktstelle gewonnenen Unterkieferquerschnitte deutliche Unterschiede. Während die Tetracyclinbanden im proximalen Querschnittspräparat auf einen lebhaften Knochenanbau hinweisen, kann das für den distalen Querschnitt in dem Ausmaß nicht festgestellt werden. Hier finden sich spärliche Anlagerungen auf der äußeren Corticalis im Sinne eines periostalen Regenerats sowie im endostalen Bereich am Übergang zur caudalen Corticalis.

Der Horizontalschnitt unterstützt den in den Querschnittsbildern gewonnenen Eindruck. Die seitliche graue Randmarkierung des Röntgenbildes zeigt die Schnitthöhe an, in der die Präparate entnommen worden sind (Abb. 1). Im proximalen Anteil

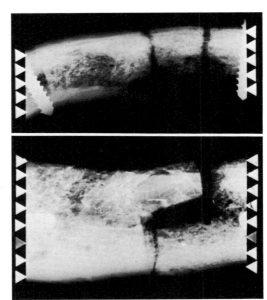

Abb. 1. Kontaktstelle in der Röntgenübersicht

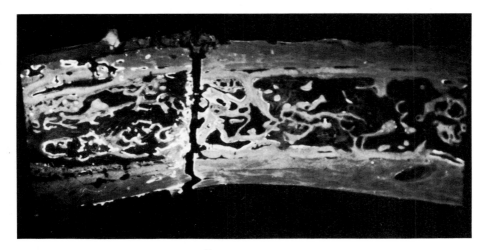

Abb. 2. Fluorescenzmikroskopie am Übergang vitaler autoklavierter Knochen

findet sich in der Histologie vermehrte Fluorescenz, die aber über die Kontaktstelle hinweg auch im distalen Stumpf bereits sichtbar wird (Abb. 2). Ähnliche Befunde lassen sich in der Computertomographie festhalten. Hier finden sich sehr lebhafte Umbauvorgänge besonders im proximalen Fragment, während die Umbauvorgänge im distalen Fragment spärlicher aber immer noch vorhanden sind. Das läßt den Schluß zu, daß die im proximalen Fragment stattfindenden Umbauvorgänge sich im distalen Fragment fortsetzen.

Unterstützt wird diese Annahme durch die mikroradiographischen Untersuchungen im Corticalisbereich, wo sich beide Heilungstypen wie sie von der primären Knochenbruchheilung bekannt sind, gefunden werden (Abb. 3, 4).

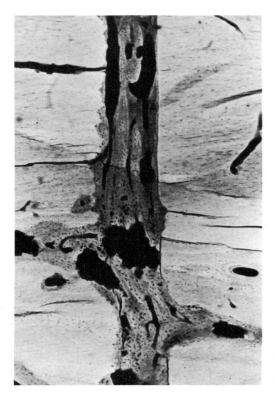

Abb. 3. Mikroradiographie aus dem Corticalisbereich mit Osteonverbindungen aus der Spalte in das autoklavierte und in das vitale Fragment

Über den Einsatz autologer autoklavierter Knochenspäne gibt es in der Literatur zahlreiche Hinweise. In der Extremitätenchirurgie und auch in der Kieferchirurgie im Zusammenhang mit der Operation gut- und bösartiger Tumoren, in der Traumatologie und bei der Behandlung entzündlicher Knochenerkrankungen wird diese Art der Rekonstruktion erwähnt.

Ohne Zweifel hat der frische autologe Knochenspan die beste Einheilungstendenz. Aber bei der Behandlung bösartiger Tumoren im Kieferbereich herrscht weitgehend Übereinstimmung darüber, daß eine Primärosteoplastik nach Resektion nicht ratsam ist. Gerade deshalb erscheint der autologe autoklavierte Unterkiefer als Mineralgerüst zur Wiederherstellung der äußeren Form eine Alternative zu bieten.

Wesentlich für den Erfolg solcher Transplantationen ist aber auch hier die Art der Stabilisation. Die stabile Osteosynthese sorgt dafür, daß das Transplantat nicht nur als Platzhalter fungiert, sondern durch eine, wenn auch sehr langsam ablaufende fortschreitende Substitution ausgehend von den zentralen Gefäßen des Unterkiefers das Mineral des Knochens langsam wieder mit Leben erfüllt. Knochentransplantate dieser Art scheinen im Hinblick auf die Annahme durch den Wirt und die Einheilungszeit

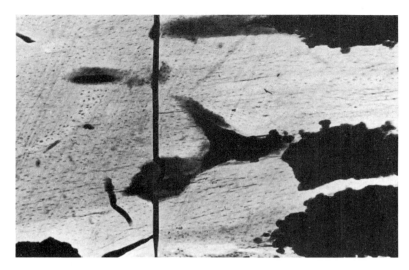

Abb. 4. Mikroradiographie an der Stoßstelle vitaler-autoklavierter Knochen mit Kontaktheilung. Ein neues Osteon verbindet hier den vitalen Stumpf, der durch zahlreiche Resorptionslöcher gekennzeichnet ist, mit dem devitalisierten Reimplantat

vergleichbar zu sein mit Spänen aus der Knochenbank, allerdings haben sie den Vorteil, daß sie exakt passen, was das operative Vorgehen sehr erleichtert.

Literatur

Orell S (1937) Surgical bone grafting with „os purum", „os novum". and „boiled bone". J Bone Joint Surg 19:873

Sijbrandij S (1978) Resection and Reconstruction for bone tumors. Acta Orthop Scand 49:249

Harding RL (1957) Replantation of the mandible in cancer surgery. Plastic Reconstr Surg 19:373

Nachuntersuchungen zum temporären und definitiven Unterkieferersatz nach Tumorresektion

R. Schmidseder, J. Klein und H. Scheunemann, Mainz

Die Therapie des Mundhöhlenkrebses ist primär auf die radikale Entfernung der Geschwulste gerichtet. Der Operateur darf nicht nach der Größe des Defektes schielen, sondern hat davon auszugehen, daß die Heilung des Geschwulstleidens nur erreicht werden kann, wenn ein ausreichender Sicherheitsabstand bei der Resektion eingehalten wird (Scheunemann, 1979).

In der exponierten Kiefer- und Gesichtsregion greifen Gewebsdefekte nach Tumorresektionen stark in die Personalität des Patienten ein. Außer den ästhetischen Gesichtspunkten spielen naturgemäß auch funktionelle Erwägungen, wie zum Beispiel die Beeinträchtigung des Kauvermögens, des Schluckaktes, der Phonetik und der Atmung eine schwerwiegende Rolle (Rehrmann, 1955).

Während die Verhinderung der funktionellen und ästhetischen Störungen bei Resektionen im Unterkieferseitenzahnbereich durch eine primäre Rekonstruktion wünschenswert ist, so ist die sofortige Rekonstruktion des Unterkiefers zur Erhaltung der vitalen Funktion nach Verlust des Kinnmittelteiles notwendig (Reuther, Hausamen, 1977). Nach Becker (1975) ist deshalb bei gutartigen Geschwülsten in der Regel die sofortige Knochentransplantation mit Osteodraht- oder Osteoplattensynthese indiziert. Bei bösartigen Geschwülsten wird die Osteoplastik meist sekundär, das heißt zu einem späteren Zeitpunkt nach einem rezidivfreien Intervall durchgeführt, wobei die temporäre Defektüberbrückung mittels alloplastischer Materialien vorgenommen werden kann.

Zur temporären Defektüberbrückung verwandten wir in unserer Klinik seit 1969 Silastik in Kombination mit Osteodrahtsynthesen oder Kirschner-Drähten, worüber von Scheunemann (1970) berichtet wurde (Abb. 1). Später hat dann Reuther (1977)

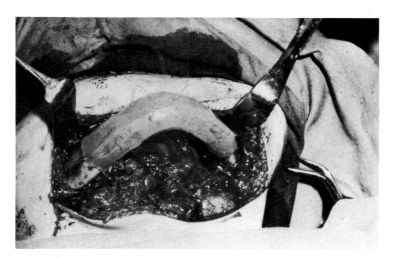

Abb. 1. Kinnrekonstruktion durch entsprechend geformtes Silastikinterponat, fixiert durch Kirschner-Draht und Osteodrahtsynthese

in Zusammenarbeit mit der Firma Osteo ein Druckplattensystem aus korrisionsfestem Edelstahl zur Überbrückung der entstehenden Unterkieferdefekte entwickelt (Reuther, Hausamen 1977; Hausamen et al. 1977) (Abb. 2a-c).

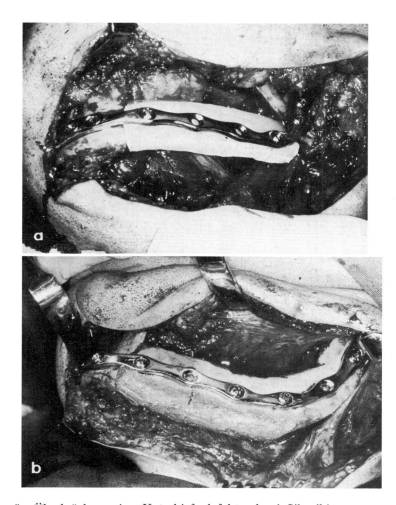

Abb. 2. a Temporäre Überbrückung eines Unterkieferdefektes durch Silastikinterponat in Kombination mit einer individuell geformten Osteosyntheseplatte. **b** Definitive Unterkieferrekonstruktion mit einem Beckenkammtransplantat nach Entfernung des Silastikinterponats nach einem rezidivfreien Intervall von 18 Monaten

Im Rahmen unserer Ausführungen soll über die Ergebnisse dieser Rekonstruktionsmethoden am Krankengut der Klinik für Mund-, Kiefer- und Gesichtschirurgie Mainz im Zeitraum von 1969 bis 1978 berichtet werden.

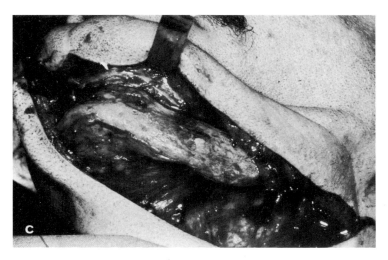

Abb. 2. c Zustand nach Einheilen des Beckenkammtransplantates und Entfernung der Druckplatte, vollständig eingeheiltes Knochentransplantat

Ergebnisse

Während es bei den Silastikimplantaten mit Drahtnähten oder Kirschner-Drähten in 7 von 13 Fällen zu Heilungskomplikationen und bei 5 von 13 Patienten zur vorzeitigen Implantatentfernung kam, waren die Zahlen bei Silastikimplantaten mit Osteosyntheseplatten wesentlich höher. 21mal bei insgesamt 27 Rekonstruktionen waren Heilungsstörungen zu verzeichnen. In etwa der Hälfte der Fälle, das waren exakt 15 von 27, mußten die Implantate vorzeitig entfernt werden. In beiden Gruppen fielen die Implantate zum Kinnersatz mit noch höheren Komplikationsraten auf. Bei den Silastikimplantaten mit Drahtnähten oder Kirschner-Drähten war die Anzahl der Kinnrekonstruktion jedoch zu klein, um eine sichere Aussage zuzulassen. Bei Platten in Kombination mit Silastikimplantaten waren es 10 von 11 Kinnimplantaten, die unter Komplikationen einheilten und 8, die vorzeitig entfernt werden mußten.

Die hohe Komplikationsrate der mit Platten stabilisierten Silastikimplantate kann durch den Weichteilmangel und die verstärkte Perforationsgefahr bei Narbenzug und die nicht entsprechend nachgebenden starren Platten erklärt werden.

Nach Entfernung der Alloplastik im Kinnbereich verloren wir natürlich auch die Vorteile bei der sekundären endgültigen Versorgung. Bei allen Patienten jedoch konnten die gefürchteten postoperativen funktionellen Beeinträchtigungen verhindert werden (Schmidseder, Eßwein 1979). Eine Verbesserung dieser Situation könnte dadurch erreicht werden, daß der Bogen wesentlich verkleinert wird und das Implantat ein kleineres Volumen erhält, so daß die Problemzonen, wie sie von Luhr (1976) beschrieben wurden, mehr Berücksichtigungen finden. Dies wurde auch schon von Bitter (1979) gefordert.

Unproblematischer stellt sich die Einheilung des autoplastischen Knochenmaterials dar. Bei den primären Osteoplastiken traten bei 8 von 17 Transplantaten mit Osteodrahtsynthese Heilungskomplikationen auf. Ein Transplantatverlust war jedoch nicht zu verzeichnen. Bei primären Osteoplastiken mit Osteosyntheseplatten kam es in 6 von 9 Fällen zu Heilungskomplikationen. Hier mußte ein Transplantat entfernt werden.

Am günstigsten war die Situation bei sekundären Osteoplastiken. Hier kam es zu keinem Transplantatverlust. Von 8 Transplantaten mit Osteodrahtsynthese sowie von 12 Transplantaten mit Osteosyntheseplatten heilten jeweils 2 unter Infektion ein. Dieses Ergebnis spricht bei kombinierten intra- und extraoralen Eingriffen und entsprechend höherer Kontaminsationsmöglichkeit für die Methode der sekundären Osteoplastik.

Diskussion

Es ist unbestritten, daß die Osteosyntheseplatten in Verbindung mit der Osteoplastik den Drahtosteosynthesen in vielen Beziehungen überlegen sind. Daß Heilungskomplikationen aber bei der Kompressionsosteosynthese seltener seien, läßt sich aus den hier dargelegten Untersuchungen nicht schließen.

Auf die weitgehende Verhinderung der Einwirkung funktioneller Kräfte auf das Transplantat durch die funktionsstabile Fixierung und die daher erforderliche Plattenentfernung in einer Zweitoperation nach drei bis sechs Monaten wies Rehrmann (1978) hin.

Im Gegensatz zu Transplantaten, die mit Osteodrahtsynthesen fixiert waren, traten in unseren Nachuntersuchungen bei solchen mit Osteosyntheseplatten Knochenatrophien zwar nicht häufiger, aber in stärkerem Maße auf. Zusätzlich kam es in 7 von 21 Fällen zu Pseudarthrosen. Ein Zusammenhang mit den unphysiologischen Belastungsverhältnissen durch die Anwesenheit der starren Metallplatte liegt nahe.

Aus der Traumatologie der Extremitäten sind Untersuchungen über die Nachteile der funktionsstabilen Fixierung für den Transplantateinbau bekannt. Rehn und Hierholzer stellten 1971 fest, daß es unter Druckplatten, die über längere Zeit liegen, zur sogenannten Spongiosierung und somit zur verminderten Belastbarkeit kommt. Nach Uthoff und Dubuc (1971) nimmt die Spongiosierung mit steigender Liegezeit zu. Zur Erzielung einer physiologischen Knochenstruktur ist also der Zeitpunkt der Druckplattenentfernung entscheidend. Höltje (1976) setzte sechs bis acht Monate als Liegezeit für die Osteosyntheseplatten bei großen defektüberbrückenden Transplantaten fest. Nach Reuther (1977) soll das Osteosynthesematerial bei größeren Transplantaten wenigstens sechs Monate belassen werden. Nach Rehrmann (1978) müssen die Platten nach drei bis sechs Monaten entfernt werden. Aus diesen angegebenen Literaturangaben ist ersichtlich, daß bezüglich der Entfernung des Osteosynthesematerials noch keine einheitliche Meinung herrscht, so daß weitere Untersuchungen hier Klarheit verschaffen sollten.

Literatur

Becker R (1975) Rekonstruktion von Unterkieferdefekten nach Tumorresektion. Therapiewoche 25:6624

Bitter K (1979) „Die Innenbogenrekonstruktion". Eine Modifikation der temporären Wiederherstellung des resezierten Unterkiefers mit Überbrückungsplatten. Dtsch Z Mund Kiefer Gesichtschir 3:829

Hausamen J-E, Scheunemann H, Reuther J (1977) Temporärer Unterkieferersatz mittels funktionsstabiler Platte in Kombination mit einem Silastik-Interponat. In: Wiederherstellung von Form und Funktion organischer Einheiten der verschiedenen Körperregionen. Schmidt E, Widmaier W, Reichert H (Hrsg). Thieme, Stuttgart, S 174

Höltje W-J (1976) Tierexperimentelle Untersuchungen über unterschiedliche Einheilung von autologen Rippentransplantaten in Abhängigkeit von ihrer Größe. Fortschr Kiefer Gesichtschir 21:45

Luhr H-G (1976) Ein Plattensystem zur Unterkieferrekonstruktion einschließlich des Gelenkersatzes. Dtsch Zahnärztl Z 31:747

Rehrmann A (1955) Kinnaufbau mit prothesenfähigem Kieferbogen. Dtsch Zahn Mund Kieferheilkd 21:433

Rehrmann A (1978) Das freie Knochentransplantat zum Unterkieferersatz unter besonderer Berücksichtigung der Kinnrekonstruktion. Fortschr Kiefer Gesichtschir 23:39

Reuther J (1977) Druckplattenosteosynthese und freie Knochentransplantation zur Unterkieferrekonstruktion. Habilschrift, Mainz

Reuther J, Hausamen J-E (1977) System zur alloplastischen Überbrückung von Unterkieferdefekten. Dtsch Zahnärztl Z 32:334

Scheunemann H (1970) Kinnrekonstruktion mit Silastik in Kombination mit einem formgebenden Kirschner-Draht. Zahnärztl Wschr 79:100

Scheunemann H (1979) Plastische Rekonstruktion nach entstellenden chirurgischen Eingriffen. Zahnärztl Mitt 69:462

Schmidseder R, Eßwein W (1979) Plastisch-chirurgische Eingriffe zur Rekonstruktion der Kinnregion. Fortschr Kiefer Gesichtschir 24:102

Uthoff HK, Dubuc FL (1971) Bonestructure changes in the dog under rigid internal fixation. Clin Orthop 81:165

Rehn J, Hierholzer G (1971) Zeitpunkt der Entfernung von Osteosynthesematerial. Chirurg 42:257

Die Möglichkeiten der operativen Therapie bösartiger Tumoren der Wirbelsäule

J. Harms, K.E. Brinkmann und D. Stoltze, Karlsbad-Langensteinbach

Bei den bösartigen Tumoren der Wirbelsäule ist zwischen primär-malignen Tumoren und metastatischen Veränderungen zu unterscheiden. Die primär-malignen Tumoren sind selten, viel häufiger finden sich metastatische Tumorabsiedlungen, insbesondere bei Mammacarcinom und Prostatacarcinom.

Primär-maligne Tumoren der Wirbelsäule

Nach Literaturangaben ist das maligne Chordom der häufigste bösartige Wirbeltumor, diesem folgt das Osteosarkom und Fibrosarkom, Chondrosarkom und Angiosarkom manifestieren sich in etwa gleicher Häufigkeit an der Wirbelsäule.

Wegen der sehr ähnlichen Symptomatik wird von verschiedenen Autoren auch das Plasmacytom zu den malignen Geschwülsten der Wirbelsäule gezählt, obwohl in ätiologischer und therapeutischer Hinsicht Unterschiede bestehen.

Für die primär-malignen Tumoren gelten die gleichen therapeutischen Richtlinien wie bei einer Manifestation an den Extremitäten, das heißt wir streben eine möglichst radikale Entfernung an.

Die bei der Behandlung maligner Knochentumoren an den Extremitäten geforderte Radikalität im onkologischen Sinne ist an der Wirbelsäule nur selten erreichbar, da die Nachbarschaft der großen Gefäße und des Rückenmarks häufig eine solche Radikalität verbietet.

Das Ziel der operativen Behandlung von Wirbelsäulentumoren ist
1. die möglichst radikale Ausräumung des Tumores,
2. die rasche Wiederherstellung der Stabilität der Wirbelsäule,
3. eventuelle Einleitung einer Strahlen- oder Chemotherapie entsprechend der histologischen Diagnose.

Die bösartigen Geschwülste der Wirbelsäule sind überwiegend im Bereich der Wirbelkörper gelegen, so daß meistens ein ventraler Zugang zur Wirbelsäule notwendig ist, um der geforderten Radikalität möglichst nahe zu kommen.

Nach Resektion des Tumors ergibt sich die Notwendigkeit, den Substanzdefekt aufzufüllen, wobei sich bei gesichertem bösartigen Tumor die Auffüllung durch Knochenzement empfiehlt. Häufig läßt sich durch die alleinige Knochenzementauffüllung keine ausreichende Stabilität erzielen, so daß eine zusätzliche Plattenosteosynthese notwendig wird, zuweilen muß diese Verbundosteosynthese noch durch eine zusätzliche, dorsale Spondylodese unterstützt werden. In der Regel läßt sich durch diese Maßnahme eine sofortige Belastungsstabilität des betreffenden Wirbelsäulenabschnittes erzielen, die eine rasche Mobilisierung des Patienten gewährleistet.

Sekundäre Tumoren der Wirbelsäule

Die Wirbelsäule ist ein beliebter Manifestationsort für Metastasen anderer Organtumoren, wobei das Mammacarcinom und das Prostatacarcinom an der Spitze stehen, gefolgt vom Lungencarcinom, Uteruscarcinom und Schilddrüsencarcinom.

Grundsätzlich gelten für die operative Behandlung von Wirbelsäulenmetastasen die gleichen Richtlinien wie für alle anderen Wirbelsäulentumoren: Das heißt auch hier streben wir eine möglichst hohe Radikalität an. Die Indikationsstellung zur Operation ist jedoch schwieriger als bei primär-benignen oder primär-malignen Knochentumoren, da der Allgemeinzustand und insbesondere das Ausmaß der Metastasierung den operativen Möglichkeiten Grenzen setzt.

Beim Vorliegen einer solitären Metastase sollte die Entfernung immer angestrebt werden, da in diesen Fällen der Eingriff durchaus kurativen Charakter haben kann.

Bei genereller Metastasierung ist eine radikale Ausräumung nicht mehr möglich, durch die dorsale Verbundosteosynthese kann jedoch in vielen Fällen der Zusammenbruch der Wirbelkörper vermieden und damit der drohenden Querschnittssymptomatik vorgebeugt werden. Wenn dem Patienten das Schicksal der präfinalen Querschnittslähmung erspart werden kann, erscheint dieser Eingriff immer gerechtfertigt.

Fallbeispiele

1. Osteolytisches Osteosarkom der Lendenwirbelsäule:
    a) Osteosarkom im 3. LWK mit beginnender Querschnittslähmung und ausgeprägten Schmerzen (Abb. 1a).

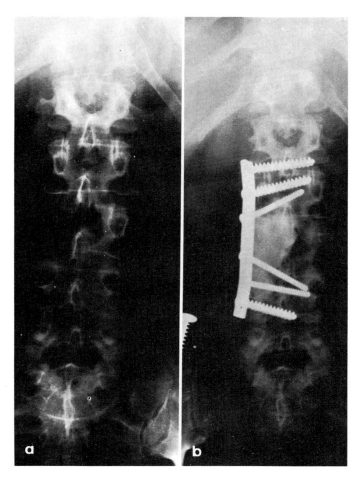

Abb. 1

b) Wegen ausgedehnter Lungenmetastasen nur Teilspondylektomie mit Verbundosteosynthese. Postoperativ weitgehende Schmerzfreiheit und rasche Mobilisierung des Patienten. Überlebenszeit 8 Monate (Abb. 1b).
2. Hypernephrom-Metastase Dio
   a) Weitgehende Destruktion des 1. LWK mit Einengung des Spinalkanales, inkomplette Querschnittssymptomatik (Abb. 2a).
   b) Zustand nach Spondylektromie und Defektauffüllung mit Knochenzement-Plattenostgo-Synthese. Rückgang der Querschnittssymptomatik, volle Belastbarkeit bis zum Tode 18 Monate postoperativ (Abb. 2b).

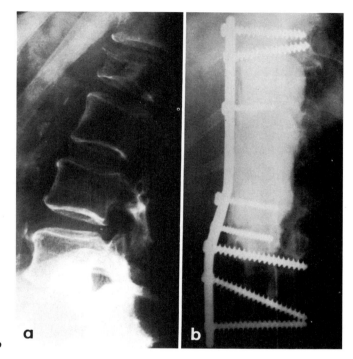

Abb. 2 a, b

Die Langzeitergebnisse der operativen Behandlung von primär-malignen und sekundärmalignen Tumoren der Wirbelsäule sind sicherlich noch schlechter als bei Tumormanifestation an den Extremitäten, da häufig die Radikalität im onkologischen Sinne nicht gewahrt werden kann. Bei entsprechend konsequenter operativer Therapie und in enger Zusammenarbeit mit Onkologen und Strahlentherapeuten können jedoch immer drei Ziele erreicht werden.
1. Besserung der Schmerzsymptomatik,
2. Besserung der neurologischen Symptomatik,
3. rasche und häufig von orthopädischen Hilfsmitteln freie Belastbarkeit der Wirbelsäule.

Erfahrungen mit stabilisierenden Operationen bei Destruktionen der Wirbelsäule durch maligne Tumoren

W. Schinze, J.J. Jochum, E. Jann und G. Dahmen, Hamburg

In den letzten Jahren werden uns in zunehmender Zahl Patienten zugewiesen, deren ausgedehnte Osteolysen im Bereich der Hals-, Brust- und Lendenwirbelsäule ein sofortiges Eingreifen nötig machen. Solche Osteolysen sind in der Mehrzahl Sekundärtumoren, zum Beispiel Metastasen gynäkologischer Tumoren, selten Primärtumoren. Eine vitale Indikation liegt dann vor, wenn die Röntgenuntersuchung eine Instabilität zeigt oder wenn radiculäre Symptome oder gar Querschnittsschädigungen des Rückenmarks vorliegen.

Nach primärer Laminektomie eines oder mehrerer Wirbel und Dekompression der korrespondierenden Nervenwurzeln wird soviel konstriktives Tumormaterial wie möglich entfernt. Nach Biegen zweier korrespondierender AO-Platten mittels Biegepresse — entsprechend dem zu stabilisierenden Wirbelsäulenabschnitt — werden die dazugehörigen Bohrlöcher durch die korrespondierenden Dornfortsätze gebohrt. Mittels AO-Schrauben und Kontermuttern werden die Platten anschließend fixiert.

Da in der HWS-Region die Dornfortsätze nicht wirklich tragend sind, ist hier die Fixierung durch Drahtung der Dornfortsätze und eventuell auch der Wirbelbögen notwendig.

In der unteren Lumbalregion werden die AO-Platten zusätzlich mittels AO-Schrauben am Sacrum befestigt, nachdem sie der Achse entsprechend in Höhe des lumbosacralen Überganges paßgerecht gerichtet wurden. Postoperativ wird aus pflegerischen Gründen eventuell die Gipsbettlagerung erforderlich. Es ist unverzüglich mit der krankengymnastischen Behandlung einschließlich Steh- und Gehübungen zu beginnen.

Dieses Vorgehen wurde bisher an 40 Patienten mit malignen Tumoren und 17 Patienten mit initialer oder fortgeschrittenen Symptomen der Paraplegie als Folge eines Unfalles oder Entzündung (besonders Polyarthritis) durchgeführt.

Fall 1: 52jährige Frau, bei der 1973 wegen eines Carcinoms eine Ablatio mammae rechts durchgeführt wurde. Nach der ersten onkologischen Untersuchung 1978 Überweisung zu uns wegen weitgehender Osteolyse des 6. Halswirbels (Abb. 1). Weiterhin pulmonale und osteolytische Metastasen. Sieben Tage später Dekompression der Nervenwurzeln C 5, C 6 und C 7 mit Resektion der Wirbelbögen und Entfernung von Tumorgewebe. Dorsale Spondylodese mit AO-Platten. Postoperativ Anlage einer Horsley-Bandage für sechs Monate. 1 1/2 Jahre später geht es der Patientin gut, keine Beschwerden.

Fall 2: 47jähriger Mann, seit etwa dreiviertel Jahren zunehmend Rückenschmerzen mit Ausstrahlung in die Leisten und später auch in die Beine. Wegen der deutlichen Destruktionen mit Instabilität der Wirbelsäule (Abb. 2-4) erfolgte im Februar 1976 die operative Dekompression durch Laminektomie und Resektion des stark blutenden Tumorgewebes — Plasmocytom — soweit wie möglich, und die Stabilisierung mit AO-Platten. Postoperativ war der Patient weitgehend beschwerdefrei und konnte mit Korsett belasten.

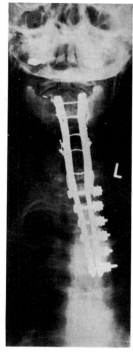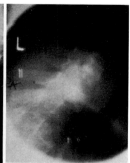

Abb. 1. Plattenstabilisierung mit AO-Platten wegen weitgehender Osteolyse des 6. Halswirbels

Fall 3: 40jährige Frau mit metastasierendem Mammacarcinom. Bei Kontrolluntersuchung wegen Rückenschmerzen ausgedehnte Osteolysen bei L2 bis L4, besonders L3 (Abb. 5-7). Bei der Operation waren die Bögen von L2 bis L4 von Tumorgewebe durchsetzt, weitere Absiedlungen fanden sich im linken Becken und Kreuzbeinbereich. Nach der Dekompression kam es wieder zu einem Pulsieren der Dura. Die Stabilisierung wurde mit zwei doppelt geschränkten AO-Platten durchgeführt. Postoperativ volle Belastungsfähigkeit im Korsett. Bei der Kontrolle Ende 1977 Beschwerdefreiheit.

Die bisherigen Ergebnisse zeigen, daß auch bei ausgedehnten Osteolysen eines oder mehrerer Wirbel eine Stabilisierung mittels AO-Platten erreicht werden kann, die eine Belastung wieder erlaubt.

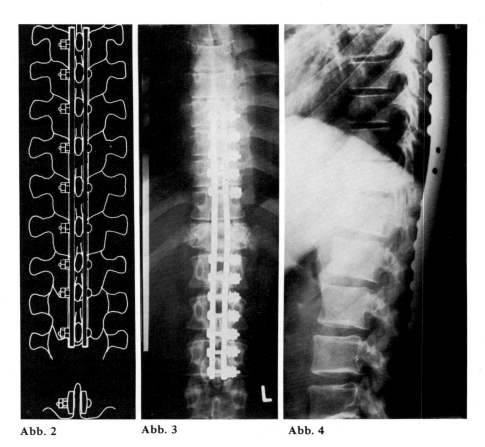

Abb. 2 **Abb. 3** **Abb. 4**

Abb. 2. Systematische Darstellung der Plattenstabilisierung im BWS-Bereich
Abb. 3. Dorsale Spondylodese mit AO-Platten wegen Plasmocytom in Th 12
Abb. 4. Dorsale ...(s. 3)

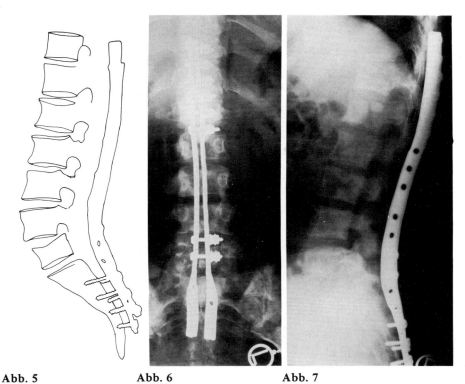

Abb. 5   Abb. 6   Abb. 7

Abb. 5. Schematische Darstellung der Plattenstabilisierung im LWS-Bereich
Abb. 6. Dorsale Spondylodese mit doppelt geschränkten AO-Platten wegen Carcinom-Metastasen
Abb. 7. s. Abb. 6

Wiederherstellung von Form und Funktion nach Resektion knöcherner Beckentumoren

C. Burri und A. Rüter, Ulm

Die Wiederherstellung einer zumindest ausreichenden Form und Beweglichkeit des Hüftgelenkes nach Resektion acetabulumnaher Tumoren ist in zahlreichen Techniken beschrieben [1, 2, 4, 5]. Falls die radikale Tumorexstirpation eine Resektion des Gelenkes notwendig macht, kann der Wiederaufbau durch erweiterte Totalprothesen erfolgen, die mittels zusätzlicher metallischer Implantate sowie Spongiosa- oder Zementplastiken auf den verbleibenden Beckenanteilen Abstützung finden [1, 2, 4, 5].

Ein ausgedehnter Befall des knöchernen Beckens oder Rezidive nach oben erwähnten Eingriffen machten jedoch häufig eine Hemipelvektomie mit ihren verheerenden Auswirkungen auf Funktion und Kosmetik notwendig.

Diese unbefriedigende Situation bei an sich lokal resezierbaren Tumoren des knöchernen Beckens ließ daher nach einer Lösung suchen, die veränderte Beckenhälfte subtotal [6] oder total [3] zu resezieren und in derselben Sitzung alloplastisch zu ersetzen. Diese Möglichkeit ist durch Verwendung einer entsprechend dimensionierten, eine gesamte Beckenhälfte umfassenden Polyacetalharz-Prothese gegeben [3] (Abb. 1).

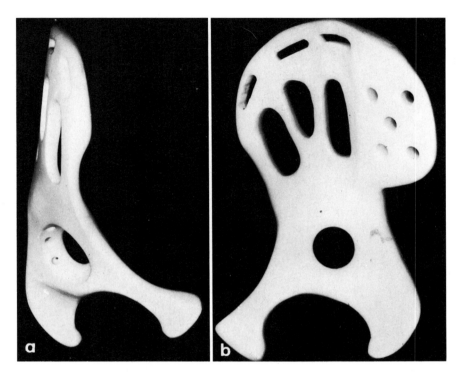

Abb. 1a,b. Beckenprothese, individuell dimensioniert. Größenbestimmung durch präoperative Computertomographie der veränderten Beckenhälfte. **a** Ansicht von vorn, **b** Ansicht von innen

Die individuelle Größe dieses Implantates kann durch eine Beckenvermessung mittels Computertomographie präoperativ festgelegt werden. Die definierten Horizontalschnitte des Tomogramms werden hierbei auf die natürliche Dimension vergrößert, aus Styropor geschnitten und wie bei einem Geländerelief übereinandergelegt. Entsprechend diesem Modell wird dann die Prothese gegossen.

Operationstechnik

Der Eingriff erfolgt in angehobener Rückenlage. Der Hautschnitt zieht von der Spina iliaca posterior superior entlang dem Beckenkamm bis über die Symphyse. Falls es die Tumorausdehnung zuläßt, werden die knöchernen Ansätze der Beckenmuskulatur an der Crista abgemeißelt. Sie können später mit Schrauben an der Kunststoffprothese refixiert werden. Nach Ablösung der Muskulatur werden A. und V. femoralis sowie der N. femoralis dargestellt und angeschlungen. Die Resektion des Oberschenkelkopfes öffnet den Weg zum Sitzbein, wobei nun der N. ischiadicus identifiziert und geschont werden muß. Nach Durchtrennung der Iliosacralgelenke und der Symphyse wird es meist notwendig, den proximalen und distalen Abgang des Sitzbeins zu osteotomieren, um zunächst Darm- und Schambein zu entfernen. Danach kann das Sitzbein von den kräftigen Muskelursprüngen gelöst und gesondert extrahiert werden.

Die Beckenprothese hat keinen horizontalen Sitzbeinast. Nach Implantation wird zunächst die Symphyse durch eine oder zwei Platten, die vom Schambeinast der Prothese auf die erhaltene Gegenseite reichen, fixiert. Die Stabilisierung am Iliosacralgelenk erfolgt durch einzelne Zugschrauben, wobei Aussparungen in der Prothese durch corticospongiöse Späne aufzufüllen sind, damit die Kraftübertragung auf Dauer durch eine Art Nut- und Feder-System gewährleistet bleibt.

Die Einzementierung der Hüftpfanne in das Kunststoffbecken und des Schaftanteils in das Femur beenden die Implantation. Danach kann die Muskulatur der Beckeninnen- und Außenseite bei erhaltenen knöchernen Ansätzen an die Crista geschraubt, andernfalls gegeneinander vernäht werden. Die Aussparungen im Darmbein des Kunststoffbeckens erlauben eine Adaption und spätere Verwachsung der Muskulatur auch in diesem Bereich.

Falls die Ausdehnung des Tumors es ermöglicht, Teile der Beckenschaufel bzw. des Sitz- oder Schambeins zu belassen, kann die Beckenprothese mit der oscillierenden Säge intraoperativ auf die notwendige Größe zurechtgeschnitten werden.

Bisherige Ergebnisse

An der Klinik für Unfallchirurgie, Hand-, Plastische und Wiederherstellungschirurgie der Universität Ulm wurden bisher 11 Patienten mit der beschriebenen Beckenprothese versorgt. Ursache der zugrundeliegenden Osteolysen waren 4 proliferierende Chondrome, davon eines rezidivierend mit Übergang in ein Chondrosarkom, 3 Chondrosarkome, 1 malignes Synovialomrezidiv nach Bestrahlung, 1 osteogenes Sarkom und 2 ausgedehnte Metastasierungen, in einem Fall nach Prostata- im zweiten nach Ovarial-Carcinom.

An Komplikationen mußten zweimal partielle Ischiadicusläsionen in Form eines Fibularisausfalles in Kauf genommen werden (einmal als operative Komplikation und einmal infolge der erforderlichen Tumorresektion bei Metastase).

Bei dem Patienten mit vorbestrahltem Synovialom entwickelte sich eine ausgedehnte Nekrose der strahlengeschädigten Haut über der Prothese mit Infekt, was die Entfernung der Implantate mit Hemipelvektomie notwendig machte, bei einem weiteren mußte wegen tiefer Infektion die Teilprothese entfernt werden, der Patient ist an einer Krücke gehfähig.

Die beiden Patienten, bei denen Metastasen Ursache der Beckenveränderungen waren, sind zwischenzeitlich verstorben, ebenso die Patientin mit Osteosarkom.

In allen übrigen Fällen wurden die Patienten ab der 4. Woche mobilisiert, sie sind heute gehfähig. Hierbei konnte eine freie Belastbarkeit des Beines jeweils am Ende des 2. bis 3. Monats erreicht werden. Abbildung 2 zeigt einen entsprechenden Fall und das funktionelle Ergebnis nach 5 Monaten.

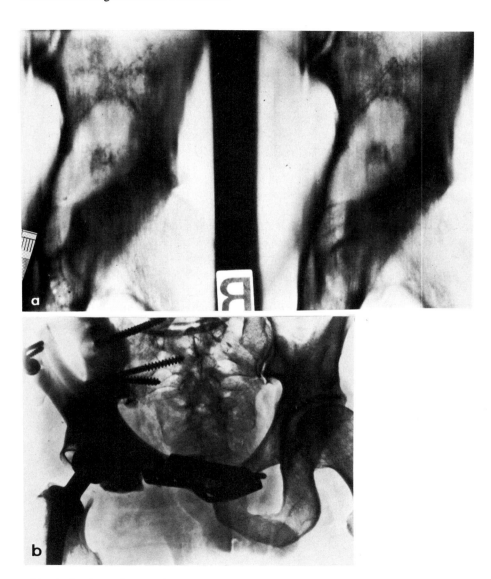

Abb. 2a,b. Ausgedehnte Osteolyse des Darmbeins und Sitzbeins unter Einbeziehung des Acetabulums durch Chondrosarkom. **a** Präoperativer Befund, **b** Postoperative Kontrolle nach innerer Hemipelvektomie und Implantation einer Beckenprothese

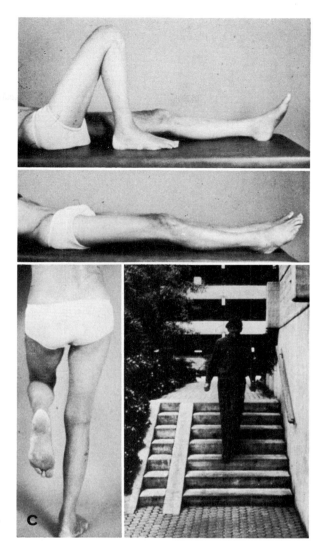

Abb. 2. c Funktionelles Ergebnis nach 5 Monaten

Literatur

1. Burri C, Nadjafi AS (1973) Totalprothese bei Metastasen im Hüftgelenk. Helv Chir Acta 40:225
2. Burri C, Rüter A, Schulte J (1979) Beckenrekonstruktion bei Tumoren und Metastasen des Acetabulums. Z Orthop 117:495
3. Burri C, Claes L, Gerngroß H, Mathys R, jun (1975) Total ,,Internal" Hemipelvectomy. Arch Orthop Traumat Surg 94:219
4. Ganz R, Rüter A (1973) Alloplastischer Ersatz des Hüftgelenkes bei Knochentumoren und tumorartigen Veränderungen. In: Der totale Hüftersatz, Cotta H, Schulitz KP (eds), Thieme, Stuttgart

5. Rüter A, Ganz R (1973) Zur Technik der Totalprothese nach Resektion hüftnaher Knochentumoren. Helv Chir Acta 40:21
6. Schöllner D, Ruck W (1974) Die Beckenprothese — eine Alternative zur Hemipelvektomie bei Tumorpatienten. Z Orthop 112:968

Zum Problem der Hüftgelenksrekonstruktion nach innerer Hemipelvektomie bei Tumor-Patienten

C. Werhahn und M. Weigert, Berlin

Da einseitige Malignome im Beckenbereich nur durch radikale chirugische Resektion des Tumors im Gesunden behandelt werden können, bedeutet dies in der Regel die Hemipelvektomie. Nicht selten lehnen Patienten, trotz intensiver Aufklärung, den verstümmelnden Eingriff ab. In diesen Fällen suchen wir in Zusammenarbeit mit Pathologen und Onkologen nach einem Ausweg, der bei Resektion des Tumors im Gesunden die Erhaltung der Extremität ermöglicht.

So kann, wie Abb. 1 zeigt, bei Tumorbefall der Sitz-Schambeinregion und der Hüftpfanne das coxale Femur unter Inkaufnahme einer Beinverkürzung mit der Becken-

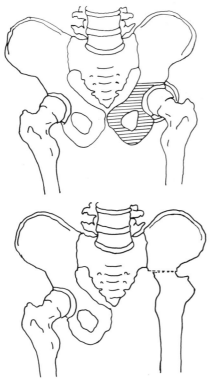

Abb. 1. Schematische Darstellung der Resektion und anschließenden Rekonstruktionen bei einseitigem Tumorbefall in der unteren Beckenhälfte

schaufel arthrodesiert werden. Durch Scharnierbewegungen im Iliosacralgelenk entsteht in dem wieder belastbaren Bein eine begrenzte Beuge- und Streckfähigkeit. Mußten bei der Tumorausräumung große Teile des knöchernen Beckens und das coxale Femurende reseziert werden (Abb. 2), ist wegen der resultierenden Beinverkürzung von mehr als

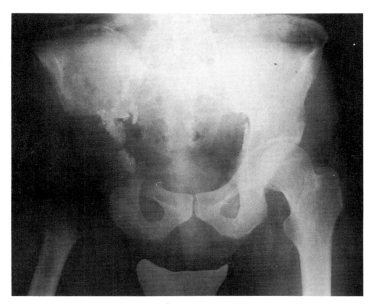

Abb. 2. Zustand nach Resektion des coxalen Femurs, teilen der Beckenschaufel, des Sitz- und Schambeines bei einem 36jährigen Patienten mit maligne entarteten Osteoclastoms. Ausgangsbefund s. Abb. 5. Nach Tumorausräumung erfolgt eine cytostatische Nachbehandlung in Intervallen. Bis zur Implantation der Spezialprothese lag der Patient mit einer supracondylären Drahtextension in einer Beckenliegeschale

15 cm eine Arthrodese nicht sinnvoll. Bei erhaltener Funktion der Hüftmuskulatur kann mit Hilfe einer Spezialprothese ein bewegliches Hüftgelenk und eine zumindestens teilbelastbare Extremität rekonstruiert werden.

Kasuistik

1. Fall: Bei einer 18jährigen Frau infiltrierte nach Operation eines Ewing-Sarkoms im li. Schambein ein Rezidiv die das Scham- und Sitzbein sowie das Os Ilium bis zum Acetabulum (Abb. 3a). Da die Patientin die Hemipelvektomie ablehnte, wurde der Tumor durch Resektion des Sitz- und Schambeines, des Hüftkopfes und Teilen der Beckenschaufel ausgeräumt (Abb. 3b). Nach einjähriger cytostatischer Nachbehandlung erfolgte bei der zu diesem Zeitpunkt rezidivfreien Patientin die Arthrodese des coxalen Femurs mit der Beckenschaufel. Nach knöcherner Konsolidierung der Osteosynthese innerhalb von 12 Wochen konnte die Patientin bei einer Beinverkürzung von 7 cm mit einem orthopädischen Schuh an einer Gehstütze schmerzfrei laufen (Abb. 3c). Aus den Scharnierbewegungen im Iliosacralgelenk resultierte eine Beuge- und Streckfähigkeit

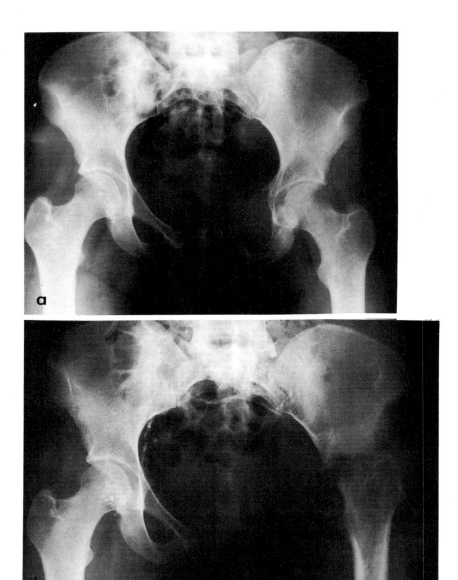

Abb. 3. a 3 Jahre nach Ausräumung eines Ewing-Sarkoms im Bereich des Sitz-Schambeines links infiltrierte ein Rezidiv das knöcherne Becken bis hin zum Acetabulum. **b** 1 Jahr nach Tumorausräumung mit Resektion des knöchernen Beckens bis hin zur Beckenschaufel, des Schenkelhalses und Teilresektion der Blase zeigte der Tumor unter cytostatischer Behandlung in Intervallen kein Rezidiv

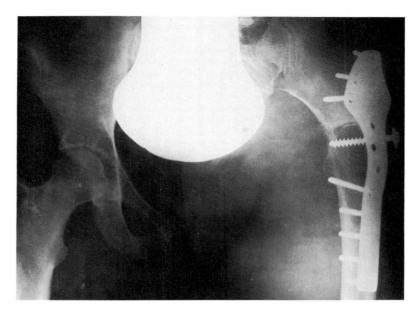

Abb. 3. c In einem Zweiteingriff nach einjähriger cytostatischer Nachbehandlung erfolgte die Arthrodese des coxalen Femurs mit der Beckenschaufel unter Verwendung einer Kreuzplatte. Die Arthrodese war 12 Wochen nach der Osteosynthese knöchern konsolidiert. Die Beinverkürzung betrug 7 cm

von 20°. Die erneute cytostatische Nachbehandlung lehnte die Patientin wegen der unangenehmen Begleiterscheinungen ab. 2 Jahre später erlag die Frau einem sich in den letzten Monaten fulminant ausbreitenden lokalen Rezidiv mit Tumormetastasen.

Der Weg zur Beckenprothese wurde sicherlich durch die zufriedenstellenden Erfahrungen mit dem Femur totale geebnet.

Fall 2: Abb. 4a-c: Nach Implantation einer Tumorprothese zog sich die 72 Jahre alte Patientin bei einem Sturz eine Femurfraktur im Prothesenbereich zu, die nicht zur Ausheilung gebracht werden konnte. 1977 wurde daher das Femur totale implantiert. Bei komplikationslosem Verlauf kann die Patientin bis zum heutigen Tage mit Hilfe einer Hohmannschen Rotationsbandage schmerzfrei laufen.

Bei den Beckenprothesen bereitet die stabile Verankerung Schwierigkeiten. Unser nach Röntgenaufnahmen gefertigtes Implantat aus Vitalium wird mit Schrauben an dem knöchernen Becken so fixiert, daß sich die Prothese an der Beckenschaufel und Sitz-Schambeinregion abstützt. Durch das Implantat wird der Beckenring stabilisiert und durch die Abstützung das Auftreten von Zugkräften verringert.

3. Fall: Bei einem 36jährigen Patienten infiltrierte ein zunächst als gutartig eingestuftes Osteoclastom (Abb. 5) nach maligner Entartung den Hüftkopf, das Acetabulum, die Beckenschaufel sowie die Sitz-Schambeinregion. Im Pfannenbereich hatte der Tumor den Knochen zerstört, die Kapsel durchbrochen und war in die kleinen Außenrotatoren

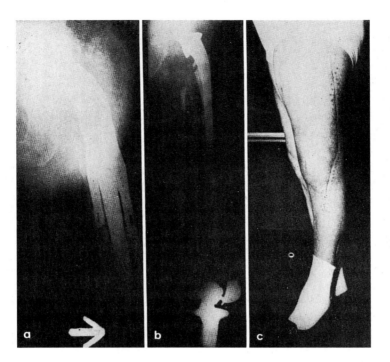

Abb. 4a-c. Nach einem Sturz zog sich die 73jährige Patientin eine Femurfraktur im Prothesenbereich zu (*s. Pfeil*). **b** Röntgenbefund: Nach Implantation eines Femur totale. **c** 5 Wochen nach der Operation konnte die Patientin schmerzfrei ohne Gehstütze mit einer Hohmannschen Rotationsbandage laufen

und Adduktoren infiltriert. Von einem dorsolateralen Zugang wurde der maligne Tumor radikal entfernt (Abb. 2). Nach cytostatischer Behandlung wurde die Beckenprothese implantiert (Abb. 6a). Im Femurschaft wurde eine Langschaftprothese mit nachmodelliertem Trochantermassiv zementfrei verankert (Abb. 6b). In der ersten postoperativen Phase luxierte die Prothese einmal. Unter cytostatischer Behandlung infizierte sich 3 Wochen post Operation ein Hämatom. Die Infektion konnte durch Drainage schnell beherrscht werden. Im Beobachtungszeitraum von 3 Jahren trat kein Tumorrezidiv auf. Die letzten Röntgenaufnahmen zeigen nach wie vor keine Lockerungstendenz der Implantate. Der Patient ist gehfähig. Die aktive Beweglichkeit im operierten Hüftgelenk ist um ca. 1/4 eingeschränkt. Zur Entlastung der Prothese wurde ein Schienen-Schellen-Apparat, der über ein Gelenk mit zwei Freiheitsgraden bei Belastung des operierten Beines das Gewicht auf den contralateralen Tuber überträgt. Röntgenologisch konnte nachgewiesen werden, wie beim Laufen durch Lastübertragung das Weichteilpolster über dem contralateralen Tuber zusammengedrückt wird. Die biochemische Messung ergab eine Entlastung von 30% durch den Apparat. Ohne Apparat läuft der Patient mit Teilbelastung an zwei Gehstützen.

Nach Enneking und Dunham, die 1978 immerhin 32 Fälle von lokal operierten Beckentumoren nachuntersucht haben, sollen Malignome im Beckenbereich nach radikaler Resektion im Gesunden und anschließender Rekonstruktion keine höhere Rezidivquote zeigen als nach Hemipelvektomie.

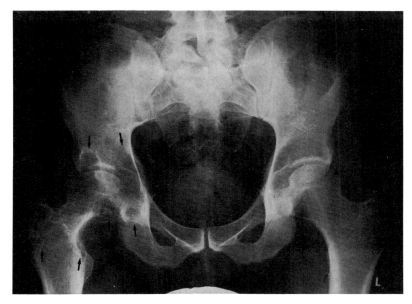

Abb. 5. Destruierendes Tumorwachstum im Bereich der Hüftpfanne, der Sitz-Schambeinregion und im coxalen Femur durch ein lokalen maligne entartetes Osteoclastom bei einem 36jährigen Patienten

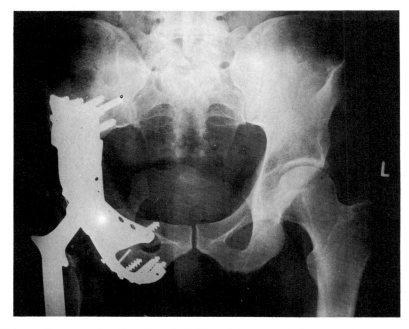

Abb. 6. a Gleicher Patient wie Abb. 2 und 5. Fast 3 Jahre nach Implantation einer Beckenprothese ergibt sich kein Anhalt für ein Rezidiv oder Prothesenlockerung

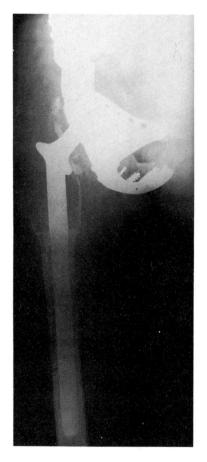

Abb. 6. b Gleicher Patient wie Abb. 2, 5 und 6a. Im Femurschaft wurde eine Langschaftprothese mit nachmodelliertem Trochantermassiv zementfrei verankert

Die in dieser Frage entscheidenden Langzeituntersuchungen in größerer Anzahl stehen jedoch noch aus. Sollten sich die diesbezüglichen Hoffnungen in den nächsten Jahren bestätigen, sind die im Vergleich zur Hemipelvektomie wesentlich aufwendigeren rekonstruktiven Verfahren bei lokal operablen Beckentumoren indiziert, weil dem Patienten die aus der Amputation entstehenden psychischen und funktionellen Belastungen erspart bleiben.

Literatur

1. Enneking WF, Dunham WK (1978) Resection and Reconstruction for Primary Neoplasmens Involving the Innominate Bone. J Bone Joint Surg 60-A:6, 731-751
2. Weigert M, Bonnemann D (1979) Total Replacement of the Femur and its Adjacent Joints. Arch Orthop Traumat Surg 94:245-248

Rekonstruktive Probleme bei der Resektionsbehandlung maligner Knochentumoren des Beckens

K.E. Brinkmann, J. Harms und D. Stoltze, Karlsbad-Langensteinbach

Die Resektionsbehandlung maligner Knochentumoren des Beckens stellt *eine* Möglichkeit dar, die unvermeidbar scheinende Hemipelvektomie mit Verlust des Beines zu umgehen. Vor allem jüngere Patienten sind mit dem verstümmelnden Eingriff nicht einverstanden. Allerdings wird die Indikation für eine konservierende Therapie durch mehrere Faktoren begrenzt.

Die Anforderungen der onkologischen Radikalität sind bei der Resektion primär bösartiger Knochengeschwülste unbedingt zu beachten. Ausdehnung und Infiltrationsgrad des Tumors in Knochen und Weichteile sollen durch intraoperativ angefertigte Schnellschnitte geklärt werden. Nur wenn es gelingt, den Tumor sicher im Gesunden auszuschälen, kann eine Rekonstruktion Erfolg haben. Die großen Beckengefäße, Arteria und Vena iliaca bzw. Femoralis müssen durchgängig bleiben. Die Opferung des Nervus ischiadicus, wie sie z.B. von Enneking noch zugegeben wird, erscheint uns nicht mehr vertretbar. Das Alter des Patienten und die Funktionseinbuße durch den bisweilen unumgänglichen Verlust großer Muskelmassen sind zusätzliche limitierende Faktoren der Resektionsbehandlung.

Kleinere tumorös bedingte Defekte können ohne Schwierigkeiten mit autologem Knochen aufgefüllt werden, gegebenenfalls in Kombination mit einer Endoprothese. Dagegen ist die Verwendung von alloplastischem Material zur Überbrückung größerer Knochendefekte nur begrenzt möglich. Eine sichere Verankerung der alloplastischen Transplantate in den biomechanisch stark beanspruchten Regionen des Beckens wird bei länger überlebenden Patienten problematisch. Der Ersatz durch ein biologisches Material ist und bleibt erstrebenswert.

Seit 1972 haben wir an unserem Hause bei mehreren Patienten zusammen mit der orthopädischen Universitätsklinik Homburg die ausschließliche Resektion primär und sekundär maligner Knochengeschwülste des Beckens durchgeführt. An folgenden Beispielen sollen Möglichkeiten und Grenzen dieses Vorgehens demonstriert werden.

1. Bei dieser 29jährigen Patientin bestand ein enddifferenziertes Chondrosarkom in der rechten Beckenschaufel. Die junge Frau lehnte eine Hemipelvektomie konsequent ab. Im September 1972 wurde nach partieller Resektion der rechten Beckenhälfte ein homoioplastisches cialit-konserviertes Knochentransplantat eingesetzt und mit Kirschner-Drähten und Schrauben fixiert. Die Patientin konnte nach vorübergehender Entlastung des rechten Beines voll mobilisiert werden. Klinische, röntgenologische und szintigraphische Kontrollen vierzehn Monate nach dem Eingriff zeigten weder ein lokales Rezidiv noch Fernmetastasen. Die Patientin verzog danach leider ins Ausland.

Der behandelnde Kollege teilte uns 1979, sieben Jahre nach dem Eingriff, mit, daß die Patientin bisher überlebt habe. Inzwischen ist ein Tumorrezidiv aufgetreten, welches nun die Hemipelvektomie erfordert (Abb. 1).

2. Bei diesem 13jährigen Schüler wurde erstmals im Frühsommer 1976 ein unreifzelliges Chondrosarkom in der linken Schamsitzbeinregion diagnostiziert. Im Juni 1976

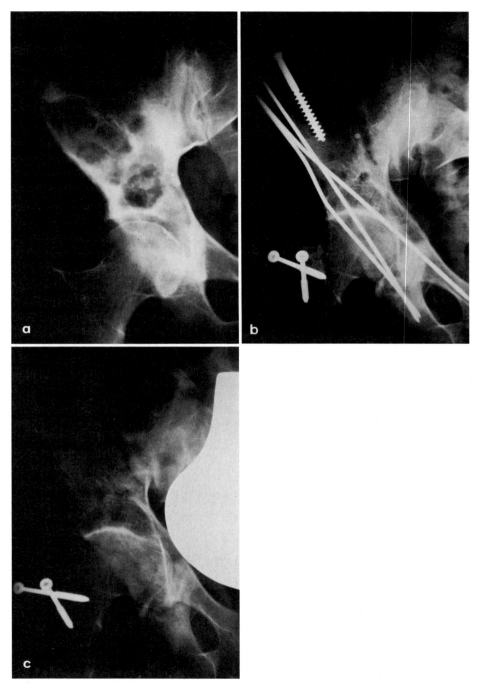

Abb. 1. a Chondrosarkom der rechten Beckenschaufel. **b** Homoioplastisches Transplantat der rechten Beckenschaufel mit Fixation. **c** Homoioplastisches Transplantat 14 Monate nach dem Eingriff

haben wir die tumorbefallenen Anteile des Beckens reseziert und ein homoioplastisches Transplantat eingesetzt. Nach achtwöchiger Entlastung konnte der Patient mobilisiert werden und gegen Ende des Jahres das linke Bein voll belasten. Im März 1977 kam es zu einem ausgedehnten Rezidiv mit Einbruch des Tumors in Blase und Mastdarm. Im Juni 1977 verstarb der Patient infolge der lokalen Ausbreitung des Tumors in die Beckenweichteile und Metastasierung in die Lunge (Abb. 2).

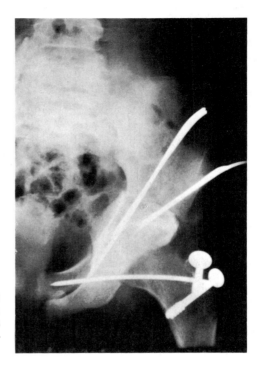

Abb. 2. Homoioplastisches Transplantat nach Resektion eines unreifzelligen Chondrosarkoms des linken Beckens und Replantation eines homoioplastischen Transplantates

3. Bei dieser 45 Jahre alten Patientin handelt es sich um ein bekanntes Mammacarcinom. Sie kam Anfang 1980 zu uns mit einer osteolytischen Metastase im rechten Hüftpfannendach. Im Februar 1980 wurde die Metastase im Gesunden reseziert, der entstandene Defekt mit dem eigenen Hüftkopf aufgefüllt und eine Polyäthylen-Keramik-Verbundprothese implantiert. Die Patientin ist in der Zwischenzeit beschwerdefrei und belastet die rechte Hüfte uneingeschränkt.
4. Bei der nächsten, inzwischen 53 Jahre alten Patientin handelt es sich um ein metastasierendes Mammacarcinom mit Einbruch in Becken und Hüftgelenk. Die Patientin konnte sich zu einer Hemipelvektomie nicht entschließen. Die ausgedehnte, im Gesunden vorgenommene Resektion der Tumormetastase erforderte eine entsprechend aufwendige Rekonstruktion. Der Eingriff liegt zwei Jahre zurück. Die Patientin belastet ohne Stöcke und ist beschwerdefrei (Abb. 3).
5. Bei dem nächsten Fall handelt es sich um einen 71jährigen Mann mit einem histologisch gesicherten enddifferenzierten Chondrosarkom. Der Tumor hatte bereits weite Teile des Beckens erfaßt. Er ließ sich jedoch gut abgrenzen und mit seiner Kapsel im

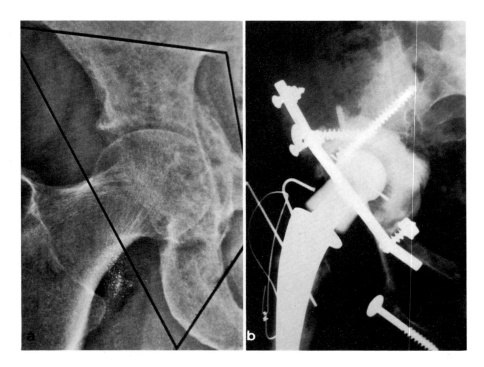

Abb. 3. a Metastasierendes Mammacarcinom bei einer 53jährigen Patientin in der rechten Beckenhälfte. **b** Operative Rekonstruktion mit einer Eigenspanverbundprothese zwei Jahre nach Tumorresektion

Gesunden auslösen. Die Rekonstruktion erfolgte mit Hilfe einer speziell angefertigten Polyäthylenprothese, in die sich wiederum eine Totalprothese einbringen ließ. Der alte Herr konnte rasch mobilisiert werden und geht jetzt mit einer Unterarmgehstütze.

6. Als letztes zeige ich Ihnen den Fall eines 65jährigen Mannes mit einem Chondrosarkom der rechten Beckenhälfte. Der Tumor erfaßte Sitz- und Schambein sowie Teile des rechten Hüftkopfes. Bei der operativen Rekonstruktion mußten größere Muskelmassen geopfert werden, so daß ein erheblicher Funktionsverlust für das rechte Bein entstand. Der Patient verstarb viereinhalb Monate nach dem Eingriff, ohne in der Zwischenzeit frei gelaufen zu sein.

Retrospektiv wäre festzustellen, daß bei dem letztgenannten Patienten durch eine Hemipelvektomie die Mobilisation problemloser gewesen wäre.

Bei dem 13jährigen Schüler ist als sicher anzunehmen, daß die Tumorresektion nicht mehr im Gesunden erfolgte.

Chondrosarkome breiten sich bekanntlich über die Gefäße und Lymphbahnen aus. Die Methode der lokalen Tumorresektion und Rekonstruktion war hier sicher überfordert.

Literatur

Becker W (1980) Chirurgische Behandlung bei primären und sekundären malignen Knochentumoren. Klin.-radiolog. Seminar Band 10, Knochentumoren. Thieme, Stuttgart

Enneking WF, Dunham WK (1978) J Bone Joint Surg 60-A:737-746

Hellner H (1964) Die Indikationsstellung zur Hemipelvektomie. Bruns, Beiträge Klin Chir 209:257

Rossak K, Aalam M (1975) Hüftnahe Knochentumoren. Arch Orthop Unfallchir 82: 271, 283

Extremitätenerhaltende Chirurgie bei Knochentumoren

W. Becker, Heidelberg

Nach der Resektion eines Knochentumors resultiert in der Regel ein erheblicher Defekt nicht nur des Skeletes, sondern auch der bedeckenden Weichteile. Bei der häufigen Lokalisation am distalen Femur muß in vielen Fällen das Kniegelenk in toto reseziert werden, so daß kaum Muskulatur erhalten werden kann. Insbesondere ist davon der funktionell wichtige M. quadriceps betroffen. Ein Ersatz des fehlenden Skeletabschnittes erfolgt in der Regel durch Endoprothesen oder durch knöchernen Ersatz. Die hierbei zu diskutierenden Möglichkeiten und Probleme sind Gegenstand eines Großteiles der nachfolgenden Vorträge. Ein wesentliches Problem der Endoprothesenversorgung erscheint uns, abgesehen von der mangelhaften Muskelführung, deren unsichere Langzeitprognose. Ferner erscheint die Endoprothese problematisch oder garnicht indiziert, wenn noch ein wesentliches Wachstum der Gegenseite zu erwarten ist. Dies umso mehr, als wir heute nach Durchführung radikaler Operationen im Verein mit einer konsequenten Chemotherapie gerade bei dem im kindlichen Alter häufigen Osteosarkom eine gute Prognose erwarten. Wir haben aus diesem Grunde in der letzten Zeit in 3 Fällen eine Rotationsplastik nach Borggreve durchgeführt und wollen trotz der Kürze der Beobachtungszeit (1, 4 und 6 Wochen) auf diese Möglichkeit hinweisen.

Borggreve (1930) hat 1927 bei einem 15jährigen Mädchen, dem im Alter von 7 1/2 Jahren bei Tuberkulose das Kniegelenk reseziert worden war, wegen des dadurch eingetretenen Schlottergelenkes mit Beinverkürzung um 35 cm eine Rotationsplastik um 180 Grad unter weiterer Verkürzung von knapp 10 cm durchgeführt und damit die Sprunggelenksachse in Höhe und Funktion zu einer „Kniegelenksachse" gemacht. Borggreve meinte, daß sich das Verfahren auch bei anderen Fällen sehr starker Beinverkürzung eigne. Aus dem Wiener Knochengeschwulst-Register veröffentlichen 1975 Kristen, Knahr und Salzer den Fall eines 10jährigen Osteosarkom-Patienten, bei dem die Rotationsplastik 14 Monate zuvor erfolgt war und Kotz berichtete 1978 über 2 weitere Fälle. Im Sommer 1980 wurden in Wien weitere nach dieser Methode erfolgreich operierte Patienten vorgestellt. Wir haben uns daraufhin entschlossen, das Verfahren als eine Möglichkeit der Therapie, insbesondere bei jungen Kindern, zu übernehmen.

Die Rotationsplastik bietet nach unserer Überlegung folgende Vorteile gegenüber der Oberschenkelamputation:
1. Da es sich nicht um eine Amputation, sondern eine Resektion handelt, entsteht weder ein Stumpf, noch Stumpfneurinome oder Phantombeschwerden, und die volle Endbelastung an der Fußsohle wird ermöglicht.
2. Das Sprunggelenk kann die Funktion des Kniegelenkes in befriedigendem Ausmaß übernehmen, mit dem eigentlichen Fuß kann eine Unterschenkel-Prothese mit guter taktiler Führung gesteuert werden.
3. Gerade am wachsenden Skelet kann die Resektionslänge so gewählt werden, daß nach Abschluß des Wachstums Sprunggelenksachse und Kniegelenksachse der Gegenseite möglichst auf gleicher Höhe stehen.
4. Die onkologische Radikalität kann bei der Lokalisation am distalen Femur immer gewahrt werden.

Problematisch erscheint der ungewohnte Anblick und ev psychische Alterationen hierdurch. Hierüber müssen und werden letztendlich die Betroffenen selbst am kompetentesten entscheiden. Bei den Patienten des Wiener Knochengeschwulst-Registers schienen diesbezüglich nach Befragen keine Probleme zu bestehen. Die — allerdings unter anderen Voraussetzungen — von van Nes (1950) operierten Dysmeliepatienten waren nach 8-10 Jahren „sehr zufrieden und dankbar für die aesthetischen, funktionellen und sozialen Verbesserungen" durch die Operation. Auch beim zuvor gesunden Tumorpatienten kann die Operation gegenüber der Amputation subjektiv akzeptabel sein, so daß die objektiven Vorteile zum Tragen kommen. Eine sehr intensive Information des Patienten ist dabei selbstverständlich.

Wir haben die Resektions-Rotationsplastik nach Borggreve mit kleinen Variationen bisher in 3 Fällen durchgeführt. Es handelte sich um einen 10jährigen und einen 19jährigen Patienten und eine 18jährige Patientin. Bei allen 3 Patienten lag ein Osteosarkom des distalen Oberschenkels vor und die Tumoren waren nach dem Protokoll des COSS 80 Schema chemotherapeutisch vorbehandelt. Bei den beiden ausgewachsenen Jugendlichen reichte der Tumor so weit nach proximal, daß wir eine endoprothetische Versorgung nicht für sinnvoll hielten, bei dem Kind ergab sich die Indikation aus dem noch zu erwartenden Wachstum.

Die Hautschnitte verlaufen proximal und distal schräg zirkulär, um bei den ungleichen Durchmessern die Adaptation zu erleichtern. Zweimal haben wir als ersten Schritt die Vena saphena präpariert und dann die Gefäße aufgesucht. In einem Fall war aus der Angiographie ersichtlich, daß der Tumor engen Kontakt mit den Gefäßen hatte. Es wurde deshalb nur der Nervus ischiadicus dargestellt und nach proximaler und distaler Gefäßdarstellung in beiden Höhen amputiert. Die Gefäßnaht erfolgte durch unseren Mikrochirurgen, Herrn Martini. In den beiden anderen Fällen erreichte der Tumor die Gefäße nicht, so daß diese zusammen mit den Nerven erhalten werden konnten (Abb. 1, 2). Die Osteosynthese erfolgte nach der Rotation des distalen Fragmentes um 180 Grad zweimal intramedullär und einmal mit einer Platte. Die Oberschenkelmuskulatur muß ausgedünnt werden, die Stümpfe des M. quadriceps werden mit denen des Gastrocnemius vernäht und die Gefäße und der Nerv darunter weich gebettet. Durch die Drehung wird ein Großteil der überschüssigen Länge aufgebraucht. Die Gefäße und der Nerv werden vorwiegend nach medial verlagert und laufen dann nach ventral bezogen auf das Femur. Die Durchblutung, sowie die sensible und motorische Funktion des

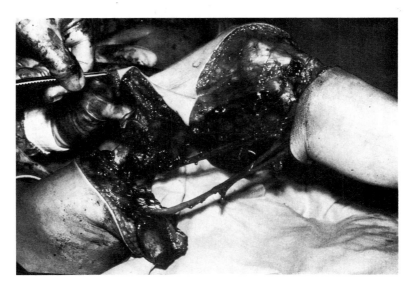

Abb. 1. R.M.: 10a. Osteosarkom rechter distaler Femur. Situs nach Präparation der Gefäße und des Nervus vor Osteotomie von Femur und Tibia

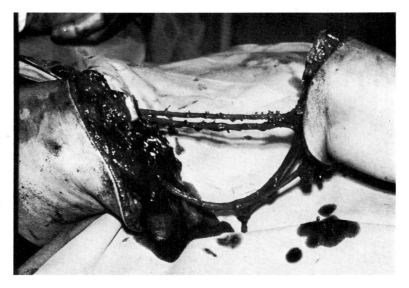

Abb. 2. Situs nach Resektion des Tumors. A. und V. femoralis, sowie N. ischiadicus verbinden den Oberschenkel mit dem Unterschenkel

N. ischiadicus waren in allen Fällen ungestört. Braun (1980) berichtete von einem ihm in der Volksrepublik China vorgestellten Fall, bei dem auch der N. ischiadicus reseziert wurde, also eine vollständige Replantation erfolgte. Wir gehen davon aus, daß die sofortige volle Funktion des Unterschenkels von großer Bedeutung ist und aus Gründen der Tumorradikalität der N. ischiadicus nur selten reseziert werden müßte. Es kam bei unseren 3 Fällen zu keinem Ödem, wobei wir glauben, daß hierfür der postoperativ angelegte Beckenbein-Fußgips (Abb. 3) mit verantwortlich ist, dessen Fußteil über Eisen-

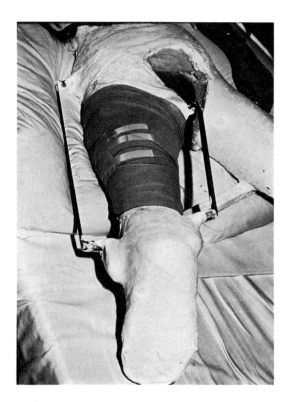

Abb. 3. Postoperative Verbandsanordnung zur Stabilisierung bei intramedullärer Schienung, sowie zur Kontrolle des Ödemes. Eisenschienen ermöglichen die Inspektion der zirkulären Wunde

bügel am Beckenteil befestigt wurde, um die cirkuläre Wunde kontrollieren zu können. Nach 6 Wochen kann der Abguß für die Prothese (Abb. 4) genommen werden, die anfangs mit Tubersitz versehen ist und deren Knieachse stufenweise freigegeben werden wird. Zu diesem Zeitpunkt ist die anfänglich (Abb. 5) beträchtliche Umfangsdifferenz schon wesentlich geringer geworden (Abb. 6).

Obwohl wir noch über keinerlei Langzeiterfahrung verfügen, glaubten wir, daß wir dieses noch relativ neue Rekonstruktionsverfahren hier vorstellen sollten.

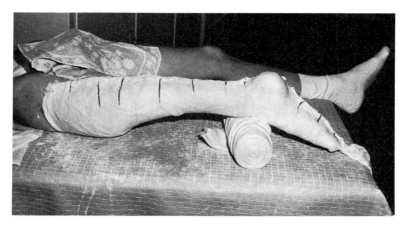

Abb. 4. Abguß für Prothese zunächst noch mit Tubersitz

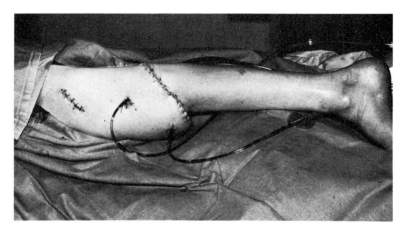

Abb. 5. Unmittelbar postoperativ deutliche Stufe zwischen Oberschenkel und Unterschenkel

Literatur

Borggreve J (1930) Kniegelenksersatz durch das in der Beinlängsachse um 180 Grad gedrehte Fußgelenk. Arch orthop Unfallchir 28:175-178

Braun A (1980) pers. Mitteilung

V Nes CP (1950) Rotations-Plasty for congenital defects of the femur. Making use of the Ankle of the Shortened Limb to Control the Knee Joint of a Prosthesis. J Bone Joint Surg 32-B:12-16

Kotz R (1978) Osteosarkom 1978. Die Wende der Prognose durch adäquate Chirurgie und adjuvante Chemotherapie. Wien Klin Wschr 90 [Suppl. 93]

Kristen H, Knahr K, Salzer M (1975) Atypische Amputationsformen bei Knochentumoren der unteren Extremität. Arch Orthop Unfallchir 83:91-107

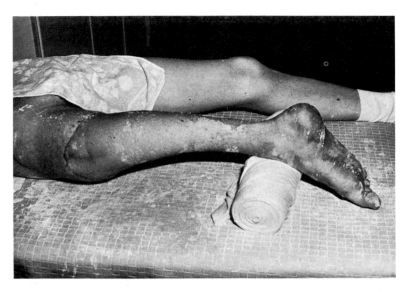

Abb. 6. Bei Abguß für die Prothese ist die Stufe zwischen Oberschenkel und Unterschenkel schon fast ausgeglichen

Spezielle rekonstruktive Operationsverfahren bei Knochentumoren im Erwachsenenalter

R. Rahmanzadeh, F. Hahn, M. Faensen und R. Tiedtke, Berlin

Für die Behandlungstaktik von Knochentumoren lassen sich aus dem Zahlenmaterial unseres Krankengutes folgende Überlegungen ableiten (Tabelle 1):

Tabelle 1. Gegenüberstellung der primären Knochentumoren und Knochenmetastasen im eigenen Krankengut

Knochentumoren 1975-80 n = 106 (101 Pat.)		Knochenmetastasen 1975-80 n = 76 (68 Pat.)	
Pathologische Frakturen:	17	Path. Frakturen:	56
Benigne Tum.	68	Primär-Tumor unbekannt:	
Semimaligne:	9	Präop.:	33
Maligne:	20	Intraop.:	12
Diagnose unsicher:	9	Postop.:	4
Davon Rezidive:	5		

1. Klinisch und röntgenologisch ist präoperativ die Diagnose und Dignität eines Knochenprozesses oft noch unsicher.
2. Ein Knochentumor stellt sich manchmal als Metastase eines unbekannten Primärtumors heraus (pathologische Fraktur als erstes Symptom).
3. Radikale Amputationen und Exarticulationen haben die langfristige Prognose von semimalignen und malignen Knochentumoren nicht entscheidend verbessern können, obwohl dabei ein erhöhtes Operationsrisiko und eine beträchtliche Minderung der Lebensqualität in Kauf genommen werden muß. Auch ist die Nichteinwilligung eines aufgeklärten Patienten zu einem verstümmelnden Eingriff manchmal zu respektieren.

Unter diesen Voraussetzungen sind die Unterschiede zwischen kurativem Vorgehen bei primären Knochentumoren und palliativer Therapie bei Knochenmetastasen weniger scharf zu sehen.

Die Funktionserhaltung der betroffenen Extremität rückt als entscheidender Gesichtspunkt in den Vordergrund, gerade bei den palliativen Eingriffen.

Die „en bloque-Resektion" ist bei der erwähnten prä- und intraoperativen Diagnose-Unsicherheit immer anzustreben, wobei die Resektionsgrenze im gesunden Knochen den lokalen anatomischen Gegebenheiten Rechnung tragen müssen. Bei semimalignen und einigen benignen Tumoren kommt die primäre oder sekundäre Spongiosaplastik mit oder ohne Osteosynthese zur Anwendung (Abb. 1).

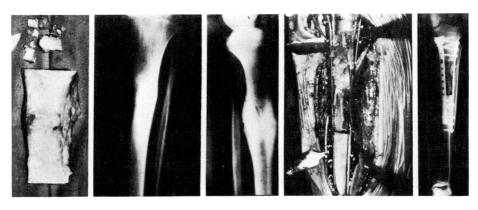

Abb. 1. 17jähriger Patient, fibröse Dysplasie li. Tibia, nach unsachgemäßer Probeexcision und Teilresektion, drohende pathologische Fraktur; Sanierung durch „en bloque-Resektion", cortico-spongiöse Plastik, Doppelplatten-Osteosynthese

Bei erwiesener Malignität muß im Schaftbereich alloplastisch überbrückt werden, meist in Form einer Verbund-Osteosynthese (Abb. 2).

Im Gelenkbereich ist der endoprothetische Ersatz die Methode der Wahl.

Am proximalen Humerus ist die isoelastische Kopfschaft-Prothese, am coxalen Femurende ist die sogenannte Krückstock-Prothese gebräuchlich.

Im Acetabulum-Bereich erweitern spezielle perforierte Metallschalen die Endoprothesen-Implantation.

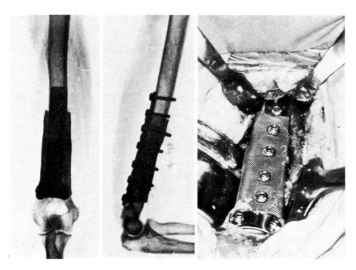

Abb. 2. Bei der 72jährigen Patientin wurde nach Kontinuitätsresektion der Zementblock mit einem Stahlnetz geformt und mit T-Platte überbrückt

Da keine Gesetzmäßigkeiten für Ausmaß und Lokalisation der Tumoren bestehen, müssen manchmal vorhandene Endoprothese- oder Osteosynthese-Materialien durch Sonderanfertigungen ergänzt werden.

So lassen sich Substanzverluste am Femurcondylus und Tibiakopf in Verbindung mit einer Kniegelenks-Endoprothese form- und funktionsgerecht durch einen Polyäthylen-Block überbrücken (Abb. 3).
Dazu ist eine enge Kooperation mit einem qualifizierten Hersteller, der möglichst noch am Ort sitzen soll, vorteilhaft.

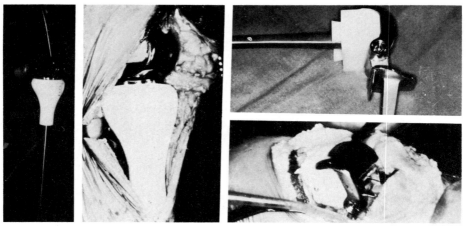

Abb. 3. Die spezialangefertigten Polyäthylen-Blöcke lassen sich intraoperativ mit dem Skalpell bearbeiten sowie problemlos bohren und verschrauben. (Jeweils Plasmocytome am distalen Femurende bzw. Tibiakopf)

Oft wird aber erst intraoperativ das gesamte Ausmaß des Knochendefektes sichtbar.

Hier muß durch improvisierende Kombination verschiedener Materialien die funktionserhaltende Rekonstruktion verwirklicht werden.

Zum Beispiel hat sich die belastungsstabile Kombination einer Hüftgelenkstotal- oder Kopfendoprothese mit einem verkürzten Marknagel bei uns schon mehrfach am Femur bewährt.

Der teure, organisatorische Aufwand für Anschaffung und umfangreiche Lagerhaltung im OP-Bereich sei nur angedeutet. Daraus läßt sich ableiten, daß das relativ kleine, aber problematische Krankengut der Knochentumoren nur in entsprechend ausgerüsteten Zentren von dem Operateur mit der meisten Erfahrung versorgt werden soll.

Zur Erläuterung noch ein typisches Fallbeispiel (Abb. 4):

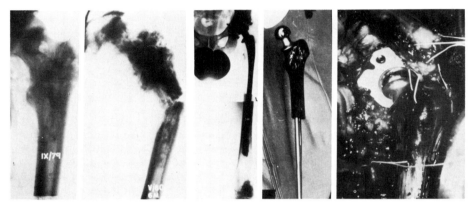

Abb. 4. 36jähriger Patient, osteogenes Sarkom und pathologische Fraktur des linken proximalen Femur. Als Morbus Paget einige Monate verschleppt. Die spezialangefertigte, formgerechte Kohlenstoff-Endoprothese mit Metallkern verbessert das funktionsgerechte Anwachsen der Muskulatur

Die Wertigkeit und Häufigkeit der einzelnen Behandlungsverfahren der verschiedenen Knochentumoren in unserem Krankengut sei abschließend tabellarisch aufgeführt (Tabelle 2).

Tabelle 2. Übersicht über die durchgeführten Behandlungsverfahren bei primären Knochentumoren unterschiedlicher Dignität

Therapie benigner und semimaligner Knochentumoren 1975-80 n = 86		Therapie maligner Knochentumoren 1975-80 n = 20 (15 Pat.)	
Ausräumung, Abtragung:	33	Resektion + Verbundosteosynth.:	6
Ausräumung + Spongiosa:	30	Resektion + Gelenkersatz	11
Resekt. + Spongiosa + Osteosy.:	19	Davon erweitert:	6
Verbundosteosynthese:	3	Amputation:	3
inoperabel:	1	Andere Maßnahmen:	2

Literatur

1. Burri C et al. (1977) Knochentumoren, aktuelle Probleme in Chirurgie und Orthopädie, Band 5. Huber, Bern Stuttgart Wien
2. Freyschmidt J (1980) Knochenerkrankung im Erwachsenenalter. Springer, Berlin Heidelberg New York
3. Oest O et al. (1975) Die Knochenzemente. F. Enke, Stuttgart

Wiederherstellung von Form und Funktion durch operative Behandlung von Skeletmetastasen

A. Rüter und C. Burri, Ulm

Die Behandlung von Skeletmetastasen macht die enge Zusammenarbeit der das Grundleiden betreuenden Fachdisziplin, eines Onkologen und eines Chirurgen des Bewegungsapparates notwendig. Die Palette möglicher Maßnahmen umfaßt Bestrahlung, Hormontherapie, Cytostatika und die chirurgische Resektion. Hierbei erlauben die modernen Möglichkeiten der Wiederherstellungschirurgie auch nach Entfernung von Knochenmetastasen die Kontinuität des Skeletsystemes belastungsstabil wieder herzustellen und Gelenke unter Wiedergewinn eines zumindest funktionell wertvollen Bewegungsumfanges zu ersetzen.

Dieses Vorgehen dient dem Ziel, den Patienten im Rahmen seiner allgemeinen Vitalität selbständig und schmerzfrei zu halten. Darüberhinaus soll es der Forderung gerecht werden, Solitärmetastasen radikal zu entfernen. Bei multiplen Absiedlungen muß sich der Eingriff auf eine palliative Stabilisierung beschränken.

Der entscheidende Schritt zur Lösung der operativ technischen Probleme war die Einführung der sogenannten Verbundosteosynthese [2]. Hierbei wird der Resektionsdefekt durch Knochenzement aufgefüllt und eine Verankerung gegenüber dem Knochen durch metallische Implantate erreicht. Wird hierbei der Ersatz eines Gelenkes notwendig, kommen erweiterte Prothesen zur Anwendung, die entsprechend ihrer Dimensionierung gleichzeitig einen teilweisen Schaftersatz erlauben [1, 4-6].

Zur Wiederherstellung von Form und Funktion nach Resektion von Skeletmetastasen stehen im einzelnen, in Abhängigkeit von der Lokalisation der Absiedlung, folgende Operationsmethoden zur Verfügung:

Metastasen im Schaftbereich langer Röhrenknochen

Nach Resektion des veränderten Knochenabschnittes Auffüllen des Defektes durch Knochenzement, Stabilisierung durch Plattenosteosynthese. Hierbei müssen an Ober-

und Unterschenkel aufgrund der hier einwirkenden hohen Kräfte häufiger 2 Implantate angelegt werden. Evtl. Kombination eines Marknagels mit einer Platte.

Alternativ bietet sich die Möglichkeit, einen vorgefertigten Schaftersatz mit intramedulärer Verankerung zu verwenden.

Epi-metaphysäre Metastasen

In dieser Lokalisation kommen erweiterte Gelenkprothesen mit teilweisem Schaftersatz zur Anwendung. Die Beanspruchung der Prothesenverankerung am Oberschenkel, die durch die Auskrängung des Schenkelhalses besonders groß ist, kann durch eine zusätzliche laterale Zuggurtung zwischen Implantat und verbleibendem Femur mittels einer hier unter geringer Vorspannung angebrachten Platte deutlich verringert werden (Abb. 1).

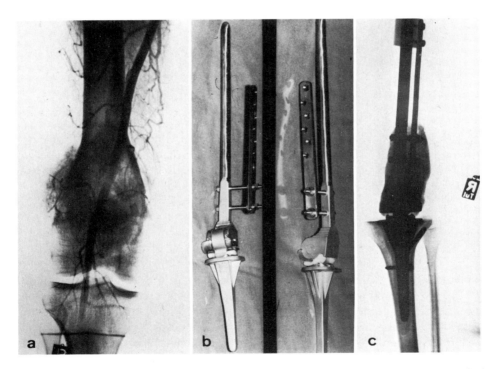

Abb. 1a,b. Ersatz des distalen Femurs durch eine erweiterte Kniegelenksprothese bei einem parossalen Sarkom. Laterale Zuggurtung zwischen Prothese und Femurstumpf zur Verringerung der Implantatbelastung. **a** Ausgangssituation. **b** Das speziell erweiterte Implantat. Röntgenkontrolle nach Implantation. Das Patellagleitlager wurde durch Imitation des distalen Femurs durch Knochenzement bei gleichzeitigem Einsetzen einer Patellatotalprothese wieder aufgebaut. Heute stehen vorgefertigte Ersatzstücke zur Verfügung

Zum Ersatz des proximalen Humerus haben sich die sogenannten isoelastischen Schulterprothesen bewährt. Diese Implantate stehen in individuell zu kombinierenden Kopf- und Stieldurchmessern sowie Schaftlängen zur Verfügung (Abb. 2).

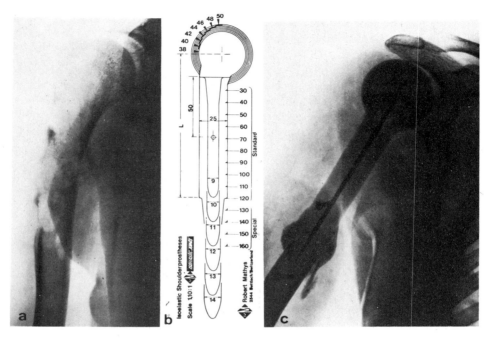

Abb. 2a-c. Ersatz des proximalen Femurs durch eine „Isoelastische" Prothese bei metastasierendem Mamma-Carcinom. a Ausgangssituation. b Schablone zur präoperativen Bestimmung von Kopfgröße, Schaftlänge und Stieldurchmesser. c Röntgenkontrolle nach Implantation

Wirbelkörpermetastasen

An der Halswirbelsäule und oberen Brustwirbelsäule ist die Auffüllung des Resektionsdefektes mit Zement mit anschließender abstützender Plattenosteosynthese mechanisch ausreichend. Bei Zerstörungen der stärker belasteten Wirbelkörper an der unteren Brust- und gesamten Lendenwirbelsäule sichert die Implantation eines metallischen Kraftträgers in den Defekt die Belastbarkeit. Hierbei sind teleskopartig verstellbare Bolzen in der Handhabung einfacher als jeweils dem Einzelfall entsprechend zu biegende Platten (Abb. 3).

Diffuse Wirbelmetastasen oder sehr begrenzte Lebenserwartung

In dieser Situation kann palliativ der befallene Wirbelsäulenabschnitt durch den kleineren Eingriff einer dorsalen Spondylodese mittels Harrington-Stäben oder Drahtzuggurtung, wiederum im Rahmen einer Verbundosteosynthese, stabilisiert werden.

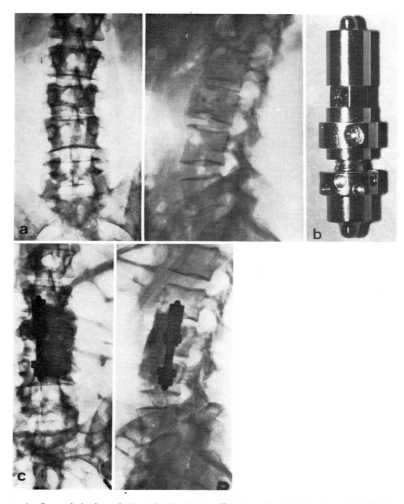

Abb. 3a-c. Ventrale Spondylodese bei pathologischer Fraktur des 3. Lendenwirbelkörpers durch Mamma-Carcinom. a Ausgangssituation. b Teleskopartig verstellbares Implantat nach Polster [3], das in die Achse der Wirbelkörper eingebracht und in Zement eingebettet wird. c Postoperative Röntgenkontrolle

Metastasen des knöchernen Beckens unter Einbeziehung des Acetabulums

Um eine ausreichende Verankerung der Kunststoffpfanne zu gewährleisten, muß hierbei zunächst der stärker zerstörte Pfeiler durch eine Platte wiederhergestellt werden. Die Abstützung der eigentlichen Kunststoffprothese erfolgt durch einen zuvor eingebrachten Metallkorb, der auf den verbliebenen stabilen Knochenanteilen und der Platte Widerlager findet (Abb. 4).

Bei ausgedehnteren Zerstörungen partieller Beckenersatz durch ein entsprechendes Kunststoffimplantat.

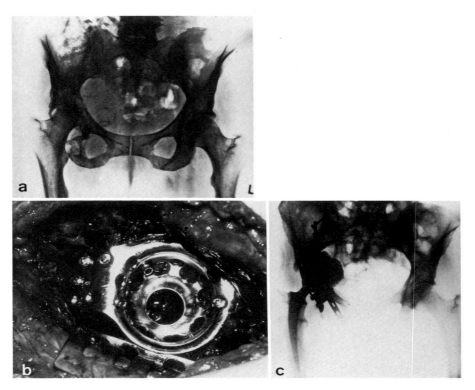

Abb. 4a-c. Versorgung einer ausgedehnten Beckenosteolyse nach bestrahltem Collum-Carcinom durch erweiterte Totalprothese. a Ausgangssituation, Metastasierung im Bereich des Acetabulums, Kopfnekrose. b Intraoperativer Situs. Der zur Abstützung der Kunststoffpfanne eingebrachte Metallkorb findet Verankerung auf den noch vorhandenen knöchernen Anteilen und der zur Wiederherstellung des stärker zerstörten hinteren Pfeilers zuvor implantierten Platte (*unterer Bildrand*). c Postoperative Röntgenkontrolle

Eigenes Krankengut

An der Klinik für Unfallchirurgie und Wiederherstellungschirurgie der Universität Ulm wurden die bis 31.12.1979 nach den oben beschriebenen Richtlinien behandelten Patienten mit Metastasen des Skeletsystems statistisch erfaßt und ihre Verläufe retrospektiv kontrolliert. Es handelt sich hierbei um 118 Metastasen mit oder ohne pathologische Frakturen, die bei 100 Patienten aufgetreten waren.

Tabelle 1 gibt die Lokalisation der Skeletveränderungen, Tabelle 2 die Art des Grundleidens wieder.

In Tabelle 3 sind die angewandten Operationsverfahren aufgeschlüsselt. Das als „eigene Krückstockprothese" bezeichnete Implantat zum Ersatz des proximalen Femurs findet sich in Abb. 5. Die Kunststoffmanschette erlaubt die Refixierung der Spitze des Trochanter majors und damit der Abduktorenansätze, falls dieses Segment meta-

Tabelle 1. Lokalisation der Metastasen und pathologischen Frakturen bei 100 Patienten

Schenkelhals	26
Becken und Schenkelhals	12
Becken	10
Oberarm	17
Oberschenkel	17
HWS	11
BWS	13
LWS	7
Unterarm	3
Unterschenkel	1
Schädel	1
Gesamtzahl	118

Tabelle 2. Lokalisation der Primärtumoren (n = 100)

Mamma Ca.	39
Hypernephrom	9
Bronchial Ca.	8
Prostata Ca.	6
Dickdarm Ca.	6
Schilddrüsen Ca.	5
Melanome	5
Maligne epith. Tumore	3
Malignes Lymphom	3
Collum Ca.	2
Corpus Ca.	2
Nieren Ca.	2
Blasen Ca.	2
Andere	8
Gesamtzahl	100

Tabelle 3. Operationstechnik. 118 Operationen, 100 Patienten

Totalendoprothese	7
Erweiterte Totalendoprothese	16
Eigene Krückstockprothese	16
Ventrale Spondylodese	13
Dorsale Spondylodese	18
Verbundosteosynthesen	40
Amputationen	4
Sonstige	4
Gesamtzahl	118

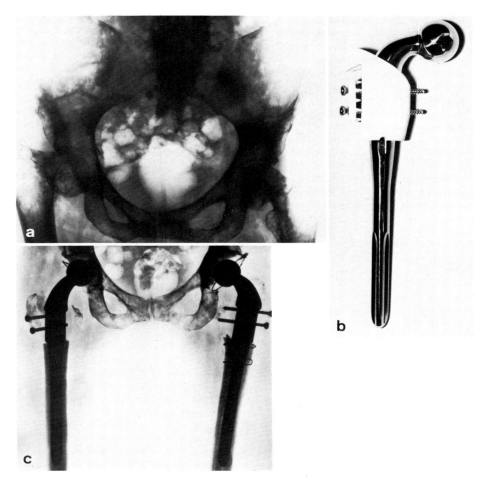

Abb. 5a-c. Versorgung von beidseitigen Osteolysen des proximalen Femurs nach Mamma-Ca. durch eine modifizierte Krückstockprothese. **a** Ausgangssituation. **b** Implantat mit Kunststoffmanschette, die gegebenenfalls eine Refixierung knöcherner Muskelansätze erlaubt. **c** Postoperative Kontrolle

stasenfrei ist. Gegebenenfalls kann auch der Trochanter minor mit Zugschrauben an die Prothese gezogen werden. Beide Maßnahmen verringern die sonst erhebliche Luxationstendenz signifikant.

Im weiteren Verlauf mußten 19 postoperative Komplikationen im Kauf genommen werden. Diese sind nach Art und Verlauf in Tabelle 4 zusammengestellt.

Bei 82 der 100 Patienten lagen Metastasen in Wirbelsäule, Becken oder unterer Extremität, also hochbelasteten Skeletanteilen vor. Durch den Eingriff wurden 71 dieser Kranken wieder gehfähig. 11 blieben bettlägerig. Ursache hierfür war in 5 Fällen eine vorbestehende Querschnittsläsion, 5 Patienten verstarben vor der Mobilisation, einmal verhinderte die allgemeine Körperschwäche ein Verlassen des Bettes.

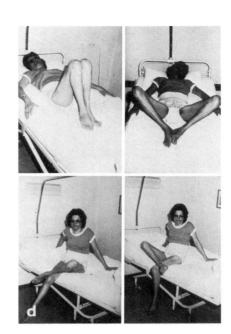

Abb. 5. d Funktion nach 10 Wochen

Tabelle 4. Lokale Komplikationen bei 118 Operationen

Komplikationen	n	Therapie	Ergebnis
Prothesenluxationen	6	Reposition evtl. Gips	Alle gehfähig
Femurfraktur	1	Osteosynthese	Gehfähig
Prothesenstielperf.	1	Osteosynthese	Gehfähig
Inf. Hämatom	4	Ausräumung/Drainage	3 abgeheilt 1 noch sezern.
Hautnekrose	3	Plastische Deckung	3 abgeheilt
Nervenläsion	2	–	1 in Rückbildung 1 noch vorhanden
Hemiparese	1	–	Part. Hemiparese
Beckenvenenthrombose	1	Thrombektomie	Abgeheilt

Bei Metastasen der oberen Extremität ließ sich in allen Fällen eine ausreichende Funktion wiederherstellen.

Bis zum Zeitpunkt der Kontrolle waren 75 der Patienten verstorben. Die durchschnittliche Überlebenszeit bei diesen betrug 8,3 Monate. 40% dieser Kranken hatten mehr als 1 Jahr mit funktionstüchtiger Extremität überlebt.

Bei den noch lebenden Patienten lag die Metastasenresektion in einem Fall 47 Monate zurück, 17 mal betrug das Intervall weniger als 1 Jahr.

Die Ergebnisse erlauben die Feststellung, daß durch die skizzierten Operationstechniken in der überwiegenden Anzahl der Fälle eine belastungsstabile und ausreichend funktionstüchtige Wiederherstellung des befallenen Skeletanteiles möglich ist. Selbst wenn die Patienten aufgrund der Allgemeinsituation bettlägerig bleiben, macht dieser wiederherstellende Eingriff die Pflege für den Patienten weitgehend schmerzfrei. Bei isolierten Tochterabsiedlungen wird dieses Vorgehen zudem der Forderung einer Resektion von Solitärmetastasen gerecht.

Literatur

1. Burri C, Rüter A (1977) Die chirurgische Behandlung von Knochenmetastasen. In: Burri C, Betzler M (Hrsg), Knochentumoren. Huber, Bern Stuttgart Wien, S 140
2. Müller ME (1963) Kunstharze in der Knochenchirurgie. Helv Chir Acta 30:121
3. Polster J, Brinckmann P (1977) Ein Wirbelkörperimplantat zur Verwendung bei Palliativoperationen an der Wirbelsäule. Zeitschr Orthop Grenzgeb 1501:118
4. Rüter A, Schulte J (1980) Die Behandlung pathologischer Wirbelfrakturen. In: Verletzungen der Wirbelsäule. Burri C, Rüter A, Hefte Unfallheilkd 149. Springer, Berlin Heidelberg New York, S 224
5. Salzer M, Knahr K (1978) Die operative Therapie der malignen Knochentumoren. Z Orthop 116:517
6. Willenegger H (1973) Präliminäre Überbrückungsosteosynthese bei der Resektion von Knochentumoren. Helv Chir Acta 40:185

Die Überbrückung gelenknaher Tumor-Knochenresektate durch Langschaft-Endoprothesen

W. Heipertz und L. Zichner, Frankfurt/M.

Für den Knochenersatz bei gelenknahen Tumoren stehen sogenannte Tumorprothesen aus Metallegierungen und Metall-Kunststoffpaarungen in großer Variationsbreite zur Verfügung.

Am proximalen Femurende verwenden wir das Modell Müller bei älteren Patienten; für den Hüftgelenk- und Femurersatz bei jungen Tumor-Patienten haben wir eine Judet-Prothese modifiziert, die intramedullär zementfrei implantiert wird.

Wir verwenden für den Humerusersatz sogenannte iso-elastische Implantate (Abb. 1) und haben inzwischen Prothesen aus Aluminium-Keramik entwickelt, die sich in der Erprobung befinden.

Patientengut

Seit 1972 wurden an der Orthopädischen Universitätsklinik in Frankfurt a.M. 66 Spezialprothesen implantiert, davon 58 zum Ersatz des proximalen Femurendes und 8 nach

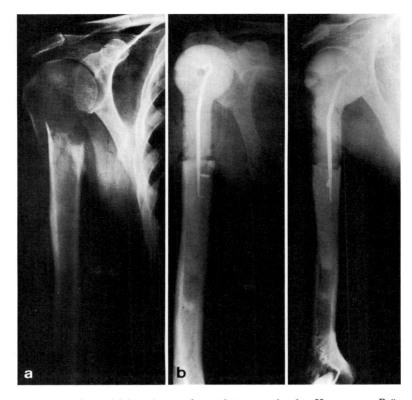

Abb. 1a,b. Metastase eines Bronchialcarcinoms des rechten proximalen Humerus. **a** Präoperativ mit pathologischer Fraktur. **b** Resektion des befallenen körpernahen Oberarmknochens und Ersatz mit einer iso-elastischen Oberarmkopfprothese (Patient K., K., geb.: 08.09.1903)

Resektion des proximalen Oberarmes. 43 mal waren primäre oder sekundäre Tumoren die Indikation − 6 mal beim Ersatz des körpernahen Oberarmes. Bei 8 Patienten lag ein primär-maligner und bei 1 Patienten ein semi-maligner Tumor vor; bei den anderen handelte es sich um ausgedehnte Tumormetastasen. Die primären Tumoren waren 3 mal, die metastatischen 15 mal durch pathologische Frakturen kompliziert.

Resultate

Von unseren Patienten sind 15 verstorben, davon 4 in zeitlichem Zusammenhang mit dem Eingriff. Diese 4 frühzeitigen letalen Ausgänge sind der Preis für eine weite Indikationsstellung. Es ist gerechtfertigt, auch Patienten mit erhöhtem Risiko mit Endoprothesen zu versorgen, um sie wieder bewegungs- und gehfähig zu machen oder auch nur Voraussetzungen zur Erleichterung der Pflege bei bettlägerigen Patienten zu schaffen. 11 Patienten verstarben im Lauf von 6 Monaten bis zu 5 Jahren post operationem an der Grunderkrankung bzw. den dadurch bedingten Komplikationen.

Bei 25 der noch lebenden Patienten mit Oberschenkel- und Hüftgelenkersatz liegt der Eingriff länger als 1 Jahr zurück; das Durchschnittsintervall beträgt 3 Jahre. Sie wurden einer Nachuntersuchung nach dem von Merle d'Aubigne und Charnley erstellten Bogen unterzogen; er läßt Schmerzen, Gehfähigkeit und Beweglichkeit von der Note 6 (bester Wert) bis 1 (schlechtester Wert) einordnen. Es zeigte sich, daß alle Patienten sich selbständig versorgen können und gehfähig sind; nur 2 Patienten gaben Schwierigkeiten beim Schneiden der Zehnägel, beim Anziehen von Strümpfen und Schuhen an. Die Mehrzahl benutzte (unserer Empfehlung folgend) im Freien einen Fritz-Stock zur Hebung des Sicherheitsgefühls; die durchschnittliche Gehstrecke beträgt 2 bis 5 km. Es wurde über gelegentliche Schmerzen bei Wetterwechsel geklagt. Das bedeutet in der Skala nach Charnley einen deutlichen Sprung von der Wertung 3 für Schmerz (schwer, aber erträglich) oder 1 (bei pathologischer Fraktur) auf mehrheitlich 6 (ohne Beschwerden).

Auch das Bewegungsausmaß besserte sich je nach dem Ausgangsbefund deutlich. Während präoperativ viele Patienten aufgrund ihrer Fraktur bewegungsunfähig (Bewertungsmaßstab 1) oder schmerzbedingt in ihrer Beweglichkeit stark eingeschränkt waren (3 bis 4), war zum Nachuntersuchungszeitraum — unabhängig vom Intervall — der Bewegungsspielraum bei allen sehr groß (5 bis 6). Die Beugung lag mit durchschnittlich

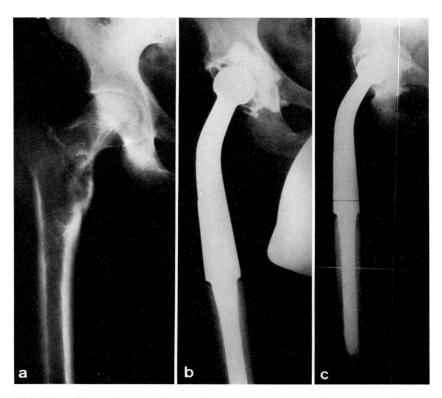

Abb. 2a-c. Ersatz des proximalen Femurendes bei Chondrosarkom. **a** Präoperativ. **b** 8 Wochen postoperativ. **c** 8 Jahre postoperativ (Patient St., A., geb.: 03.02.1925)

90 Grad bei freier Streckung endoprothesengerecht im Normbereich. Für Spreiz- und Drehbewegungen fanden sich als Folge der oft ausgedehnten Weichteilresektionen erhöhte Bewegungsausschläge. Das erklärt eine relativ hohe Luxationsneigung; wir haben bei 7 Patienten Luxationen — überwiegend in den ersten postoperativen Wochen — beobachtet und inzwischen gelernt, sie durch entsprechende Übungsanweisungen und Beratung sowie durch Versorgung mit der Hohmann-Habermann-Bandage sowie durch Verwendung neuer Implantat-Modelle zu vermeiden.

Mehrere Patienten erreichten eine beachtenswerte private und berufliche Aktivität. Selbständig Erwerbstätige führen ihre Betriebe voll verantwortlich weiter (z.B. Röntgenaufnahmen eines 55jährigen Elektromeisters, der ununterbrochen seit 8 Jahren nach dem Eingriff tätig ist) (Abb. 2).

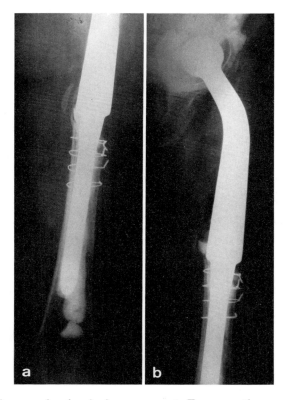

Abb. 3a,b. Ersatz des proximalen Femurendes durch eine sogenannte Tumorprothese. **a** 2 Jahre postoperativ ist auf der Lateralseite das proximale Diaphysenende resorbiert. **b** 6 Jahre nach der Prothesenimplantation ist die Prothese etwa 1 cm in den Medullarraum hineingesintert (Patientin H., M., geb.: 08.12.1902)

Radiologischer Verlauf

Die Röntgenserien lassen einen charakteristischen Verlauf erkennen, sowohl an den Diaphysen — als dem aufnehmenden Knochenlager —, als auch an den umgebenden Weichteilen. Bis zu 2 Jahren nach der Prothesenimplantation reagieren Diaphyse und Corticalis nicht sichtbar; dann beginnt sich eine Atrophie der Corticalis bis auf Höhe der Implantatspitze zu entwickeln. Nach 3 Jahren setzt überwiegend eine proximal gelegene Resorption des Wirtknochens ein, die entweder endständig abläuft oder den ganzen Konus des Prothesenlagers erfaßt. In 1 Fall wurde eine Sinterung der Prothese im Zuge der Knochenresorption beobachtet (Abb. 3).

Häufiger beobachteten wir im Bereich des Femurersatzes von den umgebenden Weichteilen metaplastische induzierte Knochenneubildungen. Diese können den Prothesenschaftbereich einmauern und zu corticalisdicken Knochenspangen führen, welche die Stabilität des Implantates erhöhen. Bei der von uns modifizierten Judet-Tumorprothese streben wir diesen Effekt durch zusätzliche Knochenspananlagerung bewußt an (Abb. 4).

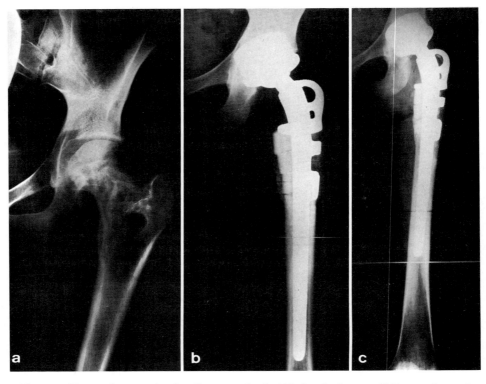

Abb. 4a-c. Ersatz des proximalen Femurendes bei Ewing-Sarkom. a Präoperativ, nach cytostatischer Behandlung. b 6 Wochen postoperativ, der proximale Prothesenanteil ist durch angelagerten Fremdknochen und autologe Spongiosapartikel eingescheidet. c 7 Monate postoperativ ist der proximale Prothesenanteil bis zum Prothesenkragen von einer durchgehenden knöchernen Manschette umgeben (Patientin M., I., geb.: 11.09.1965)

Zusammenfassung

Aus unseren Ergebnissen ist festzustellen, daß sich die Endoprothetik mit Spezialprothesen zur Behandlung tumoröser Knochenprozesse in Gelenknähe bewährt. Die Resektion muß das Geschwulstgebiet einschließlich eines Sicherheitsabstandes umfassen; die cytostatische oder Strahlenbehandlung gehen voraus und/oder schließen sich an. Die Implantation sogenannter Tumorprothesen ist vor allem bei Metastasen mit oder ohne pathologische Fraktur angezeigt; sie schafft die Voraussetzung für die Mobilisation der Patienten. Darüberhinaus bietet der Eingriff die Möglichkeit, bioptisches Material zu gewinnen, um — soweit es zuvor nicht möglich war — die Diagnose zu sichern und durch gezielte Suche nach dem Primärtumor diesen anzugehen und ggf. zu sanieren.

Literatur

Heipertz W, Willert H-G, Zichner L (1976) Das Risiko der Implantatlockerung — eine Analyse unseres Krankengutes. Orthop Praxis 12:1104
Hepp WR, Blauth W, Skribitz W (1979) Erfahrungen mit Spezialendoprothesen am coxalen Femurende. Z Orthop 117:928
Knahr K, Kotz R, Plattner E, Salzer M (1979) Endoprothesenimplantation nach Resektion maligner Extremitätengeschwülste. Z Orthop 117:967
Zichner L, Heipertz W (1981) Der Ersatz des proximalen Femurendes. Z Orthop 119

Grenzen und Möglichkeiten rekonstruktiver Operationen am coxalen Femurende und im Bereich des Kniegelenkes bei bösartigen Knochentumoren

U. Weber, G. Moll und H. Rettig, Gießen

Hüft- und Knieregion stellen bei weitem die häufigste Lokalisation primärer bösartiger Knochengeschwülste dar. Ihre typische, vorwiegend metaphysäre Lage ergibt sich aus der topographisch funktionellen Gewebsdifferenzierung im wachsenden Knochen (Tabelle 1).

Tabelle 1. Lokalisation maligner primärer Knochentumoren (ohne Berücksichtigung von Plasmocytomen) 1969-1976

Kopf	8%	
Wirbelsäule	3%	
knöcherner Thorax	0%	
obere Extremität	11%	
davon Oberarm		75%
Unterarm		25%
Becken	6%	
untere Extremität gesamt	73%	
Femur metaphysär proximal	22%	
Femur metaphysär distal	27%	
Tibia metaphysär proximal	11%	

Bei resezierend-rekonstruierenden Gelenkeingriffen hat an der unteren Extremität, im Gegensatz zu Hand und Arm, grundsätzlich nicht die Beweglichkeit, sondern die volle Belastbarkeit bei möglichst gleicher Beinlänge den Vorrang (Tabelle 2). Andererseits ist die Bedeutung der Gelenkfunktion Beweglichkeit an der unteren Extremität für unterschiedliche Gelenke durchaus verschieden; wegen ihrer gegenseitigen Beeinflussung entsprechend einer Gliederkette nimmt im großen und ganzen die Wertigkeit der Gelenkfunktion Beweglichkeit von proximal nach distal ab (Abb. 1).

Tabelle 2. Behandlungsziele operativer Gelenkeingriffe

I Schmerzfreiheit	II Funktionstüchtigkeit
	a) Stabilität
	b) Beweglichkeit

Primäre Knochentumoren sind selten, die bösartigen noch seltener als die gutartigen. Primäre Knochensarkome machen etwa 1% aller malignen Tumoren aus. Die insgesamt nach wie vor nicht befriedigende Prognose der Knochentumoren stellt die ablative Chirurgie, das heißt die transmedulläre Amputation oder die Exarticulation, entsprechend den Prinzipien onkologischer Radikalität, weiterhin in den Vordergrund der chirurgischen Lokalbehandlung. Auch eine Resektionsbehandlung kann allerdings radikal im onkologischen Sinne sein. Sie muß insbesondere immer dann in Erwägung gezogen werden, wenn es sich um langsam wachsende und spät metastasierende Tumoren, vor allem um Chondrosarkome handelt.

Über die Prognose hochmaligner Knochengeschwülste herrschen derzeit diskrepante Ansichten. Sie ergeben sich vor allem aus einer sehr unterschiedlichen Einschätzung der Wertigkeit adjuvanter Chemotherapie. Die kritische Durchsicht der teilweise euphorischen Literaturmitteilungen der letzten Jahre für das Ewing-Sarkom und das Osteosarkom läßt erkennen, daß es bei diesen hochmalignen Tumoren für den Patienten nach wie vor um die Frage des Überlebens und nicht um die Frage des Wie Überlebens geht. Solange auch unter aggressiver Chemotherapie erheblich prognoseverschlechternde Lokalrezidive nicht ausgeschlossen sind, kann der Einsatz der Chemotherapie nicht zu einer Kompromißbereitschaft zu Lasten des Patienten führen (Abb. 2).

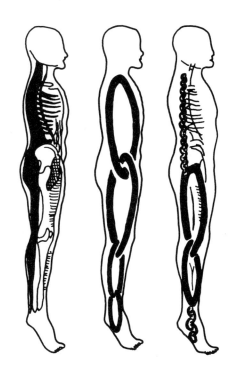

Abb. 1. Kinetische Reihe der unteren Extremität (mod. nach Wiles)

Sogenannte semimaligne Knochengeschwülste stellen die häufigste Indikation zur rekonstruierenden gelenknahen Knochenchirurgie (beim Vorliegen nichtgutartiger primärer Knochengeschwülste) dar (Tabelle 3). Minimaleingriffe sind allerdings auch bei semimalignen Knochengeschwülsten nur ausnahmsweise und nur unter Kalkulation einer relativ hohen Rezidivhäufigkeit gerechtfertigt (Abb. 3).

Tabelle 3. „Semimaligne" Knochentumoren

Riesenzellentumoren
Zentrale Chondrome (Enchondrome u. epiexostatische Beckenchondrome)
Adamantinome der langen Röhrenknochen
Chordome
Chondromyxoidfibrome
Parosteale Osteosarkome?

Teilersatz des coxalen Femurendes ist heute eindeutig eine Domäne der Alloplastik. Das Angebot unterschiedlichster Prothesentypen wird dabei nahezu allen Situationen gerecht und erlaubt es, unterschiedliche große Abschnitte des proximalen Femur in die Resektion einzubeziehen.

Am Kniegelenk spielt der alloplastische Gelenkersatz zur Behandlung von Knochentumoren primär keine wesentliche Rolle, weil die biomechanischen Bedingungen den Einsatz von Spezialendoprothesen mit Resektion größerer Knochenabschnitte

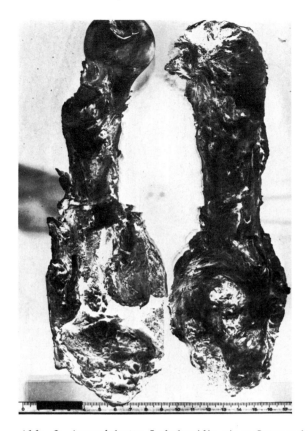

Abb. 2. Ausgedehntes Lokalrezidiv eines Osteosarkoms des rechten Oberschenkels. Primärtumor im distalen, kniegelenknahen Femur. Präoperativ mittlerer und proximaler Femur röntgenologisch unauffällig, im Szintigramm in diesen Bereichen kein Hinweis auf sogenannte Skip-Metastase — deswegen transmedulläre Amputation statt Hüftgelenkexarticulation. Adjuvante Chemotherapie als sogenannte hochdosierte Methotrexatbehandlung

nicht zulassen. Bei der gegenüber dem Hüftgelenk geringeren Wertigkeit der Funktion Beweglichkeit kommt deswegen bei kniegelenknahen Tumoren die Geschwulstresektion mit anschließender Defektüberbrückung und Gelenkversteifung in Betracht. Das wohl älteste Verfahren ist die Umkippplastik nach Juvara aus dem Jahre 1921. Sofern man davon ausgeht, daß das autologe Knochentransplantat auch in Zukunft das einzig wirklich zuverlässige Transplantationsmaterial darstellt, wenn es gilt, Knochendefekte zu überbrücken, dann stellen modifizierte Juvara-Plastiken am Kniegelenk auch heute noch, etwa 60 Jahre später, die wesentlichen Operationsverfahren dar (Abb. 4). Unicondyläre distale Femurtumoren können gelegentlich die Tumorresektion auf einen Condylus beschränken (Abb. 5). Die anschließende Arthrodese wird dadurch technisch wesentlich einfacher.

Gegenüber der lokalkurativen Behandlung primärer Knochengeschwülste unterscheidet sich die Lokalbehandlung sekundärer Knochengeschwülste erheblich, weil es

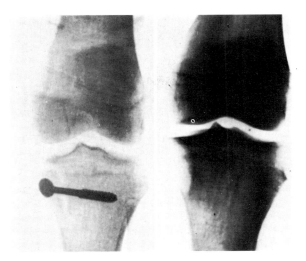

Abb. 3. Chondromyxoidfibrom der proximalen Tibia, Teilresektion und Excochleation als Minimaleingriff, um die mediale tibiale Gelenkfläche zu erhalten. Relativ hohes Rezidivrisiko

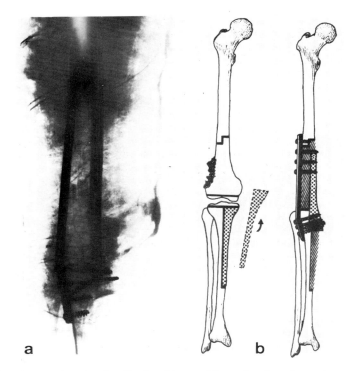

Abb. 4 a, b. Maligne Knochengeschwulst des distalen Femur. Unter der Annahme eines periostalen Osteosarkoms Resektionsbehandlung mit modifizierter Juvara-Plastik. Wegen postoperativer Diagnoserevision (am Resektat war das Vorliegen eines konventionellen intramedullären Osteosarkoms, eines periostalen Sarkoms nachweisbar) wurde in 2. Sitzung eine proximale Oberschenkelamputation vorgenommen

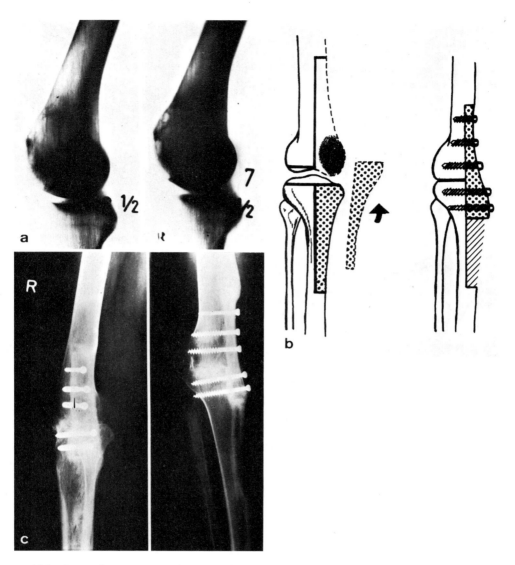

Abb. 5 a-c. Sogenanntes „low grade" Chondrosarkom, unicondyläre Femurresektion und Arthrodese

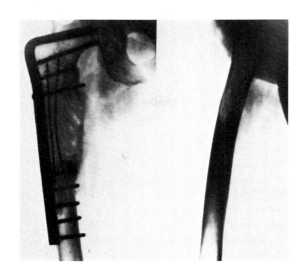

Abb. 6. Osteolytische Metastase des rechten Femur; Primärtumor Schilddrüsencarcinom. Resektion des befallenen Knochenabschnittes und Verbundosteosynthese

hier lediglich gilt, für einen begrenzten Zeitraum Schmerzfreiheit und Funktionstüchtigkeit zu erreichen. Damit kommen die technischen Möglichkeiten des alloplastischen Ersatzes verstärkt zur Anwendung (Abb. 6). Die langfristig begrenzte Belastungsfähigkeit von sogenannten Verbundosteosynthesen spielt in der Metastasenchirurgie in der Regel keine Rolle. Durch geeignete Verbundosteosynthesen, vor allem im Bereich der unteren Extremitäten, gelingt es, Schmerzen voll zu beseitigen und gleichzeitig die Funktion zu erhalten. Weil Dank moderner anderer Therapieverfahren die Lebensdauer auch bei multipler Metastasierung häufig beträchtlich verlängert werden kann, deswegen sollten derartige Maßnahmen im Bereich des Skeletes häufiger zur Anwendung kommen, um die Lebensqualität der Betroffenen durch Schmerzfreiheit, Pflegeunabhängigkeit und Erhaltung der Gehfähigkeit zu verbessern.

V. Rekonstruktion von Weichteildefekten

Lidrekonstruktion mit Hilfe freier Volltransplantate vom Lid des Partnerauges

H. Neubauer, Köln

Einleitung

Bei der Deckung großer Liddefekte handelt es sich meist um Basaliomoperationen. Die Wachtumsweise dieses Tumors erfordert ausreichende Excision im Gesunden.

Geht der Lidkantenbefall über 8 mm hinaus, so fordern wir eine Excision in 5 mm Abstand. Damit führt ein relativ kleiner Tumor also schon zu einem subtotalen Liddefekt. Dennoch sind die Situationen häufig, bei denen nach der Excision noch ein Lidwinkel erhalten ist.

Die bisher üblichen Verfahren zur Deckung subtotaler Defekte sind kritisch zu sehen, wenn man an das Operationsresultat die Forderung stellt, daß das wiederhergestellte Lid dem Augapfel bei seinen Bewegungen anliegen und zu völligem Lidschluß fähig sein soll.

Die von Mustardé vorgeschlagene Technik des gestielten Lappens vom Gegenlid erfüllt diese Forderung, ist jedoch nicht geeignet, subtotale Defekte zu schließen.

Callahan hat 1951, Youens und Artfield haben 1967 die Verwendung eines freien Volltransplantates (FVT) vom entsprechenden Lid des Partnerauges vorgeschlagen. Das Verfahren wurde jedoch kaum weiter propagiert. Wir haben es seit 1969 insgesamt 36mal ausgeführt, Hübner hat 1972 über seine Variante mit Verwendung eines Tarsus-Bindehaut-Transplantates berichtet.

Technik

Wir wollen hier über die Resultate von 30 Tumor-Plastiken dieser Art kritisch berichten.

Mithilfe der Verschiebung am temporalen Lidwinkel nach Dieffenbach (Abb. 1) kann man maximal 10 mm Lidkantenlänge neu bilden. Man kann also nicht mehr als 12 mm Lidkantenlänge am Spenderlid des Partnerauges entnehmen. Der über 12 mm hinausgehende Rest des Tumordefektes muß also am Empfängerlid ebenfalls durch Verschiebung aus der umgebenden Haut, meist von temporal nach Dieffenbach, gedeckt werden.

Abbildung 2 zeigt eine Situation, bei der oberhalb des inneren Lidwinkels eine Hautverschiebung von zwei Seiten erforderlich war. Abbildung 3a,b zeigen den Zustand vor und 3 1/2 Jahre nach der Operation. Dies war einer von zwei Fällen, bei denen ein Lidschlußdefekt verblieb.

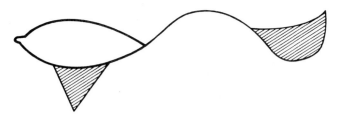

Abb. 1. Temporalverschiebung nach Dieffenbach-Imre-Kreibig

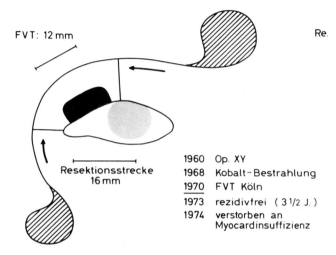

Abb. 2. Operationsschema Pat. W.Re. (1970), schwarz das FVT vom Oberlid des rechten Auges

Krankengut

Unser Krankengut setzt sich folgendermaßen zusammen:

FVT
n = 30

14 primär
16 sekundär
 6 einmal voroperiert
 2 mehrfach voroperiert
 8 mehrfach voroperiert und -bestrahlt

Bei unseren Patienten lag die Tumorausdehnung an der Lidkante im Mittel bei 13,0 mm. Das bedeutet einen durchschnittlichen Lidkantendefekt von 23 mm Länge.

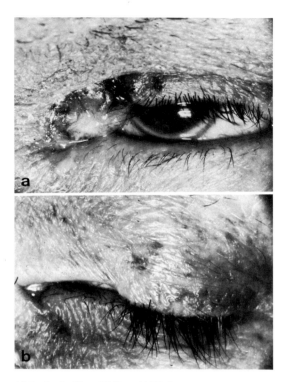

Abb. 3a,b. Pat. W.Re. (1970), Basaliomrezidiv nach Operation auswärts 1960, Kobalt-Bestrahlung 1968. **a** Zustand vor FVT. **b** Lidschluß nach FVT

Da man bei der Defektdeckung der neugebildeten Lidkante eine etwas größere Spannung geben muß, war im Durchschnitt eine Lidkantenstrecke von 19,0 mm neu zu bilden. 16mal mußte ein — meist der äußere — Lidwinkel in die Excision einbezogen und damit ein plastischer Ersatz eines Ligamentum canthi vorgenommen werden.

Von den weiteren Beispielen sei hier nur noch eines wiedergegeben, das ebenfalls die schwierigere Situation in der nasalen Lidhälfte betrifft: Abb. 4a zeigt das linke Auge des Patienten, bei dem 5 Jahre zuvor auswärts einmal operiert und im gleichen Jahre mit 3500 r nachbestrahlt wurde, Abb. 4b den Zustand nach Excision, Abb. 4c das intraoperative Bild nach schichtweiser Fixation des FVT vom rechten Oberlid, Abb. 4d nach Hautverschiebung von temporal. Abb. 4e: Nach 9 Wochen eine gut konfigurierte Lidspalte und (Abb. 4f) guter Lidschluß am Tumorauge. Am Spenderauge bestand kosmetisch und funktionell keine Behinderung. Der Patient ist jetzt 7 Jahre rezidivfrei.

Diskussion

Kritisch ist zu sagen:
1. Von 11 Patienten mit Verlust des unteren Tränenpünktchens wurde überraschenderweise keine störende Epiphora angegeben.

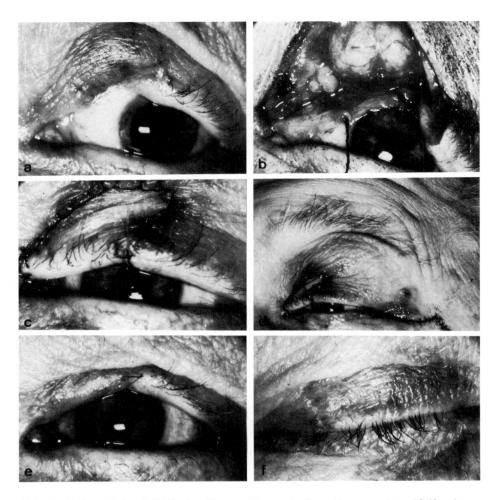

Abb. 4a-f. Pat. M.Br. (1974), Basaliomrezidiv nach Operation auswärts 1969 mit anschließender Bestrahlung 3500 r. **a** Zustand vor FVTI, **b** Excisionsdefekt (Mitnahme des oberen Tränenkanals bis zum Saccus), Faden in der Bindehautlefze der oberen Übergangsfalte. **c** Operationsbild nach schichtweiser Adaptation des FVT. **d** Operationsbild nach Naht der Temporalverschiebung. **e** Lidspalte 9 Wochen nach FVT. **f** Lidschluß 9 Wochen nach FVT

2. Alle FVT verloren ihre Wimpern.
3. Bei 1/3 der FVT kam es im Transplantat zu mäßiger Hautatrophie, jedoch ohne Beeinträchtigung des funktionellen Resultates.
4. Zweimal kam es im Transplantatbereich zu einem Lidschlußdefekt von bis zu 2 mm.
5. Bisher verzeichnen wir 3 Rezidive, 2 am medialen Lidwinkel, 1 am Oberlid. In diesen Fällen reichen die Anamnesen mit Voroperationen und Vorbestrahlungen 20, 9 und 6 Jahre zurück.
6. Die ungünstigste Lokalisation für ein FVT ist das nasale Drittel des Unterlides bei Tumorbefall des inneren Lidwinkels, die günstigste natürlich das mittlere Drittel des

Unterlides. Bei FVT im mittleren Drittel des Oberlides sollten keine Fadenschlingen durch die innere Tarsusschicht und die Conjunctiva tarsi geführt und in den ersten 10 Tagen an Hornhautschutz durch Walser-Schale oder eine weiche Kontaktlinse gedacht werden.

Zusammenfassung

Nach unseren Erfahrungen mit dem FVT vom entsprechenden Lid des Partnerauges unterstützen wir die Ansicht, daß Tarsus durch Tarsus ersetzt werden sollte. Der Tarsus ist bekanntlich eine fibrös-elastische Platte und kein Knorpel. Ein tarsusgestütztes Transplantat erfüllt die Forderung nach guter Lidkantenadaptation an den Augapfel und komplettem Lidschluß besser, als es bei Verwendung von Knorpel möglich ist. Die Frage, ob man angesichts der bei 1/3 der Fälle aufgetretenen hämorrhagischen Infarzierung der Transplantathaut diese primär nicht mitverwendet, sondern den Hautdefekt über dem Transplantat durch örtliche Verschiebung deckt, erscheint uns zweitrangig. Für uns hängt sie von zwei Faktoren ab: dem Sitz des Transplantates in der Tumorplastik und der – meist damit zusammenhängenden – Möglichkeit einer sauberen schichtweisen Adaptation des FVT.

Literatur

Callahan A (1951) A free composite lid graft. Arch Ophthalmol 45:539-545
Hübner H (1975) Verschluß großer medialer Oberliddefekte. Ber Dtsch Ophthal Ges 73:636
Mustardé JC (1971) Surgical treatment of eyelid-tumors of the upper lid. Chir Plast 1: 25-31
Mustardé JC (1972) Problems in eyelid reconstruction. Am J Ophthal 4:883-901
Neubauer H, Freie Volltransplantate in der Lidchirurgie (1974) Klin Monatsbl Augenheilkd 165:86-97
Youens WT, Artfield FT (1967) Full thickness lower lid transplantat. Arch Ophthalmol 77:229-235

Zur Wiederherstellung von Form und Funktion der Augenlider nach der operativen Entfernung von Lidtumoren

J. Lentrodt und C.U. Fritzemeier, Düsseldorf

Während wiederherstellende Maßnahmen nach der Entfernung von Tumoren in anderen Regionen nicht selten erst in einem sekundären Eingriff vorgenommen werden, muß die Lidrekonstruktion nach der operativen Tumorbeseitigung in der Regel primär durchgeführt werden, um die überragende Funktionalität des Auges nicht zu gefährden. Wir möchten hier über die Ergebnisse berichten, die an der Nordwestdeutschen Kieferklinik Hamburg bei der Wiederherstellung von Form und Funktion der Augenlider nach der operativen Entfernung von 356 Lidtumoren erzielt wurden.

Die Tumorgröße betrug bei 79 Geschwülsten bis zu 1 cm, bei 163 zwischen 1 und 2 cm und bei 114 über 2 cm. 261mal war das Unterlid betroffen, 87mal der mediale Lidwinkel, 67mal das Oberlid und 10mal der laterale Lidwinkel. 218 Patienten kamen mit Primärtumoren zu uns, bei 138 handelte es sich um Rezidivtumoren. Alle Geschwülste wurden histologisch verifiziert, wobei es sich in 89% der Fälle um Basaliome handelte.

Die je nach Größe und Sitz des Tumors gewählten Rekonstruktionsverfahren sind in Tabelle 1 wiedergegeben. Außerdem ist ersichtlich, daß in 53 Fällen eine Exenteratio orbitae auf Grund des Tumoreinbruchs in die Weichteile der Augenhöhle vorgenommen werden mußte.

Tabelle 1. Rekonstruktionsmethoden nach der operativen Entfernung von 356 Lidtumoren

Primäre Wundvereinigung	50
Örtliche Verschiebelappen	73
Wangenrotation	58
Bogenplastik nach Imre	6
Stirnlappen	56
Kreybig-Lappen	7
Laterale Stiellappen aus der Wange (Langenbeck)	2
Stiellappen Nasolabialfalte	1
Unterliddeckung durch Oberlid (Landolt-Hughes)	6
Rotation aus dem Unterlid zum Oberlid (Mustardé)	8
Freie Haut	24
Knorpeltransplantate vom Ohr	56
Knorpeltransplantate vom Naseseptum	4
Haut-Knorpel-Transplantate vom Ohr	12
Schleimhaut-Knorpel-Transplantate vom Naseseptum	23
Schleimhauttransplantate von der Nase	1
Sonstige Schleimhauttransplantate	1
Homologe Knorpeltransplantate	2
Epithese nach Exenteratio orbitae	53

Zur Beurteilung der Rekonstruktionsresultate standen uns verwertbare Unterlagen von 251 Tumoren zur Verfügung, wobei nur diejenigen Patienten herangezogen wurden, bei denen die Lidoperation mindestens 6 Monate zurücklag. Die auf Grund von Nachuntersuchungen bzw. durch fortlaufende Fotodokumentation ermittelten Ergebnisse sind in Tabelle 2 und 3 wiedergegeben.

Welche Rückschlüsse lassen sich nun aus den Ergebnissen ziehen und welche Empfehlungen bezüglich der Indikation zu den einzelnen Verfahren können abgeleitet werden?

Tumordefekte im Bereich des lateralen Lidwinkels lassen sich relativ einfach durch örtliche Verschiebelappen oder durch Rotationslappen aus der Wange mit gutem Resultat decken.

Tabelle 2. *Funktionelle* Ergebnisse nach 251 Lidrekonstruktionen

Optimal	221	(88,4%)
Ausreichend	26	(10,3%)
Nicht befriedigend	4	(1,3%)

Tabelle 3. *Ästhetische* Ergebnisse nach 251 Lidrekonstruktionen

Optimal	177	(70,5%)
Befriedigend, Korrektur nicht sinnvoll	41	(16,3%)
Befriedigend, Korrektur empfohlen	18	(7,2%)
Nicht befriedigend	15	(6,0%)

Oberflächliche Oberliddefekte sollten durch freie Vollhauttransplantate bzw. durch Verschiebelappen aus der Nachbarschaft verschlossen werden. Lidkantendefekte bis zu einem Viertel der Lidbreite lassen sich durch primäre Wundvereinigung decken. Bei größeren Defekten hat sich uns die Rekonstruktion mittels gestielten Lappens aus dem Unterlid nach Mustardé (1969) am besten bewährt.

Im Bereich des medialen Lidwinkels bietet sich bei tiefreichenden, nicht sehr umfangreichen Substanzverlusten eine Rotation aus der Nasenwurzelgegend oder ein Glabella-Schleppenlappen an. Gar nicht so selten infiltrieren jedoch die Tumoren des nasalen Lidwinkelbereiches die medialen Anteile des Ober- und/oder des Unterlides. Für derartige Defektdeckungen oder bei umfangreichen Substanzverlusten bevorzugen wir gestielte Stirnlappen, die, wenn nötig, auch gabelförmig gestaltet werden können.

Konnte bei der Entfernung von Unterlidtumoren die freie Lidkante geschont werden, ist zur Vermeidung eines Ektropiums die Rekonstruktion durch Verschiebe- oder Rotationslappen aus der lateral angrenzenden Nachbarschaft empfehlenswert.

Bei tiefgreifenden Substanzverlusten unter Einbeziehung der Lidkante ist bis zu einer Ausdehnung von einem Drittel der Unterlidbreite ein primärer Wundverschluß möglich, der jedoch bei Defekten von über 9 mm durch eine Durchtrennung des latero-kaudalen Lidligamentes ergänzt werden sollte.

Unterliddefekte von über 12 mm Breite erfordern nach Mustardé (1969) in der Regel ausgedehnte Weichteilmobilisationen in Form der Wangenrotation. Auf die Indikation zur Knorpeltransplantation bei der Unterlidrekonstruktion bin ich auf der 13. Jahrestagung dieser Gesellschaft eingegangen, weshalb aus Zeitgründen hierauf verwiesen wird (Lentrodt, 1977b). Während wir in früherer Zeit bei Unterliddefekten hauptsächlich die Rekonstruktionsmethode nach Mustardé benutzten, verwenden wir seit 7 Jahren ein eigenes Wiederherstellungsverfahren, dessen Grundzüge in Abb. 1 schematisch wiedergegeben sind (Lentrodt, 1977a).

Mit dieser Methode wurden bisher 41 Patienten versorgt, wobei nach partiellen wie auch nach totalen Unterliddefekten mit Ausnahme von zwei Fällen sowohl funktionell als auch ästhetisch gute Resultate erzielt werden konnten. Dies sei an folgendem Beispiel demonstriert (Abb. 2). Als besonderer Vorteil hat sich hierbei darüber hinaus erwiesen, daß auf den mit der Wangenrotation zwangsläufig verbundenen Zeitaufwand verzichtet werden konnte.

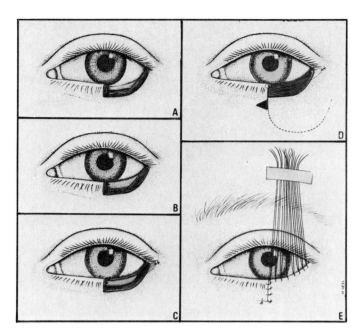

Abb. 1 A-E. Eigenes Verfahren zur Rekonstruktion von Unterliddefekten. **A** Defekt nach Resektion der lateralen Unterlidhälfte. **B** Rekonstruktion der Lidinnenschicht durch Mobilisation der restlichen Anteile der conjunctiva tarsi sowie der conjunctiva bulbi evtl. bis zum Cornearand. Fixation mittels versenkter Nähte. **C** Das autologe, meist vom Ohr entnommene Knorpeltransplantat wird medial an den Resten der Tarsalplatte, lateral am temporalen Oberlidligament angeheftet. Durch diesen hängemattenartigen Aufhängungsmechanismus wird die Schwere des Knorpeltransplantates neutralisiert, so daß die rekonstruierten Lidanteile dem Bulbus anliegen und eine symmetrische Lidhöhe erreicht wird. **D** Mobilisation der caudal angrenzenden Reste des M. orbicularis oculi, die cranialwärts verlagert ebenfalls am temporalen Oberlidligament sowie medial am cranialen Rand der Tarsalplatte fixiert werden. Ausgiebige Mobilisation der caudal angrenzenden Haut (gepunkteter Bezirk) nach caudaler Schnittverlängerung am medialen Resektionsrand. Excision eines Burowschen Dreiecks (schraffierter Bezirk). **E** Wundverschluß nach Rotation der mobilisierten caudal angrenzenden Haut cranialwärts. Die im Bereich der wiederhergestellten freien Lidkante langgelassenen Fäden werden unter leichter Spannung mit einem Pflaster an der Stirn fixiert

Zusammenfassend läßt sich feststellen, daß bei den unterschiedlichen Ausgangssituationen nach tumoroperationsbedingter Defektsetzung im Augenlidbereich zahlreiche Methoden für die rekonstruktive Lidchirurgie zur Verfügung stehen. Bei richtiger Indikationsstellung für das jeweilige Verfahren ist es trotz der Komplexizität der zu berücksichtigenden Faktoren heute möglich, die durch die Geschwulstentfernung entstandene funktionelle und ästhetische Beeinträchtigung zufriedenstellend zu kompensieren.

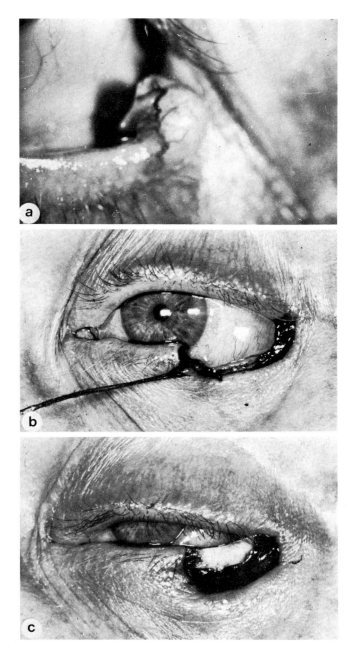

Abb. 2. a Talgdrüsencarcinom an der freien Lidkante des lateralen Unterliddrittels.
b Nach der Tumorentfernung resultiert ein Defekt der lateralen Unterlidhälfte in voller Dicke. **c** Zustand nach Rekonstruktion der Lidinnenschicht und Einlagerung eines autologen Ohrknorpeltransplantates, das in der in Abb. 1 beschriebenen Technik fixiert wurde

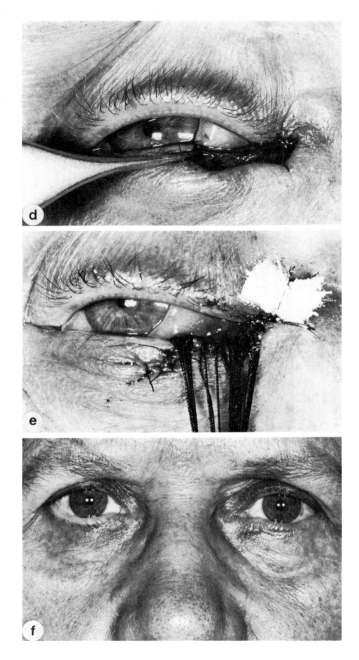

Abb. 2. d Mobilisation der restlichen Lidmuskulatur, die mit einer Pinzette medial in der zu fixierenden Lage gehalten wird. **e** Zustand am Ende der Operation. Die Hautdeckung erfolgte ebenfalls in der in Abb. 1 beschriebenen Technik durch Rotation von caudal. **f** Funktionell und ästhetisch gutes Resultat sieben Monate nach der Tumorentfernung. Die Patientin ist jetzt über fünf Jahre rezidivfrei

Literatur

Lentrodt J (1977) Principles of the Surgical Therapy of Eyelid Tumours. J Maxillofac Surg 5:93

Lentrodt J (1977) Die Bedeutung des Knorpeltransplantates in der rekonstruktiven Lidchirurgie nach Tumoroperationen. In: Wiederherstellung von Form und Funktion organischer Einheiten der verschiedenen Körperregionen, Schmid/Widmaier/Reichert. Thieme, Stuttgart

Mustardé JC (1969) Repair and Reconstruction in the Orbital Region. Livingstone, Edinburgh

Die Notwendigkeit der Periorbitaplastik in der Funktion des binocularen Sehens

W. Kley, K. Foet und W. Richter, Würzburg

Malignome im Bereich der Nase und der Nebenhöhlen können — wegen der engen Nachbarschaft — schon frühzeitig auf die Augenhöhle übergreifen. Etwa 1/3 der Tumoren ziehen die Orbita in Mitleidenschaft [3, 4, 11, 12, 13, 14, 15].

Das Periost der Augenhöhle, die Periorbita, stellt als straffes Bindegewebe gegenüber dem Tumor eine Zeitlang eine Barriere dar und wird von dem Tumor zunächst nur verdrängt [10]. Verdrängung und blastomatöses Ödem [2] können eine Bewegungseinschränkung des Auges bewirken.

Später erst wird die Periorbita zunächst oberflächlich vom Tumor erfaßt, aber erst im fortgeschrittenen Stadium infiltrierend durchwandert, wobei das außen und innen der Periorbita anliegende, aber miteinander kommunizierende Gefäßnetz [5] eine Rolle spielen dürfte.

In der Literatur ist die Einstellung zur Exenteratio orbitae sehr kontrovers. So gibt es Operateure, die sie regelmäßig schon dann durchführen, wenn zwar noch nicht die Augenhöhle, aber doch das Siebbein vom Tumor befallen ist [6, 9]. Auch Conley [1] scheint mit der Exenteratio großzügig zu sein, da in seinem Krankengut in 45% der Fälle das Auge geopfert wurde. Andere Autoren machen die Ausdehnung des Eingriffes vom operativen Befund in der Augenhöhle selbst abhängig [3, 4, 7, 10, 11, 14, 15].

Moser [8] hält die Exenteratio orbitae nur für gerechtfertigt, wenn der Tumor die Orbita in breiter Front ergriffen hat. Ungerecht [11] spricht sich bei einem lokal begrenzten Übergreifen auf eine lokale Excision mit eventuell anschließender Radiumbehandlung aus.

Früher waren auch wir mit der Exenteratio orbitae sehr großzügig, da ohne Zweifel die Erhaltung des Lebens vor der des Auges zu stehen hat. Mit der Verbesserung der Bestrahlungstechnik und insbesondere der Weiterentwicklung plastisch-rekonstruktiver Maßnahmen, haben wir uns aber überlegt, ob ein solch radikales Vorgehen noch in allen Fällen des Übergreifens des Tumors auf die Augenhöhle gerechtfertigt ist.

Vergleichbare anatomisch-pathologische Beziehungen liegen zwischen den Nasen- und Nebenhöhlentumoren einerseits und der Hirnhaut andererseits vor. Niemand würde auf die Idee kommen, bei Verdrängung oder oberflächlichem Befallensein der Dura mater nicht nur diese, sondern auch angrenzende Hirnanteile zu resezieren. Ist in Parallele dazu dann die Opferung des Auges noch gerechtfertigt?

Seit 1975 haben wir in entsprechenden Fällen versucht, das tumornahe Auge zu erhalten, und unsere Resultate ermutigen uns, unser operatives Vorgehen weiter zu verfolgen und zur Diskussion zu stellen:

Nach Blockausräumung des Tumors wird die an den Tumor unmittelbar angrenzende Periorbita mit einem Sicherheitsabstand von 1,5 cm reseziert und zur pathohistologischen Schnellschnittuntersuchung eingeschickt. Bei negativem Ausfall des histologischen Befundes wird entsprechend der resezierten Periorbita lyophilisierte Dura zurechtgeschnitten und zunächst mit 1-3 Nähten am Periorbitarand fixiert. Direkt gegenüber erfolgen weitere Nähte. Danach wird das prolabierte peribulbäre Fett reponiert, die lyophilisierte Dura bis zu 3 mm unter die Periorbita geschoben und sukzessive vernäht. Bewährt hat sich eine *zusätzliche* Fixierung des Implantates mit einem Gewebekleber. Die alleinige Fixierung mit einem Gewebekleber halten wir nicht für ausreichend.

Bei 27 Oberkieferresektionen in 5 Jahren haben wir in 7 Fällen die Exenteratio für notwendig erachtet und durchgeführt. Bei 8 Patienten haben wir nur die Periorbita reseziert und plastisch-rekonstruktiv ersetzt. Überrascht waren wir, daß nur in einem Fall histologisch tumoröse Veränderungen der Periorbita nachgewiesen wurden, in allen anderen Fällen war die Periorbita tumorfrei, obwohl der angrenzende Knochen partiell oder auch komplett destruiert war (Abb. 1). Dies zeigt einerseits, daß die Peri-

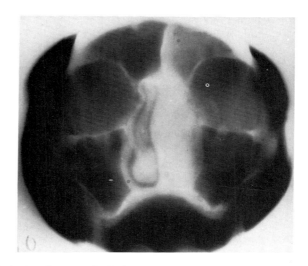

Abb. 1. Tomogramm eines Siebbein-Carcinoms mit Einbruch in die Orbita

orbita, ähnlich wie die Dura mater, eine Barriere darstellt. Andererseits bestätigen diese histologischen Befunde unser konservatives, zurückhaltendes Vorgehen bezüglich einer Exenteratio. Bei all diesen Patienten hat sich auch in der Folgezeit kein Tumorwachstum in der Orbita gezeigt. Erwähnt werden muß allerdings, daß mit einer Ausnahme alle Patienten mit einer Dosis von 30 Gray Telekobalt präoperativ bestrahlt wurden.

Um bezüglich der notwendigen sorgfältigen Auswahl der Patienten keine Zweifel aufkommen zu lassen, sei erwähnt, daß die Indikation zur Exenteratio orbitae auch u.E. gestellt werden muß:
1. Wenn der Tumor durch die Periorbita in die Orbitaweichteile, also in das Gewebe zwischen Periost und Tenon'scher Kapsel (Abb. 1) eingewachsen ist,
2. bei Einbruch des Carcinoms in die Dura der vorderen und mittleren Schädelgrube, um den Tumor ausreichend freilegen zu können. Dies gilt insbesondere bei primären Stirnhöhlencarcinomen,
3. bei Einbruch des Tumors in die Orbitaspitze.

Zusammenfassend sind wir der Meinung, daß die großzügige und generelle Exenteratio orbitae unter den Möglichkeiten plastisch-rekonstruktiver Maßnahmen an der Periorbita nicht mehr gerechtfertigt ist, sondern die Indikation dazu in jedem Einzelfalle während der Operation überprüft werden muß.

Literatur

1. Conley J (1970) Concepts in Head and Neck Surgery. Thieme, Stuttgart
2. Figi FA (1958) Diagnosis and Management of Malignant Tumors of the Nose and Accessary Sinuses. J Int Coll Surg 29:215-220
3. Hommerich KW (1960) Histologische und röntgenologische Untersuchungen an vorbehandelten Nasennebenhöhlentumoren. HNO (Berl) 9:85
4. Hommerich KW (1964) Die Geschwülste der Nase und Nasennebenhöhlen. In: Berendes/Link/Zöllner (Hrsg), Hals-Nasen-Ohren-Heilkunde, Band 1, Obere und untere Luftwege. Thieme, Stuttgart
5. Lang J (1975) Über die Vascularisation der Periorbita. Gegenbaurs Morph Jahrb, Leipz 121:2, S 174-191
6. Martini H (1953) Radical surgery in carcinoma of the head and neck: The changing trends in treatment. Surg Clin Amer 33:329
7. Marx H (1953) Die Geschwülste der Nase und deren Nebenhöhlen. Fischer, Jena
8. Moser F (1959/60) Überblick über die Therapie der malignen Nasennebenhöhlengeschwülste. Wiss Z Leipzig, Math.-Naturwiss Reihe 9:283
9. Ross DE (1959) Radical en bloc ethmoidectomy for carcinoma. Surg Gynec Obstet 108:109
10. Seifert A, Beyer H (1953) Die Operationen an Nase, Mund und Hals, Band II. Joh A Barth, Leipzig
11. Ungerecht K (1966) Klinik und Therapie der Tumoren des Gesichtsschädels. Arch Ohr- Nas- Kehlk Heilkd 187:1
12. Wustrow F (1977) Bösartige Tumoren der Nase und ihrer Nebenhöhlen. In: Berendes/Link/Zöllner (Hrsg), Hals-Nasen-Ohren-Heilkunde in Praxis und Klinik, 2. Aufl., Band 2: Obere und untere Luftwege II. Thieme, Stuttgart
13. Zange J (1939) Diagnostik und Therapie bösartiger Geschwülste der Nase und des Auges. Reichweite einzelner Verfahren. Beih Klin Monatsbl Augenheilkd 6. Heft
14. Zange J (1957) Diagnostisch und therapeutisch Grundsätzliches bei Malignomen der Nase und ihrer Nebenhöhlen. Fortschr Kiefer Ges Chir III:139
15. Zippel R (1959/60) Zur Symptomatik der Nasennebenhöhlenmalignome unter Berücksichtigung orbitaler Beteiligung. Wiss Z Karl-Marx-Univ. Leipzig, Math-Naturwiss Reihe 9:263

Wiederherstellung der orbitalen Region — Funktion und Ästhetik

K. Foet, Würzburg

Bei ausgedehnten Basaliomen des medialen Augenwinkels und des Unterlides mit Infiltration der peribulbären Adnexe sollte beim älteren Patienten bei erhaltener Sehfähigkeit des Auges die Erhaltung des Augenbulbus angestrebt werden und das operativ-rekonstruktive Vorgehen bestimmen.

Hierbei muß unter Umständen ganz bewußt eine postoperative relative Immobilität des Bulbus, die zwangsläufig durch Narbenbildung der peribulbären Adnexe sowie durch tumorbedingte Entfernung verschiedener Augenmuskeln auftritt, in Kauf genommen werden.

In Anlehnung an Mustardé hat sich uns zur Rekonstruktion großer Defekte des medialen Augenwinkels der mediane Stirnlappen und zum Unterlidtotalersatz mit angrenzenden Strukturen der Wangenrotationslappen in Verbindung mit einer Conjunctivaplastik bewährt.

Der mediane Stirnlappen hat seine Lappenbasis im Bereich der Nasenwurzel. Er verfügt mit definierten Arterien über eine ausgezeichnete Blutversorgung. Bei gleichzeitiger Rekonstruktion von Teilen beider Augenlider kann der Lappen an seinem distalen

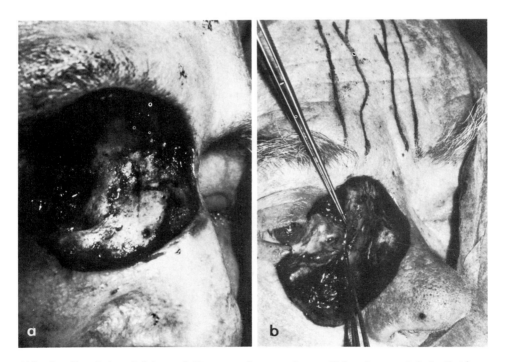

Abb. 1. a Resektionsdefekt nach Tumorentfernung des medialen Augenwinkels; Entfernung der medialen peribulbären Adnexe; 95jähriger Patient. b wie 1a; medianer Stirnlappen eingezeichnet mit Aa. supratrochlearis; 81jährige Patientin

Ende in einer Länge bis zu 2 cm gespalten werden, ohne die Vitalität des gesamten Lappens zu gefährden. Die extrem enge Beziehung des medialen Augenwinkels zur knöchernen Orbitabegrenzung muß bei der Rekonstruktion berücksichtigt werden. Unser Vorgehen soll an einigen Fallbeispielen aufgezeigt werden:

Abbildung 1 zeigt den Resektionsdefekt nach Entfernung eines vorbestrahlten ulcerierten Basalioms (ulcus terebrans) von ca. 3 cm Durchmesser bei einem 95jährigen Patienten, 1/4 Oberlid-, 1/3 Unterlid-Resektion (Abb. 1a, 1b), Wegnahme der Adnexe medial des Augenbulbus; Rekonstruktion mit med. Stirnlappen, distal 1,5 cm gespalten (Abb. 2a,b).

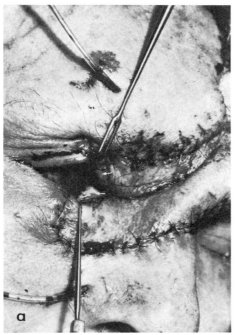

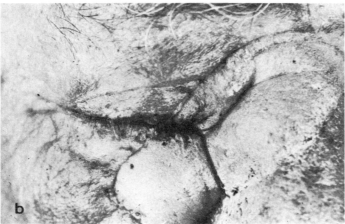

Abb. 2. a Rekonstruktion des medialen Augenwinkels sowie Teilrekonstruktion der Lider mit gespaltenem med. Stirnlappen; (→ freies Schleimhauttransplantat zum Conjunktivaersatz. b Lidschluß 8 Wochen nach Operation.

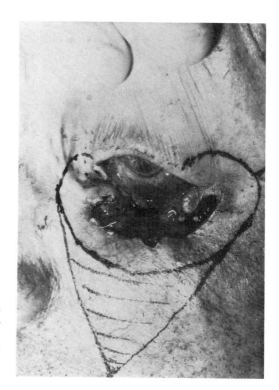

Abb. 3. Ausgedehntes Basaliom des Unterlides bei einem 76jährigen Patienten; die Resektion bezieht den medialen und lateralen Augenwinkel mit ein sowie einen dreieckförmigen Bezirk gesunder Haut

Bei gleichem funktionellen Aspekt der Erhaltung des binocularen Sehens stellt sich dagegen das operative Vorgehen zum Unterlidtotalersatz bei ausgedehnten Basaliomen mit Befall der unteren peribulbären Adnexe anders dar.

Abbildung 3 zeigt einen 76jährigen Patienten mit einem ulcus terebrans des Unterlides, Befall der Conjunctiva, Bewegungseinschränkung des Bulbus und Infiltration des Tränennasenapparates bei bestehender Normalsichtigkeit.

Es erfolgt die Blockresektion des Tumors mit den unteren peribulbären Adnexen einschließlich Resektion der Conjunctiva des unteren Fornix bis unmittelbar an den Limbus. Anschließend Präparation eines Conjunctiva-Brückenlappens der oberen Bulbushälfte durch den Ophthalmologen. Nunmehr Bildung eines Wangenrotationslappens zum Unterlidtotalersatz, wie es im Schema gezeigt wird (Abb. 4).

Entnahme eines großen zusammengesetzten Schleimhautknorpeltransplantates aus der Nasenscheidewand. Wir befestigen den Nasenknorpel durch mehrere Bohrlöcher an der knöchernen Infraorbitalspange und nicht am Periost, um eine sichere und bleibende Stabilität des neuen Unterlides zu gewährleisten. Vernähung der Schleimhaut mit dem Bindehautbrückenlappen und Ausbilden der Umschlagfalte (Abb. 5). Vor der Naht des Wangenlappens mit der Schleimhaut des Transplantates wird der Lappen subcutan fest an der knöchernen Infraorbitalspange vernäht, damit in keinem Fall Spannung auf das rekonstruierte Lid resultiert.

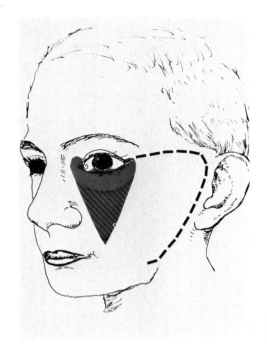

Abb. 4. Resektionsbezirk dunkel; eingezeichneter Wangenrotationslappen im Schema

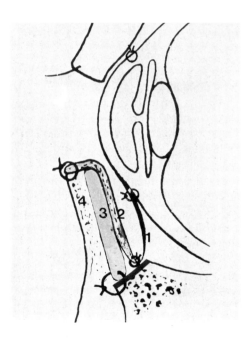

Abb. 5. Rekonstruiertes Unterlied im Schema (1 Conjunctiva-Brückenlappen, 2 Schleimhaut, 3 Knorpel, 4 Wangenrotationslappen)

Nur auf diese Weise ist ein permanent stabiles Lid zu erreichen mit vollständigem Lidschluß (Abb. 6a,b).

Sehr große Hautdefekte orbito-temporal können dagegen durch Kombination multipler Skalphautlappen mit der Rotation der Wangen- und Halshaut gedeckt werden

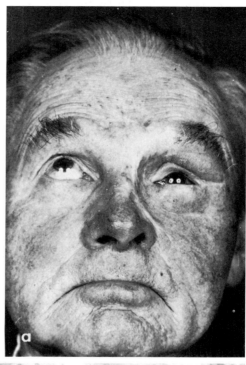

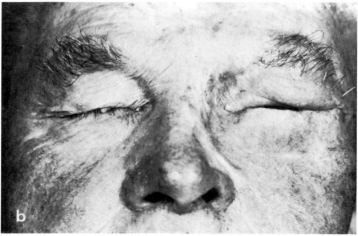

Abb. 6. a Patient 4 Monate nach Operation; medialer und lateraler Lidwinkel sind ebenfalls rekonstruiert. **b** der gleiche Patient; Lidschluß

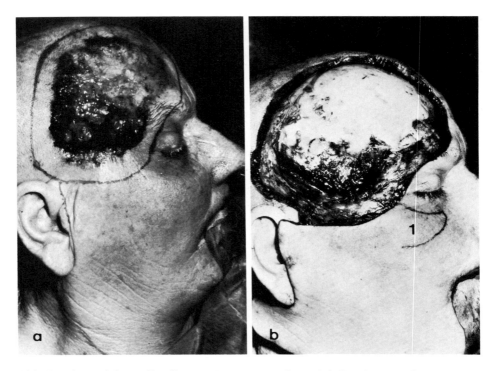

Abb. 7. a Ausgedehntes Basaliom orbito-temporo-frontal; b Resektionsdefekt; Wangen-Halsrotationslappen gebildet; 1 zu resezierendes Hautareal zur Vermeidung einer Hautverwerfung

(Abb. 7a,b). Ein Fallbeispiel soll auch dies verdeutlichen. Zunächst werden zwei vordere Skalphautlappen gebildet, deren Lappenstiele prä- und retroauriculär liegen (Abb. 8a,b). Ein dritter hinterer Skalphautlappen, dessen Stiel in der retroauriculären Region liegt, schließt den Skalphautdefekt. Gegenläufig zu den Skalphautlappen wurd haarfreie Wangen- und Halshaut nach cranial rotiert, um die orbitale Region zu rekonstruieren (Abb. 8a, b und 9, Seite 223).

Zusammenfassung

Zusammenfassend zeigen unsere Demonstrationen, daß zur Rekonstruktion der orbitalen Region bei großen Tumordefekten unterschiedliche Lappentechniken zur Anwendung kommen, um den funktionellen und ästhetischen Erfordernissen dieser Region gerecht zu werden. Insbesondere beim älteren Patienten sollte u.E. die Erhaltung des Augenbulbus angestrebt werden.

Literatur

Mustardé JC (1980) Repair and reconstruction in the orbital region. Churchill Livingstone, Edinburgh, London, New York

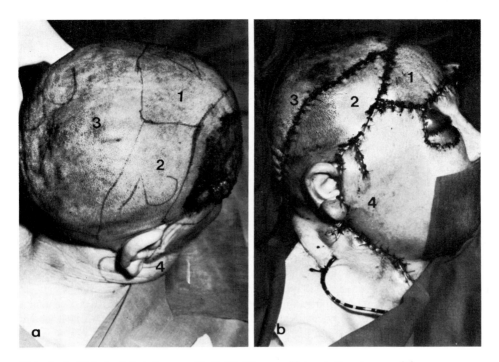

Abb. 8a,b. Mehrfachskalplappen (1, 2, 3); Wangen-Halsrotationslappen (4)

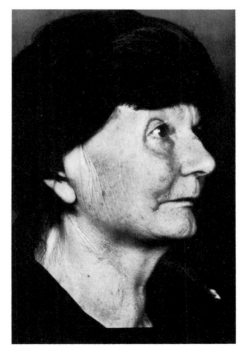

Abb. 9. 3/4 Jahr nach Operation

Über die Lidschlußfunktion bei Facialisparese durch Temporalisfascienzügelung

W. Hoppe, Lübeck

Die Transposition von Temporalismuskulatur zur Ermöglichung eines Lidschlusses bei Facialisparese geht auf Gillies (1934) zurück. Seine von Andersen (1961) modifizierte, inzwischen von vielen (z.B. Converse, Rubin) empfohlene und angewandte Methode beruht im wesentlichen auf einem Effekt, den Johnson (1962) mit dem Zug an einem Knopfloch verglich. Die Ergebnisse dieses Verfahrens, das den Lagophthalmus beseitigen und einer Ektropionierung vorbeugen soll, werden sehr unterschiedlich beurteilt (Nicolai). Der Erfolg hängt ab
a) von der Gestaltung eines funktionierenden Nerv-Muskel-Präparates,
b) vom Training der Patienten.

Wir verwenden ein graziles Nerv-Muskel-Fascienpräparat, das lediglich aus den lateralen Anteilen des Temporalis gebildet wird. Nur so läßt sich der superficiale Ast des N. prof. temp. ant., der zwischen dem parietalen Drittel und superficial gelegenem Rest der Muskelmasse (zusammen mit entsprechenden Gefäßen) verläuft, sicher identifizieren. Die Fascienzügel werden in Ober- und Unterlid subcutan lidrandnah jeweils über den Tarsus geführt und am Lig. palp. med. mit Dexon fixiert.

Bei insgesamt 12 Patienten haben wir eine derartige Ersatzplastik vorgenommen. Es handelte sich um 4 angeborene, 3 posttraumatische sowie um 5 postoperative Facialisparesen, bei denen eine Reneurotisation für ausgeschlossen gelten mußte oder eine weitgehende irreversible Muskeldegeneration bzw. totale Atrophie bestand. Postoperativ werden die Patienten zu Übungen vor dem Spiegel motiviert, um die Muskelfascienschlinge möglichst isoliert zu innervieren.

Nach entsprechendem Training, worauf auch andere Autoren hinwiesen, z.B. Mielke und Rubin, kann eine isolierte Funktion der Fascienschlinge erreicht werden. Die Lider sind dann auch während des Schlafes geschlossen.

Beim Kauvorgang war lediglich bei sechs Patienten (50% unserer Fälle) die erwartete und gelegentlich beschriebene Kontraktion der Fascienzügel mit konsekutiver Lidschließung angedeutet, die anderen sechs Patienten ließen überhaupt keine Mitbewegung der Lider erkennen.

Die Demonstration einschlägiger Fälle zeigte das geschilderte klinische Verhalten, das durch elektromyographische Befunde objektiviert werden konnte, wie Abb. 1a-c am Beispiel der jetzt 36jährigen Patientin (S.I.) bestätigt: Bei ihr stellte sich die Parese nach einer Antrotomie ein. Das Intervall bis zur Plastik betrug 18 Jahre. Jetzt, 5 Jahre danach, bietet sie eine eindeutig isolierte Lidschlußfunktion, unabhängig vom Kauvorgang, wie elektromyographisch objektiviert werden konnte und bereits nach einem Vierteljahr perfektioniert war. Der EMG-Streifen zeigt links eine deutlich höhere Aktivität des M. temporalis beim Zusammenbeißen als die Muskelschlinge, beim alleinigen Lidschluß ist ein entgegengesetztes Innervationsverhalten rechts deutlich.

Gleichlautende Mitteilungen über das klinische Verhalten sind in der Literatur bekannt. Eine elektromyographische Bestätigung jedoch fand sich lediglich bei Rubin (1977).

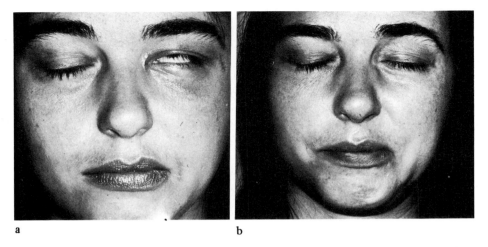

Abb. 1. a Linksseitige Facialisparese 18 Jahre nach Antrotomie. **b** Lidschlußvermögen bereits 9 Monate post op.

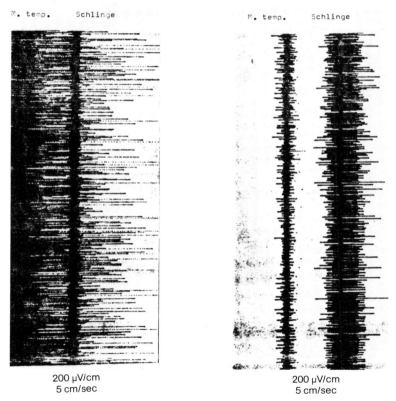

Abb. 1. c EMG 5 Jahre post op. *Links*: Beim Zubeißen der Zähne höhere Aktivität des M. temporalis als der Muskelfascienschlinge. *Rechts*: Die kräftigeren Aktionspotentiale der Muskelschlinge deuten auf weitestgehende unabhängige Inervation vom übrigen Temporalis hin.

Die Grenzen dieser Ersatzplastik sind vorgezeichnet. Das Phänomen der Dissoziation eines Muskelabschnitts durch Funktionsumorientierung ist bemerkenswert: Durch Training kann erreicht werden, daß verschiedene Portionen eines Muskels, der durch drei Äste eines Nervs motorisch versorgt wird, unabhängig voneinander kontrahiert werden können. Ein festzustellender gradueller Unterschied im EMG hängt, abgesehen vom individuellen Trainingseffekt, sicherlich mit Positionierungsschwierigkeiten der bipolaren, konzentrischen Elektrode zusammen.

Aufgrund der von uns erhobenen Befunde und der gegenüber der Vielzahl konkurrierender Methoden vergleichsweise äußerst simplen Technik dürfte m.E. diese bei entsprechender Indikationsstellung auch in Zukunft noch ihre Berechtigung haben.

Literatur

1. Converse JM (1974) Kazanjian & Converse's surgical treatment of facial injuries, Bd. I, Williams & Wilkins, Baltimore
2. Hoppe W (1976) Funktionelle Rehabilitation bei Fazialisparese durch Temporalisfaszienzügel. In: Schuchardt K (Hrsg) Fortschritte der Kiefer- und Gesichts-Chirurgie; Bd. XXI. Thieme, Stuttgart, S 29-31
3. Johnson HA (1962) A modification of the Gillies' temporalis transfer for the surgical treatment of the lagophthalmos of leprosy. Plast Reconstr Surg 30:378-382
4. Kron A (1980) Über die isolierte Funktion eines Temporalisfaszienzügels zur Ermöglichung der Lidschlußfunktion bei Fazialisparese. Med Diss Lübeck
5. Nicolai J-PA (1979) Facial paralysis − 100 years of treatment. Arch Chir Neerl 31: 159-169
6. Rubin LR (1977) Entire temporalis muscle transposition. In: Rubin LR (ed) Reanimation of the paralyzed face − new approaches. C.V. Mosby Company, Saint Louis, pp 294-315

Der ,,bi-lobed flap'' in der Rekonstruktion von Defekten der Ohrmuschel

H. Weerda und G. Münker, Freiburg

Nach Ohrmuschelteilabrissen oder Tumorexzision müssen häufig Vorder- und Rückseite der Ohrmuschel rekonstruiert werden. Besonders bei alten Patienten bevorzugen wir Operationsverfahren, die eine Wiederherstellung − häufig in Lokalanästhesie − in einer einzigen Sitzung erlauben.

Hier hat sich uns ein *,,Transpositions-Rotationslappen''* (Weerda 1978, 1979, 1980) bewährt (Abb. 1). Dabei transportiert der behaarte Rotationslappen (*Transportlappen*; Abb. 1a) den Transpositionslappen (*Rekonstruktionslappen*) der Halsregion in die richtige Position hinter die Ohrmuschel (Abb. 1b). Dieser Lappen dient gefaltet zur Rekonstruktion der Vorder- und Rückseite (Abb. 1c, 2b,c), wenn nötig, wird Rippenknorpel oder Knorpel der anderen Ohrmuschel als Stütze verwendet. Die Narben

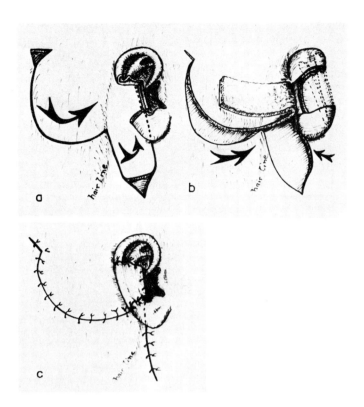

Abb. 1a-c. Schematisierter Konstruktionsplan für die Rekonstruktion eines durchgehenden Defektes der mittleren Ohrmuschel. **a** Der Rotationslappen (*Transportlappen*) und der Transpositionslappen (*Rekonstruktionslappen*) sind eingezeichnet. **b** Der Transpositionslappen ist hinter den Defekt transportiert. **c** Vorder- und Rückseite der Ohrmuschel sind rekonstruiert, die sekundären Defekte durch Mobilisation der Defektumgebung geschlossen

liegen in den RSTL[1] und zum Teil im Haar. Kann die Helix erhalten bleiben, so wird der gefaltete Lappen unter der Helix desepithelisiert (Abb. 2d,e; Abb. 3c).

In ähnlicher Weise können größere Hautareale vom Hals zur Deckung in große, retroauriculäre Defekte oder Defekte der Ohrmuschelrückseite transportiert werden (Abb. 3). Ähnliche Lappen verwenden wir zum Ohrmuschelaufbau bei Mikrotie.

---

1 RSTL = Relaxed Skin Tension Lines

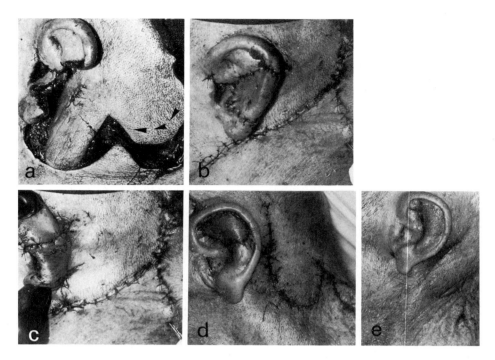

Abb. 2. a Traumatische Defekte der mittleren Ohrmuschel, Lappen bereits mobilisiert. **b, c** Vorder- und Rückseite sind über einem Rippenknorpelimplantat rekonstruiert, die sekundären Defekte durch Mobilisation der Defektumgebung gedeckt. **d** Rekonstruktion eines größeren Ohrmuscheldefektes (in der gleichen Weise wie Abb. 1) bei erhaltener Helix. (Der desepithelisierte Transpositionslappen wird unter der Helix eingenäht). **e** Zustand nach 4 Wochen

Zusammenfassung

Wir haben einen „Transpositions-Rotationslappen" entwickelt, dabei transportiert der behaarte Rotationslappen Halshaut in die richtige Position hinter das Ohr. Durch Auffalten können Vorder- und Rückseite der Ohrmuschel rekonstruiert werden (Weerda, 1978, 1979, 1980). In ähnlicher Weise werden große Defekte der retroauriculären Region verschlossen oder die Ohrmuschel bei Mikrotie aufgebaut.

Literatur

1. Weerda H (1978) Das Prinzip des „bi-lobed flap" und seine Verwendung für die Konstruktion von Mehrflachlappen. Arch Otorhinolaryngol (NY) 220:133
2. Weerda H (1979) Bemerkungen zur Ohrmuschelplastik und zum Ohrmuschelabriß. Laryng Rhinol (Stuttg.) 58:242
3. Weerda H (1980) Das Ohrmuscheltrauma. HNO 28:209-217

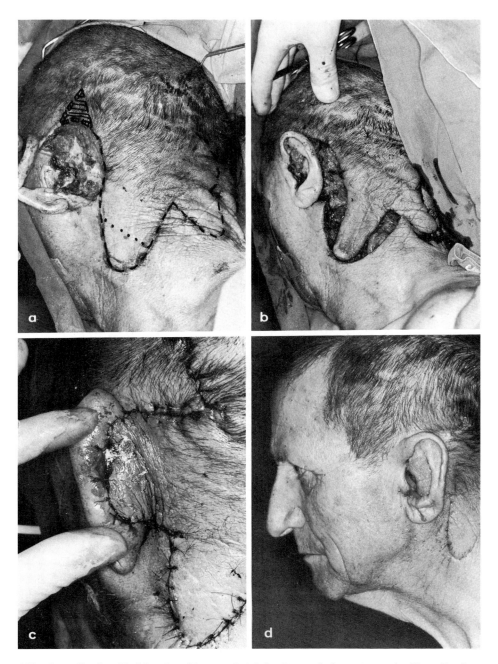

Abb. 3. a Großer Defekt der Ohrmuschelrückseite und der retroauriculären Region. (Zweizipfeliger Lappen vorgezeichnet). b Lappen vorgeschnitten und mobilisiert. c Retroauriculäre Ansicht am Ende der Operation. (Unter der Helix wurde der Transpositionslappen desepithelisiert). d Zustand, 14 Tage nach der Operation

Rekonstruktion von Nasendefekten mit Stirnhautlappen

E. Kastenbauer, Berlin

Ausgedehntere Weichteildefekte der Nase werden am besten mit gestielten Stirnhaut-Transplantaten gedeckt, da damit Spenderhaut von äußerst ähnlichem Aussehen, Aufbau und Kolorit in das Defektgebiet eingebracht wird.

Ein hierfür hervorragend geeigneter Lappen ist der 1829 von Dieffenbach angegebene mediale Stirnhautlappen, der nicht nur leicht im Empfängergebiet zu handhaben ist, sondern dessen Entnahmestelle im Stirnbereich bis zu einer Lappenbreite von 3 cm mittels der H-Plastik primär zu decken und weitgehend unauffällig zu gestalten ist.

Muß wegen einer malignen Hautgeschwulst die Rundung der Nasenspitze bis auf die Innenauskleidung geopfert werden, erscheint ein freies Haut-Knorpel-Transplantat für den daraus resultierenden Defekt das ideale Transplantat zu sein. Composite grafts dieser Größe und Dicke zeigen jedoch während des Einheilungsprozesses nicht selten zentrale Ernährungsstörungen und heben sich aufgrund ihrer helleren Färbung meist deutlich von der Umgebung ab. Aus diesem Grunde bevorzugen wir in solchen Fällen den medialen Stirnlappen, dessen proximaler Lappenteil nach ca. 4 Wochen mittels diverser Z-Plastiken in die Stirn zurückverlagert wird, um den alten Abstand der Augenbrauen wiederherzustellen.

Bei entsprechend breiter Anlage und etwas zurückgesetzter Haargrenze ist der mediale Stirnlappen für die Rekonstruktion ausgedehnter, seitlicher Nasendefekte der Lappen der Wahl.

Muß der gesamte Nasenflügel reseziert werden, so kann durch Umschlagen bzw. Einfalten des distalen Lappenendes die nicht immer leicht zu gestaltende Flügelkante in natürlich erscheinender Form gebildet werden (Abb. 1a,b). Der Restdefekt an Innenauskleidung muß durch ein freies Hauttransplantat von retroauriculär ausgeglichen werden. Der primär etwas unnatürlich aussehende Nasenflügelansatz an der Wange kann mit einer einfachen Z-Plastik unauffällig gestaltet werden.

Entsteht durch die Tumorexstirpation ein von der Nase auf die Wange übergreifender Defekt, so muß bei der Wiederherstellungschirurgie die Rekonstruktion der einzelnen ästhetischen Einheiten des Gesichtes solitär für sich beachtet werden (Abb. 2a,b), da ansonsten durch die Überlappung dieser ästhetischen Grenzzonen unschöne Ergebnisse zustande kommen.

Ist die Stirn-Haargrenze weit zurückgesetzt, so kann der mediale Stirnlappen entsprechend lang gestaltet werden und auch zur Rekonstruktion von Columelladefekten herangezogen werden (Abb. 3a,b). Eine Autonomisierung des Lappens ist nicht nötig, da im Stirnbereich bei entsprechender Präparation und Erhaltung der supratrochleären und frontalen Gefäße ein Lappenmaß von 4-5 zu 1 (Länge zu Breite) geschaffen werden kann.

Bei durchgehenden orbitanahen Defekten das Nasenrückens ist im Gegensatz zur übrigen Nase die Herstellung der Innenauskleidung mit einem gestielten Hauttransplantat von großer Wichtigkeit, da freie Transplantate leicht schrumpfen und dann zu Dehiscenzen im Lidwinkelbereich führen können. Ein robuster Lappen hierfür ist ein nach unten gekippter, in seiner Anlage dem medialen Stirnlappen nachempfundener

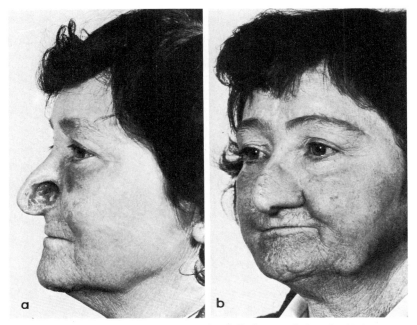

Abb. 1. a Ausgedehnter Defekt der linken Nasenseite. **b** Rekonstruktion der linken Nasenseite mit einem medialen Stirnlappen

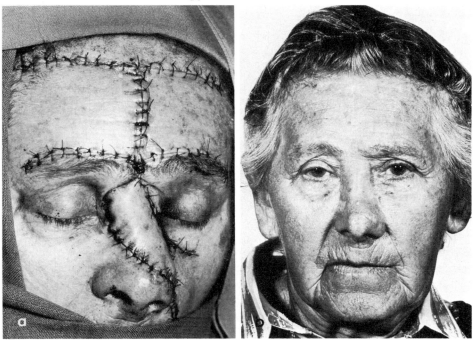

Abb. 2. a Abdeckung eines durchgehenden Nasendefektes mit einem medialen Stirnlappen. Der Wangendefekt wurde mit einem Verschiebelappen geschlossen. **b** Zustand 2 Jahre nach Defektrekonstruktion

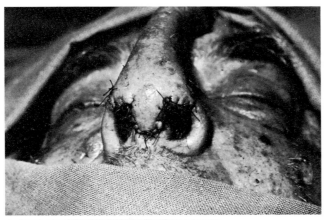

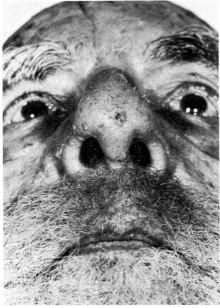

Abb. 3. a Deckung eines ausgedehnten Nasenspitzen- und Columelladefektes mit einem verlängerten medialen Stirnlappen. **b** Zustand nach 2 Jahren

Hautlappen, über den bei entsprechend großem Defekt ein Stirnskalp-Lappen nach Converse gelegt werden kann. Die Entnahmestelle der Stirnhaut wird mit einem Vollhauttransplantat aus der Schlüsselgrube gedeckt, da Spalthauttransplantate aufgrund der fehlenden Dicke eine eingezogene, blaß erscheinende Spenderzone in der Stirne hinterlassen. Das Vollhauttransplantat erlangt im Gegensatz zum Spalthauttransplantat eine gewisse Mobilität und gleicht sich dem Kolorit der Umgebung weitgehend an.

Muß eine subtotale Nasenrekonstruktion vorgenommen werden, dann ist der Stirnhautlappen nach Converse der Lappen der Wahl. Die Innenauskleidung wird durch

Herunterklappen der vorhandenen Nasenrückenhaut geschaffen, wobei diese nur einen Teil des Nasenvestibulums von innen zu epithelisieren hat. Die Innenauskleidung des Naseneinganges wird durch Einfalten des distalen Lappenendes gewonnen, wobei aufgrund der Robustheit des Lappens keine Ernährungsprobleme an der Umschlagsfalte des Lappens zu erwarten sind. Das Stützgerüst bei einer subtotalen Nasenrekonstruktion wird in einer zweiten Sitzung nach ca. 12 Wochen mit autogenen Rippenknorpeltransplantaten gebildet, wobei hier die Dicke und Stabilität der Ersatzhaut das Ausmaß des zu schaffenden Nasenskelettes bestimmen.

Die Wiederherstellung von Form und Funktion der Nase bei Defekten nach Tumoroperationen

G. Pfeifer, Hamburg

An der Nase sind Basaliome die häufigsten Tumoren. Bei 500 Patienten mit Basalzellcarcinomen im Gesicht, die in 10 Jahren (1970-1979) in der Nordwestdeutschen Kieferklinik der Universität Hamburg chirurgisch behandelt worden sind, gab es folgende lichtexponierte Vorzugslokalisationen: Unterlider 26%, Nase 20%, Interorbitalregion 12% (Bull u.a.). Über 50% der Gesichtshautbasaliome entfallen demnach auf die Nase und ihre engere Umgebung.

Unsere Behandlungsprinzipien der Tumorentfernung sind in Stichworten: Radikaloperation mit Sicherheitsabstand, Rand- und Tiefenschnittdiagnostik im Schnellschnittverfahren mit späterer Kontrolle der Paraffinschnitte in unserem Institut für Pathologie und nach diesem Befund definitive Festlegung des bereits präoperativ ins Auge gefaßten Konzeptes der Wiederherstellung.

Von der Entstehungs- und Behandlungsgeschichte der Geschwulst her — 41% der uns überwiesenen Patienten hatten Rezidive — ergeben sich folgende Möglichkeiten der Defektversorgung: Bei klaren Verhältnissen und eindeutiger Entfernung des Tumors im Gesunden erfolgt die Rekonstruktion sofort. Bei geringem Zweifel wird nur reseziert und das Ergebnis der histologischen Paraffinschnittuntersuchung abgewartet. Für diese Zeit von 3-5 Tagen wird ein *Oberflächen*defekt mit „Ersatzhaut" versorgt und erst bei einwandfreiem Befund mit Spalthaut abgedeckt.

Ein *durchgehender* Defekt wird für die Zeit von 3 Jahren während der nachgehenden Tumorfürsorge offen gelassen und mit einer Epithese getarnt. Nach diesen 3 Jahren erfolgt entweder die Rekonstruktion oder aus Alters- und Gesundheitsgründen bzw. bei Operationsabneigung eine Dauerversorgung mit alloplastischem Material.

Nasenepithesen lassen sich gut an einem Brillengestell befestigen. Bei kleineren Defekten und geschickter Verankerung hält eine Epithese auch ohne Gestell. Die Technik der Kunststoffverarbeitung und der hautähnlichen Oberflächenfärbung ist heute so weit forgeschritten, daß Epithesenträger in der Öffentlichkeit nicht auffallen müssen.

Rekonstruktionskonzept

Bekanntlich gibt es eine große Anzahl von Methoden der Defektdeckung, von denen einige vorhin bereits dargestellt worden sind. Zweckmäßig ist ein möglichst vielseitig anwendbares Prinzip mit einem Minimum an Nachteilen im Hinblick auf Zuverlässigkeit, Hautfarbe, Narben und Zeitaufwand. Primär- und Sekundärtherapie hängen von der Defektausdehnung und -lokalisation sowie der Beschränkung auf die Oberfläche oder der Eröffnung des Nasenhöhle(n) ab.

Bei Oberflächendefekten ohne Durchgängigkeit zum Naseninneren sind zwar freie *Vollhaut*transplantate (retroauriculär, hintere Halsregion oder periclaviculär) den dünneren, stärker schrumpfenden und farblich mehr abweichenden Spalthauttransplantaten überlegen, ästhetisch aber häufiger auch nicht voll befriedigend, weil das Subcutangewebe fehlt. Ihre Indikation ist deshalb ähnlich wie Spalthaut auf den temporären Ersatz begrenzt (Schuchardt). Die besten ästhetischen Ergebnisse sind mit Hautstiellappen in voller Dicke oder Haut-Gefäßstiellappen zu erreichen. Für kleinere Flügeldefekte haben sich freie Ohrmuscheltransplantate (Composite grafts) bewährt (König, Schmid). Bei größeren durchgehenden Defekten sind jedoch umfangreichere Maßnahmen erforderlich.

Auf dem vergangenen Kongreß unserer Gesellschaft in Heidelberg 1979, hatte ich bereits über Transplantate und Implantate zur Wiederherstellung der Nasenform und -funktion und über gute Ergebnisse bei der Lagerbildung mit Defektrandlappen und paramedianen Stirnlappen bei 50 Patienten nach Primärheilung berichtet (Pfeifer und Fritzenmeier). Inzwischen haben einige Maßnahmen zur Vervollkommnung und zugleich Vereinfachung dieses Konzeptes der Nasenersatzplastik beigetragen, deren Vorteile Anlaß für die Anmeldung dieses Vortrages waren: Die präoperative Darstellung von Stiellappengefäßen im Gesicht mit der Doppler-Sonographie sowie die Kombination von allo-, homo- und/oder autoplastischem Material für das Nasengerüst.

Darstellung der Gesichtsarterien und -venen mit der Doppler-Sonographie

Das Konzept der Deckung von Nasendefekten mit paramedianen Stirnlappen impliziert einen möglichst schmalen Gefäßstiel, damit der Lappen leicht um 180° gedreht und trotzdem zuverlässig ernährt werden kann (Pfeifer 1978). Trotz vergleichend anatomischer Studien (Mangold u.a.) ist das Aufsuchen der A. und V. supratrochlearis eine kritische Phase bei der Lappenmobilisierung gewesen. Wir haben deshalb nach Wegen gesucht, den Gefäßverlauf bereits präoperativ zu markieren.

Die superselektive Angiographie in Verbindung mit der Subtraktionstechnik schied wegen ihrer Aufwendigkeit, technischen Schwierigkeit und wegen des Patientenrisikos aus. Die zwar gefahrlos und leicht anzuwendende Thermographie mit Platten oder Folien bei Hautkontakt läßt jedoch die Stirngefäße nur schemenhaft erkennen und nicht exakt lokalisieren. Hingegen ist die bereits in der inneren Medizin und Mikrogefäßchirurgie gebräuchliche Doppler-Sonographie einfach, gefahrlos und sehr zuverlässig. Deshalb haben wir über die Stirngefäße hinaus auch im übrigen Gesicht bei Kindern, Jugendlichen und Erwachsenen untersucht, bis zu welchem Kaliber die Gefäße von der Oberfläche her noch darstellbar sind ohne und mit Hilfe von physikalischen durchblutungsfördernden Maßnahmen. 10 min Rotlichtbestrahlung zum Beispiel ergeben eine Zunahme der Markierungsmöglichkeiten um 1/3 (Jend-Rossmann u.a.).

Die Untersuchung wird nach Auftragen eines Kontaktgels mit einer Bleistiftsonde am liegenden Patienten im Winkel von ca. 45° durchgeführt und der Punkt des stärksten Geräusches markiert. Dann werden bei entsprechender Dichte die gefundenen Punkte miteinander verbunden. Arterien und Venen unterscheiden sich durch typische Geräuschdifferenzen (Abb. 1).

Zuverlässig aufzufinden sind die Aa. facialis, supratrochlearis, temporalis und superficialis mit Ramus frontalis. Ihr Verlauf in Beziehung zu anatomisch-topographischen Fixpunkten (Mundwinkel, Lidwinkel, Nasenflügelansatz) war ebenso variabel und inkonstant wie die Anzahl und der Verlauf der Nebenäste und Anastomosen.

Die Untersuchungen wurden mit drei verschiedenen Sondenfrequenzen durchgeführt: 4 und 8 MHz (Ultraschall-Richtungs-Doppler Serie MX 300, Fa. Medizinische Elektronik Starnberg) und 10 MHz (Dual Frequency Doppler Model 909, Firma Parks Electronics). Mit 4 MHz sind die tiefer liegenden dickeren Gefäße darzustellen, mit 8 und 10 MHz die kleineren Kaliber zur Oberfläche hin.

Alle Gefäßmarkierungen sind fotografisch dokumentiert worden. Im speziellen Falle des paramedianen Stirnlappens kann mit Hilfe der Doppler-Sonographie die A. und V. supratrochlearis so exakt dargestellt werden, daß die Gefäße die Lappenachse bis in den vorgesehenen Nasensteg hinein bilden können.

Kombinierte Knorpel-, Kunststoff-Nasenstützen

Erfahrungsgemäß muß beim Fehlen von Teilen des Stützgerüstes die neue innere und äußere Weichteildecke der Nase in Form gehalten werden. Das zuverlässigste Material dafür ist seit Jahrzehnten ein stabiler Winkelspan aus autologem Rippenknorpel. Häufig beobachtete Nachteile sind Verbiegungen und ein zu dicker Spananteil im Nasensteg. Dieser kurze Schenkel sollte aus funktionellen Gründen so dünn wie Septumknorpel sein, weil er dann die Nasenöffnungen von der Mitte her nicht einengt. In dieser Beschaffenheit hält er aber dem Narbendruck von der Ersatzhaut der Nasenspitze her nicht stand und würde sich verbiegen. Dasselbe Schicksal hat ein zweigeteilter Winkelspan.

Der massive Narbendruck hält aber nur ein bis drei Monate nach dem Eingriff an, dann werden die Flächennarben allmählich wieder locker. Diese Zeit gilt es durch einen septumdünnen und trotzdem stabilen kurzen Schenkel zu überbrücken. Wir verwenden deshalb individuell nach Fernröntgenbildern angefertigte Winkelspäne aus Kunststoff (Kapovits). Sie sollen außer dem Abfangen der Schrumpfungsvorgänge einen geraden Narbentunnel erzeugen und später nach Entfernung das Futteral für einen Knorpelspan von gleicher Größe bilden. Da die Formgleichheit von Kunststoff und Knorpel aber nur selten zu erreichen ist, muß das Futteral in der Regel der Länge nach septumwärts aufgeschlitzt werden. Damit büßt es jedoch an Formungskraft und Stabilität ein.

Bei der Nasenersatzplastik ist es keine Frage mehr, daß die Form auch für die Dauer erhalten werden kann, wenn die Rekonstruktion von Weichteilen und Nasenstütze in einem Zuge erfolgt. Nach den Erfahrungen mit Kunststoff- und Knorpelspänen nacheinander sind wir jetzt dazu übergegangen, beide zu kombinieren. Dazu muß der

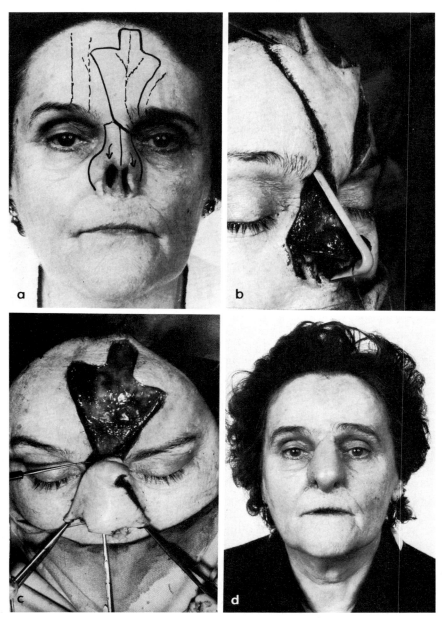

Abb. 1a-d. Einzeitige Nasenrekonstruktion bei Tumordefekt. **a** 64 Jahre alte Patientin 3 Jahre nach Nasenamputation wegen mehrfach rezidivierender Basaliome. Stirnarterie nach Doppler-Sonographie markiert; linksseitiger paramedianer Stirnlappen und zwei Defektrandlappen der restlichen Nasenhaut aufgezeichnet. **b** Innenauskleidung der Nase mit beiden Defektrandlappen abgeschlossen; Paladon-Winkelspan eingesetzt; linksseitiger paramedianer Stirnlappen umschnitten. **c** Stirnlappen probeweise über die Nase gelegt. **d** Zustand 3 Monate später nach Abtragung der Hautkuppe am Schwenkpunkt des Stirnlappens; haarfreie Zone zwischen den Augenbrauen; Stirnwunde nach der Lappenentnahme gut verheilt

Kunststoffspan im Nasenrücken in Schalenform so dünn wie möglich sein. Die Nasenspitzenrundung sollte die Rückenbreite nicht überschreiten. Im Nasensteg kann die Lamelle so dünn wie Septumknorpel gehalten werden. Anstelle von heißpolimerisierendem Paladon nach Wachsmodell verwenden wir jetzt selbstpolimerisierende Palacosspäne mit antibiotischem Zusatz. Sie werden ebenfalls individuell angefertigt und 24 Stunden präoperativ gassterilisiert (Abb. 2).

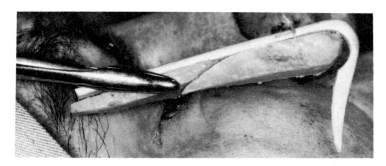

Abb. 2. Kombinierter Knorpel-Kunststoff-Winkelspan vor der Einlagerung in eine mit Rundstiellappengewebe rekonstruierte Nase nach totalem Nasendefekt

Die Dicke des Knorpels im Nasenrücken richtet sich nach dem Ausmaß des Defektes und verjüngt sich zur Glabella hin. Bei Verwendung mehrerer Knorpelstücke oder gebündelter Lamellen ist eine schräge Überlappung im Kontakt mit dem Kunststoff anzustreben. Der Knorpel wird mit resorbierbaren Nähten an der Nasenrückenschale gegebenenfalls durch Bohrlöcher fixiert. Im Nasensteg werden dem kurzen Schenkel zwei dünne Knorpellamellen angeheftet, deren Krümmungstendenz sich aufhebt (Abb. 3).

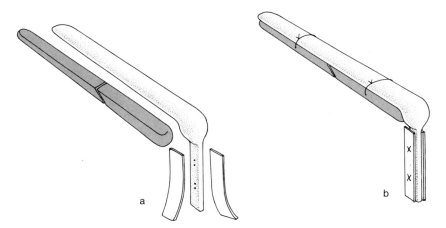

Abb. 3. Schematische Darstellung der Zusammensetzung eines kombinierten Knorpel-Kunststoff-Winkelspanes. **a** Knorpelstücke für den Nasenrücken und Knorpellamellen für den Nasensteg in Einzelteilen. **b** Kombinationsspan für die Implantation zusammengesetzt

An diesem kombinierten Knorpel-Kunststoffwinkelspan wird die innere Nasenschicht ebenfalls mit resorbierbaren Nähten aufgehängt und darüber der paramediane Stirnlappen vernäht. Ein Jahr später wird der Kunststoffspan entfernt und der Knorpel belassen. Da der Kunststoffspan sehr dünn ist, fällt die Reduktion der Nasengröße auch im Profil praktisch nicht ins Gewicht. Inzwischen wird der individuelle Span schon nach der Röntgenpause etwas größer hergestellt. Falls bei alten Patienten eine autologe Knorpelplastik nicht in Betracht kommt, ist dasselbe Verfahren auch mit homologem lyophilisiertem Knorpel möglich.

Die kombinierte Knorpel-Kunststoff-Winkelspanplastik ist in 11 Fällen durchgeführt worden; 9mal wurde autologer und zweimal homologer Knorpel verwendet. Nur 5 Patienten allerdings hatten Defekte nach Tumoroperationen. Der erste Kombinationsspan vor 3 Jahren bei einer eingesunkenen Unfallnase mit knapper und vernarbter Nasenspitze heilte primär ein, lag aber einen Monat später im Spitzenbereich auf einer Seite frei. Da keine Infektion bestand, wurde er noch zwei Monate über die Hauptvernarbungszeit belassen und dann herausgenommen. Der zurückgebliebene Knorpel hat bis heute die operativ erreichte Nasenform gehalten. Alle übrigen 10 Kombinationsspäne im Zusammenhang mit dem Ersatz der Nasenoberfläche sind primär eingeheilt und die kritische Zeit über bedeckt geblieben. Mit Hilfe der kombinierten Winkelspanplastik sind Form und Funktion der Nase zuverlässig wiederhergestellt worden.

Zusammenfassung

Basaliome sind die häufigsten Tumoren und Ursachen von Defekten der Nase und ihrer näheren Umgebung. Zur Rekonstruktion wurden Hautstiellappen, freie Ohrmuscheltransplantate oder Haut-Gefäßstiellappen verwendet. Bei paramedianen Stirnlappen wurde der Gefäßstiel durch Doppler-Sonographie gefunden und markiert. Für das Stützgerüst wurden Kunststoffwinkelspäne implantiert und später durch autologen Knorpel ersetzt. Beides wurde in 11 Fällen von Nasendefekten unterschiedlicher Art kombiniert und gleichzeitig eingepflanzt, darunter in zwei Fällen lyophilisierter homologer Knorpel. Zehn Kombinationsspäne sind komplikationslos eingeheilt.

Literatur

Bull H, Maerker R, Ploke G (1982) Ergebnisse der chirurgischen Behandlung des Basalioms im Gesichtsbereich. In: Pfeifer G, Schwenzer N (Hrsg) Fortschritte der Kiefer- und Gesichtschirurgie Band XXVI. Thieme, Stuttgart, S. 39-41

Jend-Rossmann I, Pfeifer G, Höltje W-J (1982) Die Doppler-Sonographie als Grundlage der Bildung von Gefäß-Stiellappen für die Deckung von Gesichtsdefekten. In: Pfeifer G, Schwenzer N (Hrsg) Fortschritte der Kiefer- und Gesichtschirurgie Band XXVI. Thieme, Stuttgart, S. 43-47

Kapovits M (1976) Die temporäre Anwendung eines Kunststoffwinkelspans bei der Nasenplastik mit einem Knorpelwinkelspan und Tantalnadeln. In: Schuchardt K, Scheunemann H (Hrsg) Fortschritte der Kiefer- und Gesichtschirurgie, Bd. XX. Thieme, Stuttgart, S. 68-70

König F (1914) Über Nasenplastik. Bruns Beiträge Klin Chir 94:515

Mangold U, Lierse W, Pfeifer G (1980) Die Arterien der Stirn als Grundlage des Nasenersatzes mit Stirnlappen. Acta Anatomica 107:18-25
Pfeifer G (1978) Wiederherstellung der Nasenform bei partiellen und totalen Defekten. In: Schuchardt K, Schilli W (Hrsg) Jahrb Fortschritte der Kiefer- und Gesichtschirurgie, Bd XXIII. Thieme, Stuttgart, S 125-129
Pfeifer G, Fritzemeier CU (1981) Implantate und Transplantate als Gerüstsubstanz bei der Nasenrekonstruktion. In: Cotta H, Martini AK (Hrsg) Implantate und Transplantate in der Plastischen und Wiederherstellungschirurgie. Springer, Berlin Heidelberg New York, S 259-268
Schmid E (1961) Partielle und totale Nasenplastik. In: Fortschritte der Kiefer- und Gesichtschirurgie, Bd VII. Thieme, Stuttgart, S 80-88
Schuchardt K (1954) Operationen im Gesicht und im Kieferbereich. In: Bier, Braun, Kümmell (Hrsg) Chirurgische Operationslehre, Bd II, 7. Aufl. Barth, Leipzig

Systematik der Rekonstruktion der Mundspalte nach Carcinomexstirpation

R. Fries, Linz

Nach der Resektion von Carcinomen im Bereich der Unterlippe, des Mundwinkels und der Oberlippe ist es angezeigt, den Defekt *sofort* — im gleichen Operationsgang — zu beseitigen. Eine Kontraindikation von Seiten des Tumorleidens besteht nicht.

Zur Sanierung von Defekten der Mundspalte sind zahlreiche Methoden angegeben worden, wobei die einzelnen Methoden meist einer bestimmten Ausdehnung, Form oder Lokalisation von Defekten entsprechen. Dabei werden ein oder mehrschichtige Lappen aus der Nachbarschaft oder Fernlappen in den Defekt eingebracht. Aus der Vielzahl der Methoden und Möglichkeiten ergibt sich, daß jede *einzelne* Methode meist eine spezielle Indikation besitzt, aus diesem Grunde selten zur Anwendung kommt und der Operateur sich keine ausreichende eigene Erfahrung erwerben kann.

Seit 1958 war es daher unser Ziel, systematisch eine „*Universalmethode*" zu konzipieren, die bei möglichst allen Defekten im Bereich der Mundspalte Anwendung finden kann.

Folgende Forderungen sind an eine derartige „Universalmethode" zu stellen:
1. Rekonstruktion der Mundspalte in einem Operationsgang.
2. Dieses Verfahren soll bei der überwiegenden Mehrzahl der Defekte anwendbar sein.
3. Eine weitere Kondition ist die Rekonstruktion aller Schichten der Mundspalte: Haut, Muskulatur und Schleimhaut.
4. Neben der Funktion soll auch die äußere Form optimal wiederhergestellt werden.
5. Verziehungen und Einengung der Mundspalte, Dehiscenzen etc. sollen vermieden werden.

1852 hat Bernard für den keilförmigen Unterlippendefekt eine Methode angegeben, bei welcher der dreieckige Unterlippendefekt mit Transpositionslappen aus der Nachbarschaft verschlossen wurde und entsprechende korrespondierende Haut-Muskel-Dreiecke paranasal excidiert wurden.

In der schematischen Abb. 1 erkennt man, daß
a) im Bereich der excidierten Haut-Muskel-Dreiecke ein Teil des M. orbicularis oris reseziert wird, woraus eine verzögerte Wiederkehr der Funktion oder eine dauernde Insuffizienz des Mundwinkels resultiert.
b) Postoperativ stört ästhetisch die in den Mundwinkel einstrahlende Narbe.

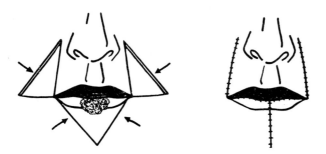

Abb. 1. Schematische Darstellung der Originalplastik für den dreieckigen Unterlippendefekt nach Bernard (1852)

An Hand dieser Grundkonzeption – *dreischichtiger Transpositionslappen* und Excision *korrespondierender Haut-Muskel-Dreiecke* – entwickelten wir folgendes, wie sich zeigen wird, für alle Defektlokalisationen im Bereich der Mundspalte anwendbares, *Universalverfahren*.
1. Die Sanierung eines dreieckigen Unterlippendefektes, als häufigste Indikation, stellt die Grundform des Universalverfahrens dar und erfolgt in folgender Weise (Abb. 2):
   – In konvexem Bogen nach oben beiderseits wird Haut und Muskulatur durchtrennt.
   – Die Excision der korrespondierenden Haut-Muskel-Dreiecke erfolgt *lateral* der Nasolabialfalte.
   – Durch Excision eines entsprechenden Cutisstreifens im Bereich des Unterlippenstumpfes beiderseits wird ein *Lippenrotkörper* gebildet, welcher mit einem Schleimhautlappen spannungslos ausgekleidet wird.

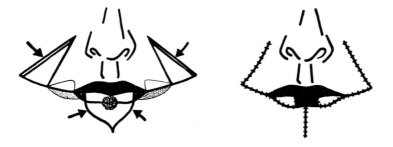

Abb. 2. Schematische Darstellung der modifizierten Bernard'schen Plastik für den dreieckigen Unterlippendefekt („Universalverfahren")

- Bei ausgedehnten Unterlippendefekten wird – von einem vestibulären Schleimhautschnitt beiderseits – die Wange stumpf mobilisiert und nach vorne verlagert.

Auf diese Weise erreicht man:
- Die spannungslose Formung der neuen Unterlippe.
- Einen Narbenverlauf der die Nasolabialfalte imitiert.
- Der M. orbicularis wird lediglich durchtrennt und nicht reseziert und
- viertens kann ein voller Lippenrotkörper gebildet werden.

Besondere Sorgfalt gilt der Adaptation der Muskulatur im Bereich des Mundwinkels um Dehiscenzen zu vermeiden.

2. Bei Defekten, die lediglich eine *Unterlippenhälfte* betreffen genügt es, das Universalverfahren nur einseitig durchzuführen, wie man der schematischen Darstellung entnehmen kann.
3. In seltenen Fällen ist es notwendig, einen *rechteckigen Unterlippendefekt* (Abb. 3) zu decken. In diesem Falle wird das Verfahren in der Weise erweitert, daß zusätzlich an der Lippenbasis beiderseits die Schnittführung nach submandibulär geführt und zusätzlich je ein submandibuläres Hautstück excidiert wird.

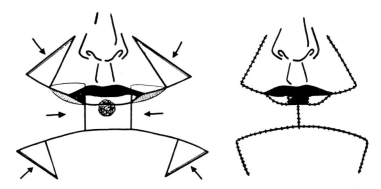

Abb. 3. Schematische Darstellung des Vorgehens bei rechteckigem Unterlippendefekt

4. Bei Defekten im Bereich des *Mundwinkels* (Abb. 4) wird das Verfahren um 90 Grad rotiert. Die Transpositionslappen werden von cranial bzw. caudal her zur Mundspalte hin verschoben. Die entsprechenden korrespondierenden Haut-Muskel-Dreiecke werden paranasal und submandibulär excidiert.
5. Das Verfahren für den Ersatz eines *rechteckigen Oberlippendefektes* (Abb. 5) entspricht sinngemäß dem der Unterlippe. Die Excision der korrespondierenden Haut-Muskel-Dreiecke erfolgt paranasal und im Bereich der Unterwange lateral vom Mundwinkel.

Die Schnittführung zum Ersatz der Oberlippe erfolgt nach caudal hin konvex.

6. Bei *subtotalen*, die Hälfte einer Oberlippe nicht überschreitenden *Defekten*, (Abb. 6) genügt, wie im Bereich der Unterlippe, die einseitige Anwendung des Verfahrens.
7. Bei ausgedehnten auf den *Nasenboden* und die *Columella* übergreifenden Oberlippencarcinomen wird das Verfahren für die Oberlippe insofern modifiziert, als die paranasalen Haut-Muskel-Dreiecke *nicht* excidiert werden, sondern an den neuen

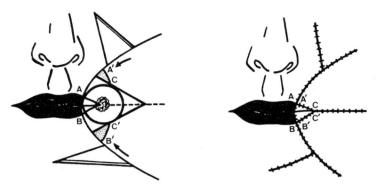

Abb. 4. Schematische Darstellung bei Defekten im Mundwinkelbereich, wobei das Verfahren um 90° rotiert wird

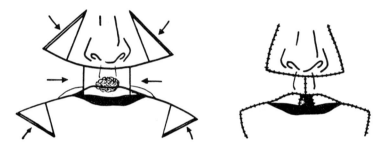

Abb. 5. Schematische Darstellung für den rechteckigen Oberlippendefekt (entspricht dem um 180° gedrehten Verfahren beim rechteckigen Unterlippendefekt)

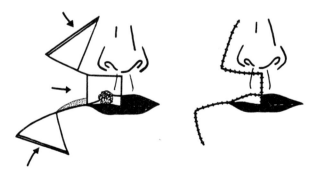

Abb. 6. Schematische Darstellung der halbseitigen Anwendung bei Defekten, die weniger als die halbe Oberlippe betreffen

Oberlippenstümpfen gestielt verbleiben. Diese dreieckigen Lappen werden zur Auskleidung des Defektes im Bereich des Introitus nasi und der Columella verwendet (Abb. 7a,b).

Nun zu den Ergebnissen bei Verwendung des Universalverfahrens:
Vor einigen Jahren konnten wir 50 von 80 bis zu diesem Zeitpunkt operierte Patienten nachuntersuchen und haben sehr rigoros *Funktion* und *Form* überprüft.

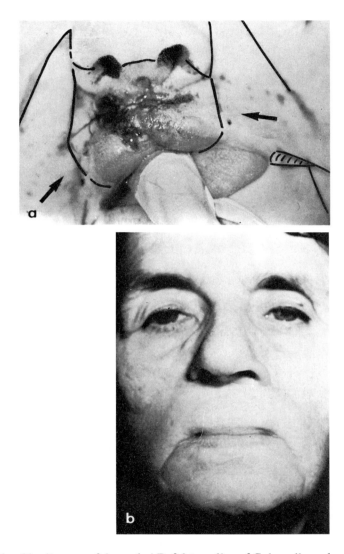

Abb. 7. a Modifizierung des Oberlippenverfahrens bei Defekten, die auf Columella und Nasenboden übergreifen. **b** Zustand 2 Jahre nach Oberlippen-Columella- und Mundbodenresektion

- Die Symmetrie der Mundspalte war bei *beidseits operierten* Patienten in 80% der Fälle nicht gestört.
- Desgleichen bei über 60% der *einseitig operierten* Patienten.
- Minimale Stufenbildung an der Lippenrot-Lippenweißgrenze sahen wir bei 5 Patienten.
- Geringe Einziehungen im Bereich der medianen Nahtstelle der Lippenstümpfe waren bei 10 von 50 Patienten zu beobachten.

Besondere Sorgfalt bedarf daher der exakte schichtweise Verschluß der neugebildeten Lippenstümpfe.

Bei der sehr strengen Überprüfung *funktioneller Störungen* wurde berücksichtigt: Sprechen, Essen, Trinken, Aufblasen der Wange, Wasserhalten im Mund bei vorgebeugtem Kopf, Pfeifen, Mundspitzen und Sitz der Prothese.

Hinsichtlich der Methoden kontrollierten wir:
- 22 Patienten mit keilförmigen Unterlippendefekten und beiderseitiger Lappenbildung,
- 17 Patienten mit Unterlippendefekten wo nur die einseitige Lappenbildung notwendig war.
- Einen rechteckigen Unterlippendefekt.
- 2 rechteckige Oberlippendefekte beiderseits und
- 4 rechteckige Oberlippendefekte einseitig.
- Weiters 4 Mundwinkelcarcinome.

Den höchsten Prozentsatz an Störungen sahen wir
- beim Pfeifen in 70% der Fälle.
- Beim Trinken in 40% der Fälle. Hier wurde zum Beispiel schon als Störung registriert, wenn der Patient im Gegensatz zu früher angab, nunmehr aus einem kleineren Glas trinken zu müssen.
- In 28% der Fälle war es den Patienten nicht möglich, die Wange aufzublasen, ohne daß Luft durch die Mundspalte entweichen konnte.
- Die Prothesenfähigkeit war nur in 10% der Fälle herabgesetzt.
- Sprechen in 8% und
- Essen in 10% der Fälle beeinträchtigt.

Subjektiv waren alle Patienten mit dem erzielten funktionellen und ästhetischen Ergebnissen übereinstimmend sehr zufrieden. Wir haben versucht, die vielseitige Anwendbarkeit des „*Universalverfahrens*" bei praktisch allen Defekten im Bereich der Mundspalte zu demonstrieren. Die häufige Anwendung in bisher über 200 Fällen hat dazu geführt, daß diese Methodik zu einer leicht erlernbaren Routineoperation wurde.

Die häufige Anwendung hat zu einer enormen Vermehrung der Operationserfahrung und damit zur wesentlichen Verbesserung der Ergebnisse hinsichtlich Form und Funktion geführt.

Über 20 Jahre Erfahrung bei der Entwicklung und dem Ausbau des sogenannten „Universalverfahrens" erlauben uns, die Anwendung dieser Methode zu empfehlen.

Literatur

Bernard C (1851-1853) Cancer de la levre inférieure; restauration a l'aide de lambeaux quadrilaterires leteraux querison. Scalpel, Liége 5:162-165

Bernard C (1959) Quoted from Dufourmental C, Mouly R.: Chirurgie Plastique. Paris Editions Medicales Flammarion, p 727

Fries R (1962) Über eine neue Methode der primären Wiederherstellung des Mundwinkels nach Karzinomexstirpation. Österr Z Stomat 59:366

Fries R (1971) Vorzug der Bernardschen Operation als Universalverfahren zur Rekonstruktion der Unterlippe nach Karzinomresektion. Chir Plastica (Berl.) 1:45-52

Fries R (1973) Advantages of a Basic Concept in Lip Reconstruction after Tumour Resection. J Maxillofac Surg 1:13-18

Fries R, Platz H (1975) Systematik der primären Rekonstruktion der Mundspalte nach Karzinomexstirpation. Acta Stomat Belgica, Vol. 72:3, 443-455

Fries R Primäre Rekonstruktion der Oberlippe und der Columella nach Karzinomresektion. 13. Jahrestagung der Deutschen Gesellschaft für Plastische und Wiederherstellungschirurgie, September 1975, Stuttgart. Thieme, Stuttgart S. 213-217

Fries R, Platz H, Wepner F Ergebnisse der systematischen Mundspaltenrekonstruktion nach Tumorresektion. Fortschr Kiefer Gesichtschir, Bd. XXI:S. 31-34

Möglichkeiten enoraler Rekonstruktion mit Zungenlappen

H. v. Domarus, Lübeck

Nach einer mündlichen Mitteilung von Robert Gersuny (s. v. Eiselsberg [9]), der Ende des letzten Jahrhunderts in Wien erstmals Teile der Zunge als gestielten Lappen zur Rekonstruktion von Defekten in der Mundhöhle verwendete, beschreiben v. Eiselsberg sowie später Meissl, Biondi und wiederholt Lexer (1909 und 1931) ihre Erfahrungen mit solchen Methoden. Trotz sehr günstiger Ergebnisse sind die Zungenlappen danach wieder in Vergessenheit geraten, da damals offensichtlich noch erhebliche Schwierigkeiten mit dem enoralen Operieren und insbesondere den Nahttechniken bestand [9]. So mußte z.B. zur Durchführung eines solchen Zungenlappens temporär die gesamte Wange aufgetrennt werden [16, 20]. Erst in jüngerer Zeit wurde die Methode durch Klopp, Conley und Bakamjian (1964) wieder entdeckt. Auf die außerordentliche Vielseitigkeit der Verwendung von gestielten Zungenlappen zur enoralen Rekonstruktion bei sehr geringer Zahl von Komplikationen und praktisch völlig uneingeschränkter postoperativer Zungenfunktion in bezug auf Kaufunktion, Reinigung und Sprache haben seither eine ganze Anzahl von Autoren hingewiesen [2-4, 7, 10-14, 19, 21-24].

Methode

Aus dem Zungenrücken, dem Zungenrand oder der Zungenunterseite werden dorsal oder ventral gestielte Myomucosalappen bis zur gesamten Breite des Zungenrückens in einer Dicke von 4 bis 7 mm scharf präpariert und in Defekte im Bereich der Tonsille, lateralen Mesopharynxwand, des Tuber maxillae, der Wange, des harten Gaumens, des

Mundbodens oder Lippenrotes zur Einheilung gebracht. Die Durchblutung der Lappen ist so äußerst günstig, daß auch nach Angaben der Literatur selbst partielle Nekrosen nur äußerst selten, wenn überhaupt, auftreten. Ventral gestielte Lappen bedürfen einer zweizeitigen Operation mit Durchtrennung des Lappenstieles etwa zwei Wochen nach dem ersten Eingriff.

In unserem eigenen Krankengut haben wir Zungenlappen bei den verschiedensten Problemen der enoralen Schleimhautrekonstruktion verwendet. Hier sollen je ein Beispiel aus verschiedenen Regionen gezeigt werden.

Fall 1: Der 56jährige Patient J.B. kam mit einem Plattenepithelcarcinom im Bereich des weichen Gaumens und der Retromolarregion rechts. Nach radikaler Neck dissection rechts und temporärer medianer Spaltung des Unterkiefers wurde der Tumor unter Excision des gesamten weichen Gaumens, der rechten lateralen Pharynxwand und eines Teiles des Tuber maxillae excidiert. Ein dorsal gestielter Zungenlappen von der rechten Seite der Zunge wurde zur Deckung der rechtsseitigen lateralen Pharynxwand, der Tonsillarregion und Region des Tuber maxillae verwendet Abb. 1a). Die Abb. 1b zeigt den vollständig eingeheilten Zungenlappen. Bei solchen dorsal gestielten Zungenlappen ist eine Zweitoperation zur Durchtrennung des Lappenstieles nicht notwendig.

Fall 2: Nach einer Oberkieferosteotomie war es bei der 18jährigen Patientin B.B. zum Teilverlust des Oberkiefers und einer Perforation im vorderen Kiefer- und Gaumenbereich von etwa 4 x 3 cm Größe gekommen. Ein anterior gestielter, in der gesamten Breite des Zungenrückens präparierter Lappen wurde in den Vorderrand des Defektes eingenäht. Zweieinhalb Wochen später wurde der Lappenstiel durchtrennt, teilweise in die Zunge zurückverlagert und der dorsale Anteil des Defektes verschlossen (Abb. 2a,b).

Fall 3: Bei der 73jährigen Patientin E.M. bestand ein Plattenepithelcarcinom der dorsalen Wangenschleimhautregion rechts, palpatorisch ohne Beteiligung regionärer Lymphknoten. Abbildung 3a zeigt den Resektionsdefekt im Bereich der äußeren Wange mit der Teilresektion des Unterkiefers und der total excidierten Wangenschleimhaut vom oberen bis zum unteren Vestibulum mit der darin einliegenden Zungenseite. Die Zunge wurde am rechten Zungenrand der Länge nach inzidiert. Danach wurden nach cranial und caudal je ein breiter Zungenlappen gebildet und in den Schleimhautdefekt eingenäht. Der äußere Defekt wurde mit einem Rotationslappen aus Anteilen der unteren Wange und der oberen Halspartie verschlossen.

Fall 4: Der 61 Jahre alte Patient H.S. wurde uns mit dem Rezidiv eines oberflächlichen, fast das gesamte Lippenrot der Unterlippe einnehmenden Plattenepithelcarcinoms überwiesen. Die Excision histologisch weit im Gesunden machte einen alle Schichten erfassenden Defekt von etwa 1,5 cm Höhe und beiderseits bis zur Lippenkommissur reichend erforderlich. Der Defekt im Bereich der äußeren Haut wurde durch einen, die gesamte Kinnregion umfassenden, subcutan gestielten Gleitlappen ersetzt (Abb. 4a). Zum Ersatz des Lippenrotes wurde ein Zungenlappen mit der glatten, papillenfreien Schleimhaut der Zungenunterseite verwendet (Abb. 4b).

Diskussion

Zungenlappen finden seit ihrer Neuentdeckung wegen ihrer komplikationslosen Einheilung und der kurzen Zeitspanne bis zum Abschluß der Rekonstruktion bei relativ geringem operativen Aufwand offensichtlich eine rasch zunehmende Verbreitung. Bei den Patienten, die noch eine ausreichende eigene Bezahnung aufweisen und bei denen

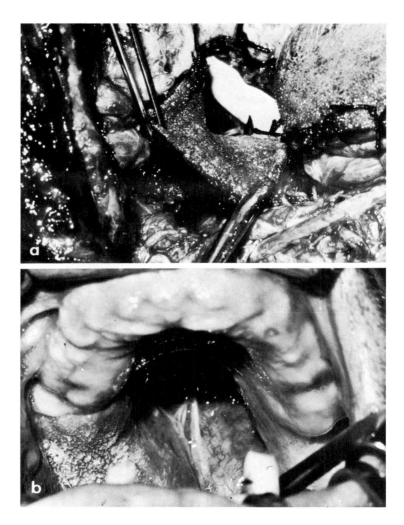

Abb. 1a,b. Dorsal gestielter Zungenlappen vom rechten Zungenrand zur Deckung eines Defektes der seitlichen Pharynxwand, der Tonsillenregion und des Tuber maxillae, teilweise bereits eingenäht (**a**) und nach der Einheilung mit sichtbarem Relief der Zungenpapillen (**b**)

ein Ersatz von Wangenschleimhaut oder Lippenschleimhaut durchgeführt werden muß, ist ein Bißblock erforderlich, um ein Durchbeißen des Lappenstiels, besonders in der Aufwachphase, zu vermeiden. Bei ausreichend langem Lappenstiel behält die Zunge noch eine erhebliche Restbeweglichkeit, und die Ernährung flüssig-breiig bis zum Durchtrennen des Lappenstieles stellt keine wesentliche Schwierigkeit dar. Schwierigkeiten können dagegen bei der zweiten Operationsphase, der Durchtrennung des Lappenstieles, für die Intubation auftreten, insbesondere dann, wenn gleichzeitig eine Velopharyngoplastik vorliegt. Hier ist gegebenenfalls eine vorherige Durchtrennung des Lappenstieles in Lokalanästhesie erforderlich. Nahtdehiscenzen an der Lappenspitze

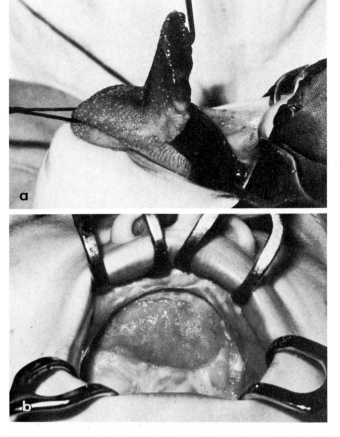

Abb. 2a,b. Ventral gestielter Zungenlappen (zweiphasige Operation) (**a**); Zustand nach abgeschlossener Deckung eines etwa 4 x 3 cm großen Defektes im Bereich des vorderen harten Gaumens und Alveolarfortsatzes (**b**)

beobachteten Som und Guerrero-Santos (1966) in 5 von 18 bzw. 2 von 10 Fällen, ohne daß damit der Operationserfolg beeinträchtigt war.

Die glatte Zungenunterseite zum Ersatz des Lippenrotes gibt beim weißen Patienten ein sehr günstiges Kolorit, kann beim Farbigen jedoch auffallend zu hell sein [24]. Leichte, vorübergehende Austrocknungserscheinungen und Schuppungen des neuen Lippenrotes erfordern anfängliches Einfetten [19].

Erstaunlich günstig ist die postoperative Zungenfunktion auch nach Entnahme großer Zungenlappen. Massengill hat solche Patienten einer eingehenden Zungenfunktionsprüfung unterzogen. Umfangreiche Sprachtests zeigten dabei keinerlei operationsbedingte Veränderungen. Auch waren Zungenkraft und -beweglichkeit der von gesunden Probanden gleich. Ebenso betonen zahlreiche andere Autoren, daß sie nur außerordentlich geringe oder keinerlei Einschränkungen der Zungenfunktion beobachtet haben [3, 4, 10, 11, 13, 14, 16, 17, 18, 19, 22, 23]. Bakamjian berichtet jedoch, daß durch eine Verkürzung der Zunge, hervorgerufen durch einen quer aus der vorderen Zunge ent-

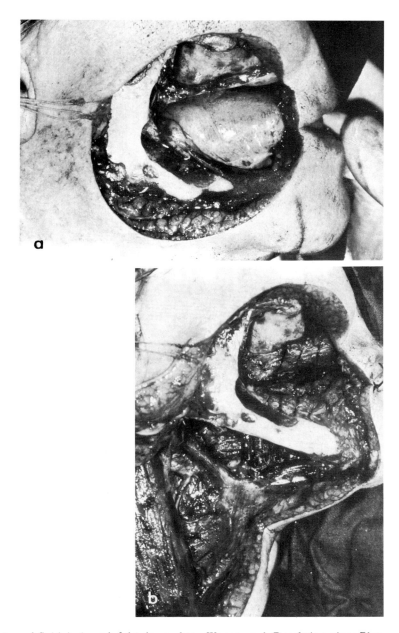

Abb. 3a,b. Haut- und Schleimhautdefekt der rechten Wange nach Resektion eines Plattenepithelcarcinoms (**a**). Die Seitenfläche der Zunge liegt im Schleimhautdefekt.(**b**) Deckung des Schleimhautdefektes nach Längsincision des Zungenrandes und Bildung je eines cranial und caudal gestielten Zungenlappens, Lösung der Zunge 2 bis 3 Wochen später erforderlich

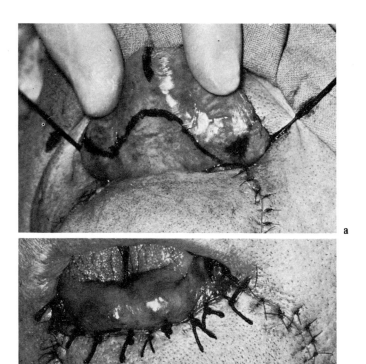

Abb. 4a,b. Nach Excision eines rezidivierenden Plattenepithelcarcinoms des Lippenrotes der Unterlippe Ersatz des Hautdefektes mit Gleitlappen der gesamten Kinnregion (**a**) und Bildung des Lippenrotes aus der glatten Schleimhaut der Zungenunterseite (**a, b**)

nommenen Brückenlappen, mäßige Artikulationsschwierigkeiten entstanden waren [5]. Es scheint daher sinnvoll, Zungenlappen immer so zu entnehmen, daß der Nahtverschluß des Sekundärdefektes an der Zunge in Längsrichtung der Zunge erfolgen kann.

Zungenlappen sind nur eine der allgemein bekannten Möglichkeiten zur Deckung von Schleimhautdefekten in der Mundhöhle. Die Bedeutung der zahlreichen Alternativen soll hiermit in keiner Weise herabgemindert werden. Da die Entnahme gestielter Lappen aus der Zunge jedoch ohne großen Zeitaufwand und mit unerwartet geringer Beeinträchtigung für die Zungenfunktion des Patienten einhergeht, erscheint uns ihre Anwendung bei entsprechender Defektgröße angebracht, bevor sehr viel aufwendigere rekonstruktive Maßnahmen in Erwägung gezogen werden müssen.

Zusammenfassung

Anhand von vier Beispielen aus vier verschiedenen Regionen der Mundhöhle wird der Schleimhautersatz mit Hilfe gestielter Myomucosalappen aus der Zunge demonstriert. Die günstige Einheilung, der geringe Zeitaufwand und die außerordentlich geringe Beeinträchtigung der Zungenfunktion des Patienten lassen solche Zungenlappen bei entsprechender Indikation als rasche, wenig aufwendige Lösung erscheinen.

Literatur

1. Alessandri R (1905) Neues operativ-autoplastisches Verfahren bei narbiger Kieferklemme. Dtsch Z Chir 79:548-564
2. Bakamjian VY (1964) Use of tongue flaps in lower-lip reconstruction. Brit J Plast Surg 17:76-87
3. Bakamjian VY (1974) The reconstructive use of flaps in cancer surgery of the head and neck. In: Saad MN, Lichtveld P (eds) Reviews in plastic surgery: General plastic and reconstructive surgery. Excerpta Medica Amsterdam, American Elsevier Publishing Co., Inc., New York, pp 1-107
4. Bakamjian VY, Calamel PM (1977) Oropharyngo-esophageal reconstructive surgery. In: Converse JM (ed) Reconstructive Plastic Surgery. Saunders Comp, Philadelphia, pp 2697-2756
5. Bakamjian VY Mündliche Mitteilung
6. Biondi Zitiert nach Alessandri
7. Calamel PM (1973) The median transit tongue flap. Plast Reconstr Surg 51:315-318
8. Conley JJ, DeAmesti F, Pierce MK (1957) The use of tongue flaps in head and neck surgery. Surgery 41:745-751
9. Eiselsberg vA (1901) Zur Technik der Uranoplastik. Verh Dtsch Ges Chir S 399-419
10. Fernandez Villoria JM (1967) Tonsillar area reconstruction. Plast Reconstr Surg 40:220-223
11. Guerrero-Santos J, Altamirano JT (1966) The use of lingual flaps in repair of fistulas of the hard palate. Plast Reconstr Surg 38:123-128
12. Guerrero-Santos J (1975) Tongue flaps. In: Grabb WC, Myers MB (eds) skin flaps, Little, Brown and Company Boston, pp 201-224
13. Jackson IT (1972a) Use of tongue flaps to resurface lip defects and close palatal fistulae in children. Plast Reconstr Surg 49:537-541
14. Jackson IT (1972b) Closure of secondary palatal fistulae with intra-oral tissue and bone grafting. Brit J Plast Surg 25:93-105
15. Klopp CT, Schurter M (1956) The surgical treatment of cancer of the soft palate and tonsil. Cancer (Philad.) 9:1239-1243
16. Lexer E (1909) Wangenplastik. Dtsch Z Chir 100:206-211
17. Lexer E (1931) Die gesamte Wiederherstellungschirurgie, Bd. I. Barth, Leipzig, pp 240-243
18. Massengill R, Pickrell K, Mladick R (1970) Lingual flaps: effect on speech articulation and physiology. Ann Otol (St. Louis) 79:853-857
19. McGregor IA (1966) The tongue flap in lip surgery. Brit J Plast Surg 19:253-263
20. Meissl T (1906) Zur Wangenplastik. Langenbecks Arch Chir 78:818-823
21. Ortiz-Monasterio F, Factor R (1980) Early definitive treatment of electric burns of the mouth. Plast Reconstr Surg 65:169-176
22. Papioannou AN, Farr HW (1966) Reconstruction of the floor of the mouth by a pedicle tongue flap. Surg Gynec Obstet 122:807-810

23. Som ML, Nussbaum M (1971) Marginal resection of the mandible with reconstruction by tongue flap for carcinoma of the floor of the mouth. Amer J Surg 121: 679-683
24. Zarem HA, Greer DM (1974) Tongue flap for reconstruction of the lips after electrical burns. Plast Reconstr Surg 53:310-312

Zum Ersatz großer intraoraler Weichteildefekte nach Radikaloperation bösartiger Tumoren

G. Nissen, H.D. Kuffner und R. Schmidseder, Mainz

Nach Radikaloperationen großer Tumoren im Bereich der Mundhöhle geht der Defektverschluß mittels einfacher End-zu-Endnaht fast immer mit einem Funktionsverlust einher. Auch kann dies gerade im Gesichtsbereich zu entstellenden Zuständen führen, die dem Patienten nach erfolgreicher Operation oft kaum noch Lebensqualität sichern, insbesondere wenn die Sprachfunktion und Nahrungsaufnahme gestört sind und damit der Kontakt zur Umwelt erschwert wird.

Von 1969 bis 1972 bedienten wir uns zur Deckung ausgedehnter intraoraler Weichteildefekte mit Erfolg der von Schuchardt (1944) angegebenen Rundstiellappen. Trotz guter Ergebnisse war zur Verpflanzung solcher Flankenlappen stets eine längere stationäre Behandlungszeit von bis zu fünf Monaten bis zur Einheilung in den Mundhöhlendefekt notwendig.

In gesonderten Fällen deckten wir den nach radikaler intraoraler Tumorresektion entstandenen Wunddefekt im Bereich von Wange und Flügelgaumenmuskulatur zur Verhinderung einer postoperativen Kieferklemme mit einem Spalthauttransplantat ab. In einem Fall einer ausgedehnten Wangenresektion beobachteten wir dabei trotz rascher prothetischer Versorgung eine Schrumpfungstendenz, worauf schon Grimm und Müller (1968) hinweisen.

Eine gute und dabei einfache Möglichkeit für die intraorale Defektrekonstruktion sehen wir in dem von Farr et al. (1969) angegebenen Insellappen aus der Cervicalregion. Er beansprucht wenig Zeit und der Entnahmedefekt läßt sich durch lokale Unterminierung primär verschließen. Bei zwei Patienten mit riesigen Carcinomen im Unterkiefer-Wangenbereich lagerten wir einen solchen Lappen zur Rekonstruktion von Wange und lateraler Pharynxwand ein. Infolge Minderdurchblutung, das Platysma mußte bei radikaler Neck dissection am Block belassen werden, kam es bei einem der beiden Patienten zu einer Teilnekrose, die jedoch funktionell nur wenig Konsequenz hatte. Nachteilig kann bei dieser Rekonstruktionsform störender Haarwuchs sein.

Zur primären Mundbodenrekonstruktion bei einem ausgedehnten Unterkiefer-Mundboden-Zungencarcinom haben wir in einem Fall das von Desprez et al. (1959) beschriebene und nach Zisser (1976) modifizierte Verfahren angewandt. Postoperativ beobachteten wir infolge Minderdurchblutung bei fehlendem Platysma eine Teilnekrose. Letztendlich verblieb jedoch ein funktionell ausreichender Mundboden.

Bei zwei weiteren Patienten deckten wir einen ausgedehnten Defekt im Bereich von Wange und lateraler Pharynxwand nach Tumorresektion mittels eines Zungenlappens (Conley et al. 1957; Chambers et al. 1969). Beide heilten abgesehen von einer geringgradigen Nahtdehiscenz bei einem Patienten im cranialen Pharynxbereich primär ein. Das funktionelle Ergebnis war erstaunlich gut, die Sprachfunktion ungetrübt, eine spätere Zungenlösung unnötig, wie dies auch Untersuchungen von Papaioannou et al. (1966) bestätigen. Abbildung 1a zeigt ein ausgedehntes Plattenepithelcarcinom im Bereich von Unterkiefer und Wange. Abbildung 1b gibt den Endzustand nach Tumorresektion und plastischer Deckung mittels eines solchen Zungenlappens wieder; eine Metaplasie ist schon eingetreten.

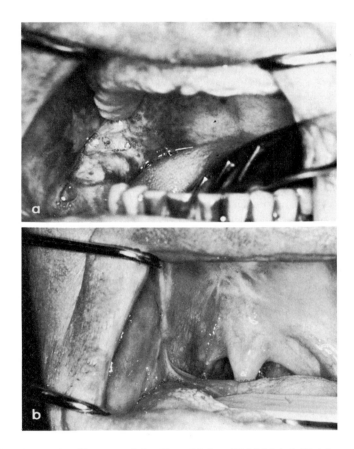

Abb. 1. a Plattenepithelcarcinom der Wange und des Unterkiefers ($T_3N_2M_0$). **b** Weichteildefektdeckung mittels eines Zungenlappens

Während wir Anfang der Siebzigerjahre bei ausgedehnten Weichteildefekten im Oberkiefer-Wangen- und Unterkieferbereich noch gerne Stirnlappenplastiken anwandten, erscheint uns dieses Vorgehen heute in Kenntnis der guten Rekonstruktionsmöglichkeiten mittels Nahlappenplastiken von der Hals- und Brustregion nicht mehr gerechtfertigt, insbesondere weil zu der bereits durch den Tumordefekt gesetzten Störung eine Entstellung im Obergesicht durch die aufgehobene Stirnmimik tritt, worauf auch Austermann (1978) hinwies.

Bei insgesamt 17 Patienten haben wir Nahlappenplastiken von der Hals-Brustregion angewandt. In 14 Fällen handelte es sich um medial, in einem Fall um einen lateral gestielten Deltopectorallappen, in zwei Fällen um cervicale Verschiebelappenplastiken (Bakamjian 1965). Die Lappenstiele wurden durchschnittlich nach drei bis vier Wochen abgetrennt, der nicht zur Defektdeckung notwendige Anteil rückgelagert. In der letzten Zeit haben wir die nach Lappenpräparation entstandenen Wundflächen nicht mehr primär mit Spalthaut gedeckt, sondern der sekundären Granulation überlassen und erst nach Rücklagerung des für die Rekonstruktion nicht verwandten Lappenanteiles sekundär gedeckt.

Vorteile dieser Lappenplastik liegen unseres Erachtens in der guten Vascularisation bei sicherem venösem Abfluß und auch in der Tatsache, daß der Lappen außerhalb des üblichen Bestrahlungsfeldes liegt. Nachteilig für den Patienten ist die zweite zur Lappenabtrennung notwendige Operation. Außerdem war besonders bei asthenischen Patienten und nach adjuvanter cytostatischer Therapie zu beobachten, daß die transplantierten Hautfettlappen wenig Gewebsersatz boten.

Um diesen Nachteil auszugleichen benutzten wir in letzter Zeit am Ramus pectoralis der Arteria thoracoacromialis gestielte Hautmuskeltransplantate zur intraoralen Defektdeckung. Nach Umschneidung eines solchen „Pectoralis major-Lappens", wie er auch von Ariyan (1979) beschrieben wurde, haben wir unter sicherer Schonung des den Hautmuskellappen ernährenden Gefäßstiels, diesen von seiner Unterlage gelöst und nach ausreichender Mobilisierung und Untertunnelung der Halshaut in die Mundhöhle eingebracht und sodann zur Rekonstruktion von Defekten im Bereich von Gaumen, Pharynx, Wange, Mundboden und Unterkiefer sowie Kinnregion verwandt. In einem Fall verpflanzten wir dabei eine weichteilgestielte Rippe zur primären Defektüberbrückung nach erfolgter Unterkieferresektion von regio 35 bis 45, was schon Snyder et al. (1970) und Conley (1972) angeregt haben. Abbildung 2a zeigt den eingezeichneten Lappen, Abb. 2b den umschnittenen mobilisierten und zur Demonstration wieder rückgelagerten Lappen.

Auf Abb. 2c ist der Operationssitus nach erfolgter Ober- und Unterkieferteilresektion, Wangenresektion sowie Neck dissection ersichtlich. Der Defekt wurde mit dem Hautmuskellappen versorgt (Abb. 2d). Die Größe und Ausdehnung des Primärtumors läßt sich auf der Abb. 2e erahnen, auf Abb. 2f der Zustand nach Einheilung eines solchen Hautmuskellappens. Abb. 2g zeigt den Patienten nach erfolgter chirurgischer Therapie.

Vorteile sehen wir neben der kombinierten extra- und intraoralen Anwendbarkeit in der einzeitigen Operation, der besseren Wundheilung durch die nicht vorhandene Speichelfistel und in der völlig unabhängig durchführbaren Schnittführung am Hals ohne Rücksichtnahme auf die nach Tumorresektion erforderliche Rekonstruktion. Unseres Erachtens kann mit einem musculocutanen Pectoralis major-Lappen infolge der guten Beweglichkeit am Lappenfuß fast jeder intra- und extraorale Defekt nach Tumorresektion plastisch gedeckt werden. Ein zusätzlicher positiver Effekt liegt in der über der Arteria carotis nach Rekonstruktion gewonnenen Weichteilschicht, ein guter Schutz für eine eventuelle postoperative Radiotherapie.

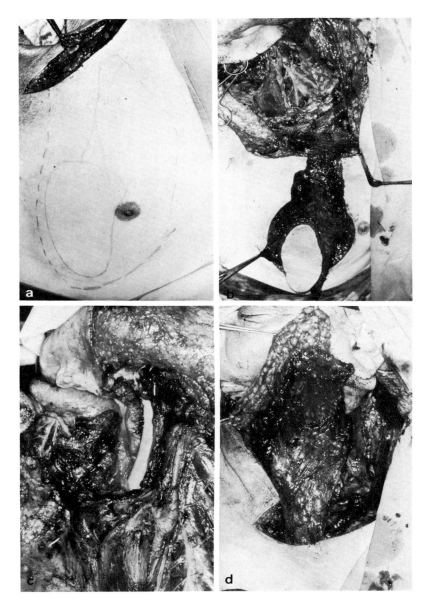

Abb. 2. a Aufzeichnung des zur Defektdeckung benötigten Hautmuskellappens. **b** Umschnittener, mobilisierter und zur Demonstration wieder rückgelagerter gefäßgestielter Hautmuskellappen. **c** Operationssitus nach Ober-Unterkiefer- sowie Wangenteilresektion und radikaler Halslymphknotenausräumung. **d** Versorgung dieses Defektes mittels des an der Arteria thoracoacromialis gestielten Hautmuskellappens der Brustregion

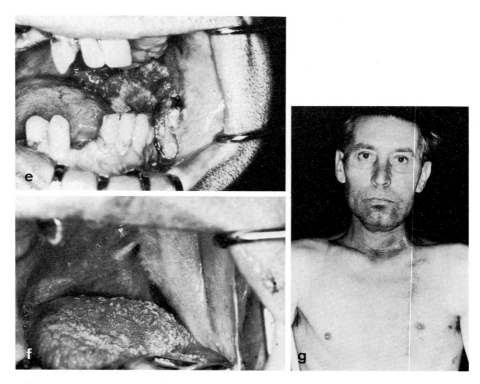

Abb. 2. e Primärtumor ($T_3N_3M_0$) im Ober-Unterkiefer-Wangenbereich. **f** Intraoraler Befund nach Einheilung des Hautmuskellappens. **g** Patient nach abgeschlossener chirurgischer Therapie

Zusammenfassung

Nach Radikaloperation großer intraoral gelegener Tumoren stellt sich stets die Frage der geeigneten, funktionell befriedigenden Rekonstruktion. Neben den anerkannten Verfahren zur Defektrekonstruktion wird besonders auf die Möglichkeit der Transposition von gefäßgestielten Hautmuskellappen aus der Pectoralis major-Region verwiesen. Ein Fallbeispiel versucht die Möglichkeiten, die mit dieser Lappenplastik nach ausgedehnter Tumorresektion gegeben sind, zu veranschaulichen.

Literatur

Ariyan S (1979) The pectoralis major myocutaneous flap. A versatile flap for reconstruction in the head and neck. Plast Reconstr Surg 63:73-81

Ariyan S (1979) Further experiences with the pectoralis major myocutaneous flap for the immediate repair of defects from excisions of head and neck cancers. Plast Reconstr Surg 64:605-612

Austermann KH, Toye A (1978) Deckung ausgedehnter Mundhöhlendefekte mit Stirnlappen. Fortschr Kiefer Gesichtschir 23:79-81
Bakamjian VY (1965) A two-stage method for pharyngoesophageal reconstruction with a primary pectoral skin flap. Plast Reconstr Surg 36:173-184
Bakamjian VY (1972) Anteriorly and posteriorly based pedicle flaps from the dorsum of the tongue. Plast Reconstr Surg face and neck, Bd 2:158-161
Chambers RG, Jaques DA, Mahoney WD (1969) Tongue flaps for intraoral reconstruction. Amer J Surg 118:783-786
Conley JJ, De Amesti F, Pierce MK (1957) The use of tongue flaps in head and neck surgery. Surgery 41:745-751
Conley JJ (1972) Use of composite flaps containing bone for major repairs in the head and neck. Plast Reconstr Surg 49:522-526
Desprez JD, Kiehn C (1959) Methods of reconstruction following resection of anterior oral cavity and mandible for malignancy. Plast Reconstr Surg 24:238-249
Farr HW, Jean-Gilles B, Die A (1969) Cervical island skin flap repair of oral and pharyngeal defects in the composite operation for cancer. Amer Surg 118:759-763
Grimm G, Müller W (1968) Zur Frage des Schleimhautersatzes bei tumorbedingten Wangendefekten. Fortschr Kiefer Gesichtschir 13:112-117
Papaioannou AN, Farr HW (1966) Reconstruction of the floor of the mouth by a pedicle tongue flap. Surg Gynec Obstet 122:807-810
Schuchardt K (1944) Der Rundstiellappen in der Wiederherstellungschirurgie des Gesichts-Kieferbereiches. Thieme, Leipzig
Snyder CC, Batemann IM, Davis CW, Warden GD (1970) Mandibulofacial restauration with live osteocutaneous flaps. Plast Reconstr Surg 45:14-19
Zisser G (1976) Zur primären Wiederherstellung des Mundbodens nach Karzinomoperation. Fortschr Kiefer Gesichtschir 21:34-36

Die myocutanen Insellappen bei der Rekonstruktion intraoraler Weichteildefekte nach ablativer Malignomchirurgie

O. Hadjianghelou, Zürich

Während Anfang der 70er Jahre die Einführung der microchirurgischen Gefäßanastomose auch im Bereich der Kiefer-Gesichtschirurgie die Rekonstruktion von Weichteil- und Knochendefekten revolutionierte, hat in der zweiten Hälfte der 70er Jahre die Einführung der gefäßgestielten Insellappen einen weiteren, wesentlichen Fortschritt auf diesem Gebiet gebracht.

Den Trapezius-Insellappen, den man als myocutanen oder osteomyocutanen Lappen verwenden kann, führte 1976 Demargasso ein. Der Latissimus dorsi-Insellappen wurde 1978 von Quillen et al. als Insellappen weiterentwickelt, während im gleichen Jahr Ariyan den Pectoralis major-Insellappen vorstellte.

Die Einführung der myocutanen Insellappen hat nicht nur konventionelle Methoden, wie Rollappen und Deltopectorallappen, sondern zu einem großen Teil auch die anfangs so euphorisch verwendeten freien microanastomosierten Lappen ersetzt. Im Rahmen dieses Vortrages möchten wir anhand einiger Beispiele unsere Erfahrungen über die vielfältigen Anwendungsmöglichkeiten des Pectoralis major-Insellappens demonstrieren und mit Hilfe eines Beispiels über die Anwendung des Trapezius-Insellappens berichten. Beide Verfahren wurden in der Kieferchirurgischen Klinik des Universitätsspitals Zürich 1979 eingeführt.

Technik und Anwendungsmöglichkeiten des Pectoralis major-Insellappens

Der Muskel pectoralis major wird von der Arteria thoracoacromialis versorgt. Diese verläuft an der unteren Fläche des Muskels, nur von seiner unteren Fascie bedeckt. Beim Hochklappen des Muskels schimmern die Arterie und die Vene durch die Fascie durch. Diese sind somit leicht erkennbar und können bei der Präparation des Lappens gut geschont werden. Als Leitlinie für die Lage der Arterie dient die Verbindungslinie zwischen dem Acromion und dem Xyphoid. Die Blutversorgung der Hautinsel erfolgt durch die aus der Tiefe kommenden und den Muskel perforierenden Arterien. Die Erhaltung eines Hautstiels ist nicht notwendig. Die Blutversorgung des Lappens ist nicht abhängig von der Breite des proximalen Teils des Muskelstiels. Dieser kann deswegen beliebig breit gestaltet werden. Unserer Ansicht nach sollte man bei der Konzeption des Lappens berücksichtigen, daß der Muskelstiel ein ausgezeichnetes Polster für die Gefäße ist und somit diese schützt. Das völlige Freipräparieren der Gefäße und das Durchziehen des Lappens unter der Clavicula lehnen wir ab. Nach Durchführung einer radikalen Neck dissection kann der Muskelstiel zur Deckung der Halsgefäße und gleichzeitig zur Verbesserung der Halskontur verwendet werden. Wesentlich dabei ist, daß der Muskelstiel sich vollkommen spannungsfrei der Halskurvatur anlegt. Abbildung 1 demonstriert Präparation, Transport und Lage eines Pectoralis major-Insellappens in situ postoperativ.

Der Pectoralis major-Insellappen eignet sich nicht nur hervorragend für die Rekonstruktion intraoraler Defekte (Abb. 1), sondern auch für die Rekonstruktion von Hautdefekten. Liegt ein perforierender Gesichtsdefekt vor, so kann der Pectoralis major-Insellappen nach Spalten der Haut gefaltet und zur gleichzeitigen Rekonstruktion des extra- und intraoralen Weichteildefektes verwendet werden. Entstehen sehr ausgedehnte intraorale und extraorale Defekte, so eignet sich der Pectoralis major-Insellappen auch zur Kombination mit anderen Lappen. Dabei verwenden wir ihn meistens zur Rekonstruktion des intraoralen Defektes. Zur Rekonstruktion des extraoralen Defektes kann, entsprechend dessen Lage, ein anderer konventioneller Lappen verwendet werden. Bei einem Patienten rekonstruierten wir einen im Bereich des Halses liegenden großen Hautdefekt mit einem gleichzeitig verwendeten nicht vorumschnittenen myocutanen Trapezius-Schulterlappen. Bei einem anderen Patienten, bei dem sich der Hautdefekt sowohl auf die Wange wie auch auf den Hals erstreckte, verwendeten wir neben dem Pectoralis major-Insellappen zur Rekonstruktion des intraoralen Defektes den deltopectoralen Lappen der gleichen Seite. Auch in diesem Fall wurde der Deltopectorallappen nicht vorumschnitten.

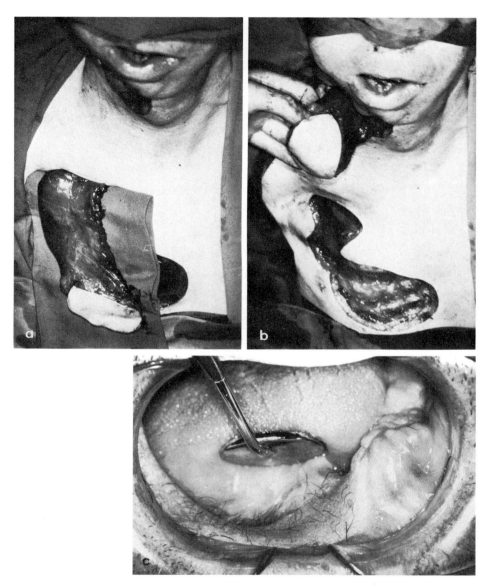

Abb. 1a-c. Pectoralis major-Insellappen: Sekundäre Rekonstruktion eines Mundbodendefektes bei Status nach Unterkieferresektion und radikaler Neck dissection. **a** Pectoralis major-Insellappen nach dessen Präparation. **b** Tunnelisierung der Haut des Halses zum Transport des Lappens. **c** Rekonstruktion des intraoralen Defektes mit dem Pectoralis major-Insellappen

Wir hoffen, anhand dieser gezeigten Beispiele die vielfältigen Anwendungsmöglichkeiten des Pectoralis major-Insellappens demonstriert zu haben. Eine ausgezeichnete Blutversorgung, die Tatsache, daß er außerhalb der Bestrahlungsfelder liegt und die Möglichkeit, die Entnahmestelle direkt zu verschließen zählen zu den großen Vorteilen dieses Insellappens. Sein Nachteil ist, daß er bei Männern mit starker Behaarung der Brust nicht verwendet werden kann.

Technik und Anwendungsmöglichkeiten des Trapezius-Insellappens

Auch der Trapezius-Insellappen ist ein rein gefäßgestielter Insellappen. Die Arterie transversa colli superficialis bildet seinen arteriellen Gefäßstiel, Lage und Anzahl der Venen können sehr variieren. Im gezeigten Beispiel (Abb. 2) haben wir diesen Lappen

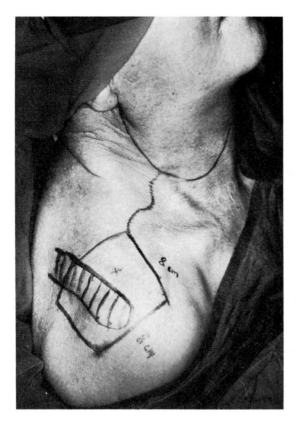

Abb. 2a. Trapezius-Insellappen: Primäre Rekonstruktion eines Mundboden- und Unterkieferdefektes. **a** Zeichnung der Schnittführung

als einen osteomyocutanen Insellappen verwendet. Nach Vorbestrahlung mit 4'000 rad HD wurde bei diesem Patienten eine Unterkieferresektion in Kombination mit einer modifizierten supraomohyoidalen Neck dessection durchgeführt. Wird der m. sternocleidomastoideus, wie bei diesem Patienten, erhalten, muß der Lappen unter dem Muskel geführt werden. Demargasso und Piazza (1979) geben an, daß der Trapezius-Insellappen auch bei Durchführung einer radikalen Neck dissection verwendet werden kann.

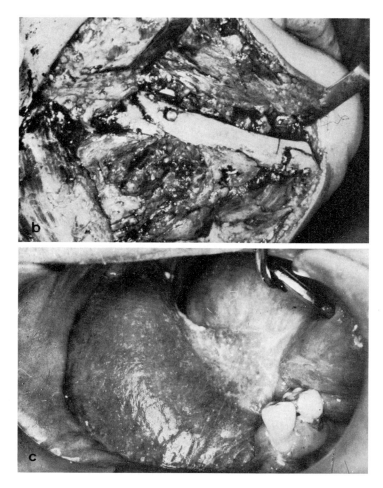

Abb. 2. b Rekonstruktion des Unterkiefers mit der Spina scapulae. **c** Der mit dem Trapezius-Insellappen rekonstruierte Mundboden

Je nach Indikation kann dabei der Nervus accessorius geschont werden. Bei unseren Patienten war bei Erhaltung des N. accessorius keine wesentliche Einschränkung der Funktion des betroffenen Armes zu beobachten.

Die Schnittführung zur Bildung des Trapezius-Insellappens zeigt Abb. 2a. Bei dessen Verwendung als osteomyocutaner Lappen kann, wie Abb. 2b zeigt, der Unterkiefer mit der Spina scapulae rekonstruiert werden. Den rekonstruierten Mundboden zeigt Abb. 2c. Der Lappen ist trotz der vorausgegangenen Bestrahlung ohne Komplikationen eingeheilt.

Zusammenfassung

Es wird über die neu eingeführten myocutanen Insellappen und insbesondere über den Pectoralis major- und Trapezius-Insellappen berichtet. Anhand von eigenen Fällen werden die vielfältigen Anwendungsmöglichkeiten dieser Lappen demonstriert.

Literatur

Ariyan St (1979) The Pectoralis Major Myocutaneous Flap. A Versatile Flap for Reconstruction in the Head and Neck. Plast Reconstr Surg 63:73

Demergasso F (1976) Colgajo cutaneo aislado a pediculo muscular. Nueva tecnica reconstructiva de cavidad oral en cancer de cabeza y cuello. Actas de la Sociedad de Cirugia de Rosario

Demergasso F, Piazza MV (1979) Trapezius Myocutaneous Flap in Reconstructive Surgery for Head and Neck Cancer: An Original Technique. Am J Surg 138:533

Quillen CG, Shearin JC, Georgiade NG (1978) Use of the latissimus dorsi myocutaneous island flap for reconstruction in the head and neck area. Plast Reconstr Surg 62:113

Anwendungsbereiche verschiedener muskelgestielter Lappen zur Wiederherstellung bei komplizierten Weichteildefekten

S. Beizai, H. Drepper und H. Tilkorn, Münster-Handorf

Nach Maxwell [3] berichteten erstmals Tansini [10] 1906 und dann d'Este [2] 1912 über die Anwendung eines myocutanen Latissimus dorsi Lappens in der Mammachirurgie.

McGraw [5] prägte 1977 den Begriff „myocutane Plastik" und baute die Methode systematisch aus. Mit dem vorliegenden Referat möchten wir unsere Erfahrungen an 62 myocutanen Plastiken darstellen, die in den letzten 2 Jahren an unserer Klinik durchgeführt wurden.

Der Vorteil der muskelgestielten Hautlappen besteht in der außerordentlich guten Durchblutung, die durch die zahlreichen Rami perforantes zwischen dem Collateralnetz und dem der hautnahen Muskeln gesichert wird. Dies macht diese Lappen resistent gegen Zug, Druck und gegen Infektionen. Wir haben diese Methode in erster Linie bei tiefen und ausgedehnten Radionekrosen und ausbestrahlten Tumoren zur Weichteildefektdeckung verwandt. Außer den haut- und muskelgestielten Lappen nehmen wir auch muskelgestielte Hautinsellappen und gefäßgestielte Muskellappen, die mit freien Hauttransplantaten abgedeckt werden. Die vielfältigen Möglichkeiten und speziellen Indikationen dieser Plastiken wollen wir im folgenden erläutern:

Kopf-Hals-Bereich

Im Kopf-Hals-Bereich kommen als Spendermuskel [5] der Pectoralis major, der Kopfwender, Trapezius und schließlich aus Latissimus dorsi infrage.

Wie die Tabelle 1 Ihnen zeigt, haben wir vorzugsweise den Pectoralis Insellappen, und zwar in fünf von insgesamt 8 Fällen angewandt. Der Pectoralis major eignet sich unserer Erfahrung nach besonders für die Verpflanzung großer Hautinsellappen im vorderen Halsbereich, Unter- und Mittelgesicht, unter Umständen auch mit Rippenknochen als Composit-flap zum Unterkieferaufbau (Abb. 1, 2).

Tabelle 1. Acht myocutane Plastiken im Kopf-Halsbereich

	Myocutaner Lappen	Myocutaner Insellappen	Muskel-Lappen	Ergebnis
Pectoralis	–	5	–	Gut. In einem Fall Sekundärheilung mit gutem Abschluß
Sternocleidomastoideus	1	1	–	Gut. In einem Fall Accessoriusparese
Trapezius	–	1	–	Gut.

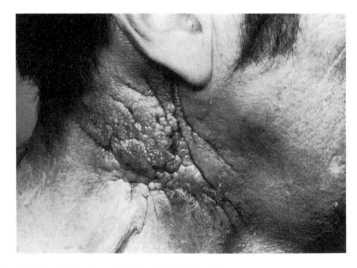

Abb. 1. Ausgedehnte, bestrahlte Metastase im Kopf-Hals-Bereich

Als klinisches Beispiel zeigen wir Ihnen einen 38jährigen Patienten mit ausgedehnter tiefer Oesophagotrachealwand-Nekrose nach Operation und Bestrahlung eines Kehlkopfcarcinoms. In einer Sitzung rekonstruierten wir die Oesophagotrachealwand durch einen myocutanen Pectoralis Insellappen.

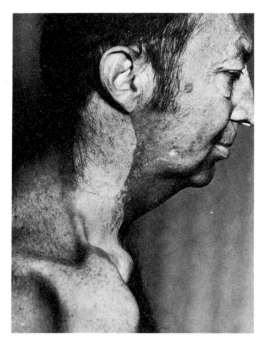

Abb. 2. Defektdeckung nach Radikalexcision mit einem myocutanen Pectoralis Insellappen

Die neu geschaffene Trachealwand ist funktionsstabil gegen den Druck der Trachelkanüle. Der Patient kann sich ohne Sonde ernähren. Wie diese Plastik heilten auch alle anderen vier Pectoralis Insellappenplastiken vollständig mit gutem Endergebnis ein. In einem Fall führte eine nicht vollständig im Gesunden excidierte Radionekrose um den Plexus brachialis zur Sekundärheilung in der Tiefe.

Der myocutane Kopfwenderlappen eignet sich für kleinere Defekte und erfüllt hohe ästhetische Anforderungen an die Hautbeschaffenheit.

Einen Kinn-Unterlippen-Weichteildefekt nach Radikalexcision eines Basalzellcarcinoms vom Terebrans-Typ stellten wir so funktionsgerecht wieder her. Die Schwenkbarkeit des Kopfwenderlappens wird durch den Verlauf des Nervus accessorius eingeschränkt. Dieser Nerv tritt manchmal sehr tief aus dem hinteren Anteil des Kopfwenders.

Der Trapezius, den wir nur in einem Fall angewandt haben, sollte wegen der ästhetisch bedeutsamen Schulterkontur nur dann zu einer myocutanen Plastik herangezogen werden, wenn kein anderer Muskel zur Verfügung steht.

Myocutane Plastiken im Thoraxbereich

Die Tabelle 2 zeigt, wie sich die 30 myocutanen Plastiken auf die beiden Muskelgruppen verteilen. Am häufigsten haben wir den Latissimus dorsi verwandt [1, 3], und zwar 6mal als myocutan gestielten Lappen, 18mal als Insellappen und 3mal als isolierten Muskellappen. Wegen seiner Schwenkbarkeit kann man mit diesem Lappen fast alle Defekte im Thorax-, Hals- und Schulterbereich decken [5].

Tabelle 2. Dreißig myocutane Plastiken im Thoraxbereich

	Myocutaner Lappen	Myocutaner Insellappen	Muskel-Lappen	Ergebnis
Latissimus dorsi	–	–	3	Gut. In einem Fall Teilnekrose
Latissimus dorsi	–	18	–	Gut. In vier Fällen Teilnekrose
Latissimus dorsi	6	–	–	Gut.
Pectoralis kombiniert mit Latissimus dorsi	1	–	–	Gut.
Pectoralis	–	–	2	Gut.

Bei einer 70jährigen Frau mit einer tiefen Osteo-Radionekrose der Brust nach Mamma-Carcinom haben wir nach Rippenresektion den Defekt einzeitig mit einem Latissimus dorsi Insellappen gedeckt.

Trotz vier Randteilnekrosen unter den 18 Insellappen Plastiken konnten 17 der 18 Fälle mit einem guten Ergebnis abgeschlossen werden. Die isolierten Muskellappen heilten in zwei von drei Fällen gut ein. Als Muskellappen mit Spalthautplastik bewährte sich unserer Erfahrung nach besser der Musculus pectoralis major.

Bei einem außergewöhnlich ausgedehnten Brustwanddefekt mit Rippenradionekrose und Osteomyelitis des Sternums nach Bestrahlung eines Fibrosarkoms deckten wir den Defekt nach Rippen- und Sternum-Teilresektion durch einen kombinierten Latissimus dorsi und contralateralen Pectoralislappen. Die Funktionsausfälle waren überraschend gering.

Der myocutane Latissimus dorsi Lappen eignet sich auch besonders gut zur Mamma-Aufbauplastik [6].

Myocutane Plastiken an Gesäß, Leiste und Genitalregion

Für Radionekrosen in der Leiste eignet sich der Fascia-Lata-Lappen [8], der mit Muskel- und Hautstiel verpflanzt werden sollte. Als *ein* Beispiel von 6 Fällen zeigen wir Ihnen einen 52jährigen Mann mit tiefer Radionekrose der linken Leiste nach Radiotio eines metastasierenden Peniscarcinoms. Nach tiefer Excision bis auf die Femoralgefäße wurde der Defekt durch einen Fascia-Lata-Lappen stabil gedeckt (Tabelle 3, Abb. 3 und 4).

Mit dem Musculus glutaeus maximus [9] lassen sich sehr tiefe Radionekrosen der Kreuzsteißbeingegend decken. Im Bild eine funktionsgerechte Wiederherstellung durch zwei Glutaeus-maximus-Lappen bei tiefer, bis auf Steißbein reichender mit antibiotica-resistenten Keimen verseuchter Radionekrose (Abb. 5, 6).

Eine Musculus-gracilis-Lappenplastik [4] wird nachher noch gesondert von Herrn Tölle [11] beschrieben.

Tabelle 3. Sechzehn myocutane Plastiken im Gesäß-, Leisten- und Genitalbereich

	Myocutaner Lappen	Myocutaner Insellappen	Muskel-Lappen	Ergebnis
Fascia Lata	6	–	–	Gut.
Fascia Lata	–	1	–	Teilnekrose der Haut
Glutaeus maximus	7	–	–	Gut.
Gracilis	1	–	–	Gut.
Gracilis	–	1	–	Heilung noch nicht abgeschlossen

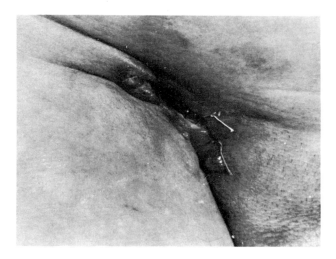

Abb. 3. Ulcerierende Metastase in der Leiste

Myocutane Plastiken am Unterschenkel [7]

Defekte der proximalen 2/3 des Unterschenkels lassen sich gut durch den myocutanen Gastrocnemius-Lappen decken. Je nach Lokalisation des Defektes wird der tibiale und fibulare Kopf des Muskels verwandt. Abgesehen von einer Teilnekrose durch stangulierenden Verband des Muskelstiels heilten unsere 8 myocutanen Gastrocnemius-Plastiken komplikationslos ein (Tabelle 4). Zur Vermeidung funktioneller Ausfälle ist es wichtig, daß der zweite Muskelbauch funktionstüchtig und dessen Insertion an der Achillessehne intakt bleibt.

Die Dias zeigen die Operationstechnik.

Bei der Nachsorge sahen wir Ausfallerscheinungen nach Muskeldurchtrennung nur in einem einzigen Fall. Hier war der Plexus brachialis durch Radionekrose geschädigt.

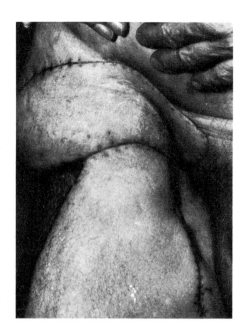

Abb. 4. Defektdeckung nach Radikalexcision durch einen Fascia-Lata-Lappen

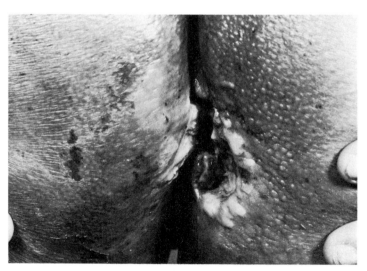

Abb. 5. Tiefe Radionekrose der Kreuzbeingegend

Nach Pectoralis-Insellappen-Plastik trat eine deutliche Verschlimmerung der Funktionseinbuße des Schultergelenkes ein. Deswegen sollten myocutane Plastiken nur da verwandt werden, wo die übrigen Muskelfunktionen des fraglichen Körperteils intakt sind.

Wir stellen fest:

Die myocutane Plastik heilt bei großen Defekten mit schwierigen Einheilungsbedingungen relativ sicher und funktions- wie belastungsstabil ein, wenn die erwähnten Kautelen

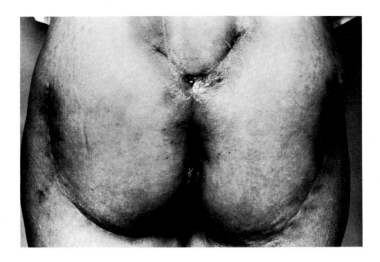

Abb. 6. Defektdeckung nach Radikalexcision durch doppelseitigen myocutanen Gluteus-maximus-Lappen

Tabelle 4. Acht myocutane Plastiken im proximalen Zweidrittel-Unterschenkelbereich

	Myocutaner Lappen	Myocutaner Insellappen	Muskel-Lappen	Ergebnis
Gastrocnemius	7	–	–	Gut.
Gastrocnemius	1	–	–	Teil-Hautnekrose

beachtet werden. Unter dieser Voraussetzung bleiben die Nebenwirkungen außerordentlich gering.

Literatur

1. Bostwick III J, Nahai F, Wallace JG, Vasconez LO (1979) Sixty Latissimus dorsi flaps. Plast Reconstr Surg 63:33-41
2. d'Este S (1912) La Technique de l'amputation de la mamelle pour carcinome mammaire. Rev Chir 45:164
3. Maxwell GP, McGibbon BM, Hoopes JE (1979) Vascular considerations in the use of a latissimus dorsi myocutaneous flap after a mastectomy with an axillary dissection. Plast Reconstr Surg 64:771-780
4. McGraw JB et al (1976) Vaginal reconstruction with gracilis myocutaneous flaps. Plast Reconstr Surg 58:176
5. McGraw JB, Dibbell DG, Carraway JH (1977) Clinical definition of independent myocutaneous vascular territories. Plast Reconstr Surg 60:341-352
6. Mühlbauer W, Olbrisch RR (1977) The latissimus dorsi myocutaneous flap for breast reconstruction. Chir Plast 4:27-34

7. Mühlbauer W, Olbrisch RR, Nathrath H, Schaff J (1978) Muskellappen zur Deckung von Weichteildefekten am Bein. Z Plast Chir 2:199-216
8. Nahai F, Hill HL, Hester TR (1979) Experiences with the Tensor Fascia Lata Flap. Plast Reconstr Surg 63:788-796
9. Nimamy R, Mills R, Pardoe R (1977) Gluteus Maximus Myocutaneous Flaps for Repair of pressure sores. Plast Reconstr Surg 60:242-249
10. Tansini I (1906) Sopra il mio nuovo processo di amputazione della mammella. Gaz Med Ital 57:141
11. Tölle E, Schmandt W, Beizai S, Drepper H (1982) Verschluß eines großen Blasen-Harnröhren-Scheidewanddefektes durch gestielten myokutanen Musculus gracilis Lappen. Vortrag auf der 18. Jahrestagung der Deutschen Gesellschaft für plastische und Wiederherstellungschirurgie, Mainz (1980). Springer, Berlin Heidelberg New York

Der myocutane pectorale Insellappen zur Defektdeckung im Kopf-Halsbereich – Eine Alternative zu Nah- und Fernlappen

M. Weidenbecher und E. Eitschberger, Erlangen

Fortschritte in der plastisch-rekonstruktiven Chirurgie haben Indikation und Grenzen der operativen Malignombehandlung im Kopf-Halsbereich wesentlich erweitert. Ziel jeder Rekonstruktion in der Mundhöhle und im Oropharynx, muß es sein, den Defekt sicher zu verschließen, um Speichelfisteln mit all ihren Komplikationen zu vermeiden. Für die Rekonstruktion des Patienten ist eine Sofortrekonstruktion mit Wiederherstellung der Kaufunktion, der Zungenmotilität und des Schluckvermögens von Bedeutung.

Viele plastisch-rekonstruktive Maßnahmen in Form von Nah- und Fernlappen sind abhängig von Lokalisation und Größe des Defektes bekannt und erprobt. In den vergangenen sieben Jahren haben sich uns in über 200 Fällen der Zungen-, der Stirn- und der Deltopectorallappen wegen ihrer guten Durchblutung und damit zuverlässigen Einheilung bewährt. Daneben kamen unter anderem noch freie Spalthauttransplantate, Rollappen, Schulterlappen, der myocutane Sternocleidomastoideuslappen zur Anwendung. Aber dem Zungen-, dem Stirn- und Deltopectorallappen haften die Nachteile der Funktionseinschränkung z.B. beim Zungenlappen, der kosmetischen Entstellung z.B. beim Stirnlappen bzw. ein zweizeitiges Vorgehen an.

Nichts ist dem Tumorchirurgen deshalb angenehmer als einen Lappen zur Verfügung zu haben, mit dem sich selbst große Defekte einzeitig verschließen lassen. Ein solcher Lappen ist der gefäßgestielte pectorale myocutane Insellappen mit dem sich sowohl Defekte der Mundhöhle, der Schluckstraße als auch der Haut sofort und einzeitig verschließen lassen.

Methode zur Anlegung des Lappens

Nach Darstellen der Mohrenheimschen Grube, wird der M. pectoralis major von der Clavicula gelöst. Der Finger trennt stumpf den M. pectoralis major vom M. pectoralis minor. In der Fascie zwischen beiden läuft des Gefäßnervenbündel mit der Arteria und Vene thoracoacromialis. Haut und M. pectoralis major können zur besseren Isolierung der Arterie auf einer gedachten Linie zwischen Akromion und Xyphoid (Abb. 1) durch-

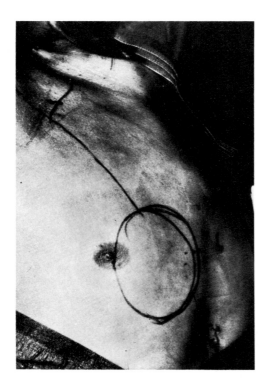

Abb. 1. Eingezeichnet ist die Lokalisation und Größe des Insellappens, sowie die Linie, auf der Haut und M. pectoralis major durchtrennt werden

trennt werden. Parasternal und medial der Mamille zwischen der zweiten und sechsten Rippe läßt sich der Hautmuskellappen von maximal 10 x 10 cm Durchmesser umschneiden (Abb. 2, 3, 4). Dieser Lappen hängt nach seiner Isolierung an einem 20 cm langen, Arterie und Vene enthaltenden, Gefäßstiel. Er kann in einen Radius von 40 cm rotiert werden und reicht somit in die Mundhöhle. Um eine Drehung, Knickung oder Kompression des Gefäßstieles zu vermeiden, sollte der Lappen nach Möglichkeit unter der Clavicula durchgezogen werden. M. pectoralis major und Haut lassen sich nach Mobilisierung der Haut primär vereinigen.

Ergebnisse

Den pectoralen myocutanen Insellappen, den Se-Min Beak und Ariyan 1979 beschrieben, haben wir in 17 Fällen zur Defektdeckung nach Exstirpation von teils vorbestrahl-

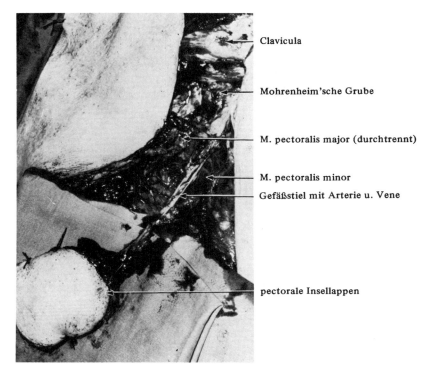

Abb. 2. Das Operationsfoto zeigt den isolierten pectoralen myocutanen Insellappen, der noch an seinem Gefäßstiel hängt

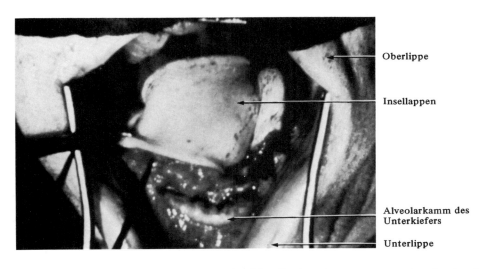

Abb. 3. Die Abbildung zeigt den durch den Mundboden eingezogenen pectoralen Insellappen nach Resektion eines Mundbodenmalignoms

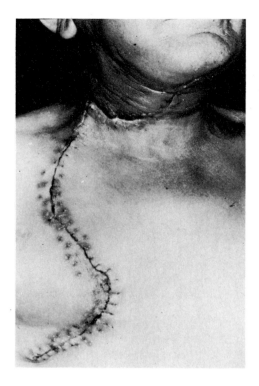

Abb. 4. Der Verschluß der Spenderregion drei Wochen nach Entnahme des pectoralen Insellappens

ten Malignomen angewandt. Der Insellappen wurde 11mal in die Mundhöhle, und 5mal in den Oropharynx geschwenkt. Einmal wurde ein handtellergroßer Hautdefekt über der Gl. parotis ersetzt. Auf Grund mangelnder operativer Erfahrung kam es zweimal zu einer Lappennekrose, wobei jedoch keine Speichelfistel auftrat. Die übrigen 15 Lappen waren vital und heilten primär ein.

Zusammenfassung

Der an der A. thoracoacromialis gestielte und damit arteriell versorgte pectorale myocutane Insellappen eignet sich zur Deckung von Defekten der Mundhöhle, des Orophyrynx, sowie der Hals- und Gesichtshaut, wobei eine Fläche von maximal 100 cm^2 ersetzt werden kann. Da mit diesem Lappen der Defekt einzeitig gedeckt werden kann, die Spenderregion sich im selben Eingriff primär verschließen läßt und keine kosmetische Entstellung im Gesicht entsteht, ist er den bisher von uns vorwiegend angewandten Zunge- Stirn- und Deltopectorallappen überlegen.

Wiederherstellung von Schluckakt und Stimme nach Laryngopharyngektomie und Laryngopharyngösophagektomie

W. Draf, Fulda

Das Ziel der Heilung bei Kehlkopfmalignomen kann häufig nur durch die Laryngektomie erreicht werden. Dies bedeutet für den Patienten zunächst den Verlust der Stimme.

Etwa 30-40% der Laryngektomierten sind in der Lage die sogenannte *Ösophagusersatzstimme* zu erlernen. Dabei wird Luft geschluckt und dosiert durch den Ösophagus, an dessen Eingang sich nach Laryngektomie nicht selten eine Art Pseudoglottis bildet, zurückgepreßt.

Gelingt dies nicht, weil entweder die anatomischen Voraussetzungen ungünstig sind, oder sich vor allem bei intelligenten Patienten ein psychischer Block gegen das erforderliche Rülpsen entwickelt, gibt es die Möglichkeit sich mit verschiedenen *Sprechgeräten* verständlich zu machen. Die dadurch erzielbare Stimme ist unnatürlich und oft schwer zu verstehen. Deshalb wurde auf verschiedene Weise versucht, auf *operativem* Wege die stimmliche Rehabilitation Laryngektomierter zu verbessern.

Seit 1977 führen wir zu diesem Zweck die Technik der rekonstruktiven Laryngektomie mit Neoglottisbildung in der Pharynxvorderwand nach Staffieri durch (Staffieri 1969) (Abb. 1). Diese Methode bietet den Vorteil, daß sie keinerlei Konzessionen

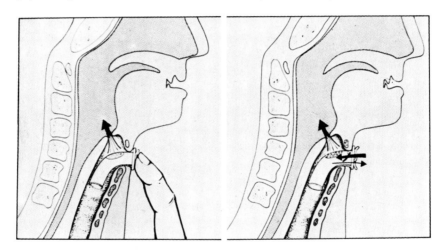

Abb. 1. Situs nach rekonstruktiver Laryngektomie. Verschluß der Trachealsprechkanüle bei der Phonation entweder durch den Finger oder die eingesetzte Ventilklappe, sodaß Luft über die Neoglottis in den Hypopharynx gepreßt und eine Phonation möglich wird (Aus Draf 1978)

an die Radikalität erfordert, sowie eine vergleichsweise gute Stimmfunktion bietet. Sie beinhaltet wie alle anderen diesbezüglichen Methoden allerdings auch die Gefahr der Aspiration, sodaß in circa 40% Nachoperationen an der Neoglottis erforderlich sind (Aziz et al. 1980; Draf 1978).

Obwohl die anatomische Ausgangssituation nach Entfernung ausgedehnter Hypopharynxtumoren in Form einer Laryngopharyngektomie, bzw. Laryngopharyngösophagektomie ungünstig erscheinen, bemühen wir uns seit mehreren Jahren darum, auch für diese Patienten über die Wiederherstellung der Schluckfunktion hinaus die Möglichkeit einer stimmlichen Kommunikation zu schaffen (Draf 1977, 1979).

Muß nach einem Tumorrezidiv im Bereich des Tracheostomas und des Pharynx nach Laryngektomie die obere Trachea mit mehreren Ringen nachreseziert und eine *komplette Pharyngektomie* durchgeführt werden, ist die Neoglottistechnik nicht anwendbar. Hier ist es unser Bestreben, die Pharynxrekonstruktion so vorzunehmen, daß ein ausreichend großer Windkessel entsteht, der die Ösophagusersatzstimme ermöglicht. Abbildung 2a-c zeigen als Beispiel einen Patienten, der nach einer einige Jahre zuvor durchgeführten Laryngektomie eine ausgezeichnete Ösophagusersatzstimme erlernte.

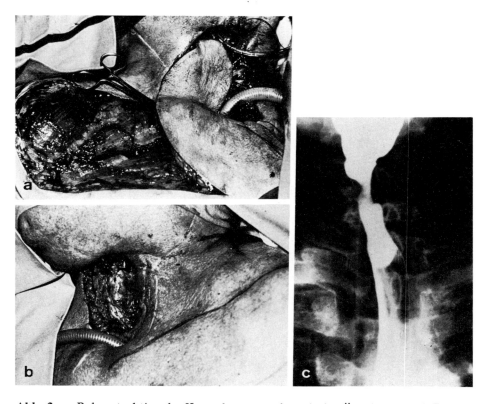

Abb. 2a-c. Rekonstruktion des Hypopharynx und cervicalen Ösophagus nach Exstirpation eines sogenannten Tracheostomarezidivs vier Jahre nach Laryngektomie. Zweizeitige Rekonstruktion durch zwei deltopectorale Lappen. a deltopectoraler Lappen von rechts nach Tumorentfernung zur Rekonstruktion der Pharynxhinterwand und der Seitenwände eingelegt. b Zweite Sitzung, Pharynxrohr durch Kipplappen gebildet. Verschluß des äußeren Defektes durch einen deltopectoralen Lappen von links. c Ösophagusbreipassage einige Wochen post OP. Weiter „Windkessel", angedeutete Peristaltik. Ösophagusersatzstimme möglich

Durch das Pharynxtumorrezidiv ging ihm diese wieder verloren. Wir haben nach der Tumorresektion mit Pharyngektomie den Pharynx durch einen großzügig angelegten deltopectoralen Lappen rekonstruiert, sodaß ein besonders weites Schlundrohr resultierte (Abb. 2a). An der Ansatzstelle des deltopectoralen Lappens im Oropharynx war noch ausreichend Schlundmuskulatur erhalten. In zweiter Sitzung wurde das Pharynxrohr durch Kipplappenbildung verschlossen und die vordere Halshaut durch einen zweiten deltopectoralen Lappen ersetzt (Abb. 2b). Wenige Wochen nach dem Eingriff beherrschte er erneut die Ösophagusersatzstimme in zufriedenstellender Qualität. Abb. 2c zeigt in der Ösophaguskontrastmitteldarstellung einen weiten Pharynx mit gewisser Peristaltik.

Aufgrund unserer guten Erfahrungen mit der Neoglottistechnik war der nächste Schritt auf diesem Weg, diese auch bei umschriebenen an den Kehlkopf heranreichenden *Pharynxmalignomen* anzuwenden. Der Tumor kann in diesen Fällen nur durch die Laryngektomie mit Pharynxteilresektion beherrscht werden. Über die von Staffieri für seine Neoglottis angegebene Indikation hinausgehend legen wir in den noch vorhandenen Pharynxschleimhautrest die Neoglottis phonatoria an, und belassen temporär ein Pharyngostoma (Abb. 3a,b).

In zweiter Sitzung wird der Pharynx durch die Kombination eines Kipplappens und eines horizontalen Verschiebelappens (Abb. 3c,d) oder eines regionalen Transpositionslappens, z.B. von der Brust, verschlossen.

Ist das *Carcinom im Ösophaguseingang* lokalisiert, hat man damit zu rechnen, daß der Tumor submucös weiter nach caudal gewachsen ist und eventuell Metastasen in der Speiseröhrenwand gesetzt hat. Durch das von Ong und Lee 1960 angegebene Verfahren der vollständigen Larynx-Hypopharynx-Ösophagusresektion mit nachfolgendem Ersatz des Ösophagus durch den Magen im Sinne einer Pharyngogastrostomie werden diese pathologisch-anatomischen Gegebenheiten berücksichtigt. Der Ösophagus wird dabei stumpf – ohne Thorakotomie – ausgelöst (Abb. 4).

Um auch in solchen Fällen noch eine Wiederherstellung der Stimmfunktion zu erreichen, sind wir (Draf 1979) in Zusammenarbeit mit dem Chirurgen Hiyama aus Tokio (damals chirurgische Universitätsklinik Mainz) einen Schritt weitergegangen und haben nach Durchzug des Magens in den Halsbereich eine Neoglottis in der Magenwand gebildet (Abb. 5a,b).

Postoperativ erfolgte eine Tumornachbestrahlung des Halsbereichs und des Mediastinums mit voller Tumordosis von 70 gray.

Zwei Jahre nach der Operation befindet sich die jetzt 52jährige Patientin in einem guten Allgemeinzustand (Abb. 6). Es besteht kein Tumorrezidiv. Schluck- und Stimmfunktion sind zufriedenstellend, sodaß sie nach wie vor die Organisation eines Baugeschäfts in wesentlichen Teilen einschließlich der Telefonate bewerkstelligen kann. Das stimmliche Ergebnis wird in einem kurzen Tonfilmstreifen demonstriert.

Zusammenfassend ist festzustellen, daß in der Tumorchirurgie des Pharynx und des cervicalen Ösophagus durch Einbeziehung plastisch-rekonstruktiver Operationstechniken Fortschritte nicht nur in der chirurgischen Rehabilitation des Schluckakts, sondern auch hinsichtlich der stimmlichen Kommunikationsfähigkeit und damit eine Reduzierung der Verstümmelung erreicht werden konnte.

Dies erleichtert in entsprechend indizierten Fällen den Patienten die Entscheidung zu einem solchen Eingriff und verbessert die Heilungschancen.

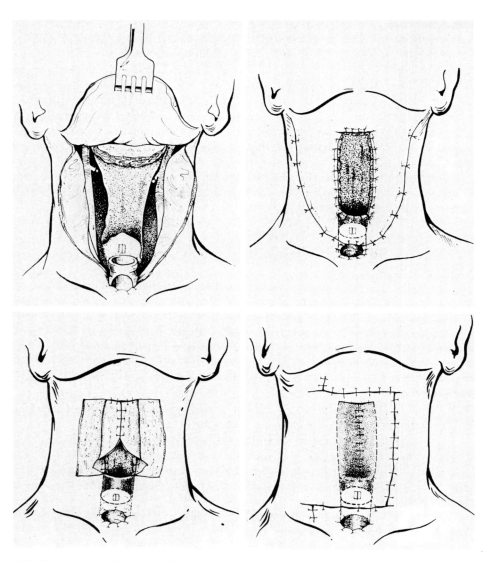

Abb. 3a-d. Anwendung der Neoglottistechnik nach Laryngektomie und Pharynxteilresektion. a Neoglottis im Pharynxschleimhautrest angelegt. b Neoglottis aufgenäht, temporäres Pharyngostoma (1. Sitzung). c Bildung des Schlundrohres durch Kipplappen. d Versorgung des äußeren Hautdefektes durch einen horizontalen Verschiebelappen (2. Sitzung)

Literatur

1. Akiyama H, Hiyama M, Miyazano H (1975) Total esophageal reconstruction after extraction of the esophagus. Ann Surg 182:547
2. Aziz AMY, Cataldo M, Collo D (1981) Ergebnisse der rekonstruktiven Laryngektomie. Vortrag auf 63. Jahrestagung der Nordwestdt. Vereinigung der Hals-Nasen-Ohrenärzte in Travemünde 1980, HNO 29:253

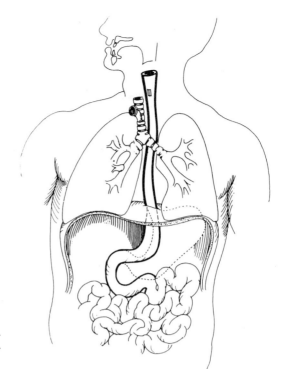

Abb. 4. Zustand nach Laryngopharyngösophagektomie. Pharyngogastrostomie mit Neoglottistechnik

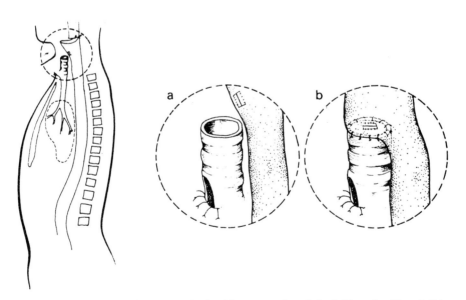

Abb. 5. Bildung der Neoglottis in der Magenwand und Aufnähen der Neoglottis

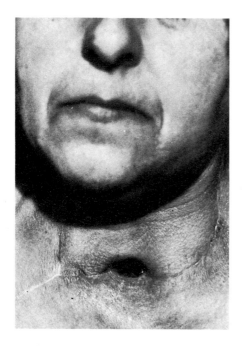

Abb. 6. Patientin 2 Jahre post OP

3. Draf W (1978) Die rekonstruktive Laryngektomie nach Staffieri. Ein neuer Weg der stimmlichen Rehabilitation. Laryng Rhinol 57:812-817
4. Draf W Surgical rehabilitation following laryngopharyngectomy. 3rd Symp. on Plastic and Reconstructive Surgery of the Head and Neck. New Orleans 1979 (In Print)
5. Ong GB, Lee TC (1960) Pharyngogastric anastomosis after esophagopharyngectomy for carcinoma of the hypopharynx and cervical esophagus. Brit J Surg 48:193
6. Staffieri M (1969) Laringectomia totale con ricostruzione di „glottide fonatoria". Communicazione preliminare. Boll Soc Med Chir Bresciana

Funktionelle und ästhetische Gesichtspunkte beim vorderen schrägen Brusthautlappen

W. Richter und K. Foet, Würzburg

Den vorderen schrägen Brusthautlappen muß man als eine Variation des delto-pectoralen Lappens beschreiben (Bakamjian 1965). Beide haben ihre Basis parasternal und nehmen über die Intercostalräume direkte Hautarterien auf, welche das Transplantat als Arterienlappen charakterisieren.

Seit Jahren ist die große klinische Bedeutung dieser anatomischen Verhältnisse für die rekonstruktive Chirurgie bekannt (Bakamjian et al. 1971; Conley 1971). Wir möchten die Aufmerksamkeit auf die eigentliche Spenderregion lenken, die für den vorderen schrägen Brusthautlappen im Bereich der unteren Achselhöhle liegt und die gewisse Besonderheiten gegenüber dem allgemein so bewährten deltopectoralen Lappen aufweist.

Die craniale Grenze kreuzt in einem spitzen Winkel die vordere Axillarlinie. Noch dorsal erreicht er gerade den ventralen Rand des M. latissimus dorsi, um in dieser Höhe rechtwinklig nach caudal abzubiegen. Die thoracoepigastrische Vene und ihre Äste werden unterbunden. In der Tiefe präpariert man die Faszie über den M. serratus anterior. Letztlich gewinnt man eine Lappenbreite von 10-15 cm (Abb. 1).

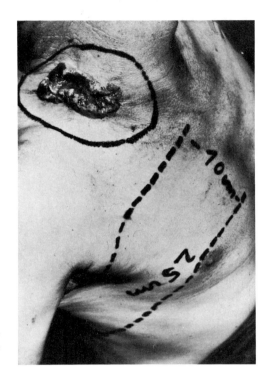

Abb. 1. Axillopectoraler Lappen eingezeichnet. Tumorresektion am gleichseitigen Hals

Ist der Hautlappen in seiner ganzen Ausdehnung umschnitten, erkennt man ein augenfälliges Kennzeichen der peripheren Transplantatregion. Man trifft hier auf eine ausgesprochen kräftige und dick subcutane Fettschicht. Diese Tatsache ist es, die den Lappen erwähnenswert macht und die auf einen bestimmten Indikationsbereich verweist.

Die Indikation liegt vornehmlich bei den tiefen Defekten des Halses, welche das reichliche subcutane Gewebe aufnehmen, so daß die eigentliche Hautbedeckung kleiner gehalten werden kann. Hinzu kommt ein ästhetischer und ein funktioneller Vorteil. Die mit freier Haut zu versorgende Entnahmeregion liegt nahezu unsichtbar im Schutze der Achselhöhle. Narbenzüge bedingen keine Bewegungshemmung im Bereich des Schultergürtels, kein Spannungsgefühl über der Deltoidregion (Abb. 3). Dies sind subjektive Beschwerden, über die gelegentlich Patienten klagten, die wir mit einem deltopectoralen Lappen versorgten.

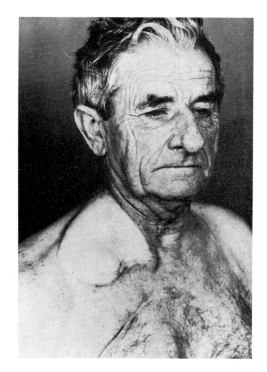

Abb. 2. Lappen in einen tiefen Halsdefekt eingeheilt

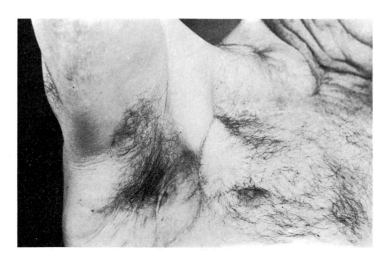

Abb. 3. 2 Jahre nach OP. Der Entnahmedefekt liegt im Schutze der Achselgrube. Keine zusätzliche funktionelle oder ästhetische Beeinträchtigung im Bereich des Schultergürtels

Wir finden in den häufig zitierten Operationslehren und Handbüchern kaum Hinweise auf den vorderen schrägen Brusthautlappen, welcher nach dem eben Gesagten als axillopectoraler Lappen zu bezeichnen wäre (Joseph 1931; Bakamjian 1972; Walter 1977). Es sei uns anhand zweier klinischer Beispiele erlaubt, das Typische herauszustellen.

Fall 1: Ein 65jähriger männlicher Patient kommt mit der Metastase eines Plattenepithelcarcinoms über dem Sternoclaviculargelenk zur Operation. Nach partieller Resektion der Clavicula und des Manubriums trifft man auf operativ nicht zu bewältigende Verhältnisse im Bereich der oberen Thoraxapertur, welche das weitere Vorgehen zu einem Palliativeingriff werden lassen. Es entsteht ein tiefer Hals-Thoraxdefekt. Die Deckung erfolgt mit einem axillo-pectoralen Lappen, um das reichliche subcutane Fettgewebe auszunutzen. Die Heilung gelingt per primam. Beginn einer Palliativbestrahlung am 10. postoperativen Tag.

Fall 2: Ein 58jähriger männlicher Patient erkrankt an einem Basalzellcarcinom im Bereich des lateralen Halsdreieckes vom Typ Ulcus terebrans. Nach Resektion in erforderlichem Sicherheitsabstand entsteht wiederum ein tiefer Halsdefekt. Der axillopectorale Hautlappen füllt den Defekt ohne Niveauunterschied. Sie sehen auf den Abbildungen die zurückgelagerte Lappenbasis und den Entnahmedefekt im Schutze der Achselhöhle 2 Jahre nach Operation (Abb. 3).

Zusammenfassend bietet der beschriebene Lappen operationstechnische, ästhetische und funktionelle Vorteile mit besonderer Indikation, so daß es uns sinnvoll erscheint, ihn als Variante des deltopectoralen Lappens in die Planung unserer Rekonstruktion aufzunehmen.

Literatur

1. Bakamjian VY (1965) A two-stage method for pharyngoesophageal reconstruction with a primary pectoral skin flap. Plast Reconstr Surg 36:173
2. Bakamjian VY, Long M, Rigg B (1971) Experience with the medially based deltopectoral flap. Brit J Plast Surg 24:174
3. Bakamjian VY (1952) The deltopectoral skin flap in head and neck surgery. In: Conley J., Dickinson J.T. (Hrsg) Plastic and Reconstructive Surgery of the Face and Neck, Band II. Thieme, Stuttgart, S 150-154
4. Conley J (1971) Die Entwicklung von Hautlappenvarianten. J Laryng 85:1242-1245
5. Joseph J (1980) Nasenplastik und sonstige Gesichtsplastik. Leipzig: Kabitzsch 1931. Zit. n. H.J. Denecke: Die oto-rhino-laryngologischen Operationen im Mund- und Halsbereich. Springer, Berlin Heidelberg New York, S 764
6. Walter C (1972) Plastische Chirurgie im Bereich des Gesichts und Halses (mit Ausnahme der Lippen-Kiefer-Gaumen-Spalten). In: Berendes J., Link R., Zöllner F. (Hrsg) Hals-Nasen-Ohrenheilkunde in Praxis und Klinik. Band 2. Thieme, Stuttgart, S 2525

Subcutane Mastektomie mit Sofortrekonstruktion unter Berücksichtigung pathologischer Stadien

U. Faix-Schade und C. Walter, Düsseldorf

Die subcutane Mastektomie hinsichtlich der Krebsprophylaxe oder als gegebene operative Behandlung bei Präcancerosen und den verschiedenen Stadien der Mastodysplasien ist heute eine weitaus häufiger durchgeführte und von den Patienten gewünschte Operation, als etwa noch vor zehn Jahren.

Betreffs der Indikation zu diesem operativen Eingriff gehen wir völlig konform mit der aufgestellten Systematik über die Mastodysplasien von Kochem aus Essen (Abb. 1a), der die Mastodysplasien in die Stadien minima, media und persevera unterteilt (Abb. 1b).

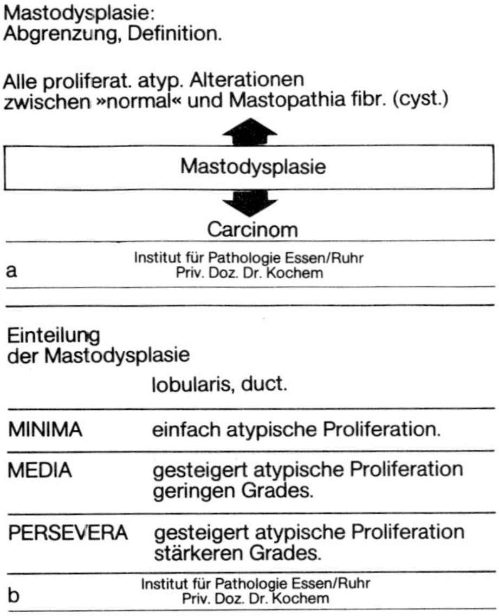
Mastodysplasie:
Abgrenzung, Definition.
Alle proliferat. atyp. Alterationen
zwischen »normal« und Mastopathia fibr. (cyst.)
Mastodysplasie
Carcinom
a
Institut für Pathologie Essen/Ruhr
Priv. Doz. Dr. Kochem
Einteilung
der Mastodysplasie
lobularis, duct.
MINIMA
einfach atypische Proliferation.
MEDIA
gesteigert atypische Proliferation
geringen Grades.
PERSEVERA
gesteigert atypische Proliferation
stärkeren Grades.
b
Institut für Pathologie Essen/Ruhr
Priv. Doz. Dr. Kochem

Abb. 1a,b

Das operative Vorgehen bei der subcutanen Mastektomie kann einzeitig – d.h. eine einzige operative Sitzung – oder zweizeitig erfolgen. Die Erfahrungen der letzten Jahre haben gezeigt, daß der zweizeitige operative Eingriff – wo in einer ersten Sitzung nur der Drüsenkörper entfernt und erst ein halbes Jahr später unter den inzwischen geschrumpften Hautschlauch die Prothese implantiert wird – mit erheblichen psychischen Belastungen der Patientinnen verbunden ist und zudem noch recht unbefriedigende kosmetische Ergebnisse aufweist.

Plastische und Wiederherstellungschirurgie bei bösartigen Tumoren
Hrsg. von H. Scheunemann und R. Schmidseder

Zudem ist es häufig für den behandelnden Arzt sehr schwierig, bei den Patientinnen die psychologische Barriere dieser Defektheilung für jene halbjährige Übergansphase zu durchbrechen.

Im Gegensatz zu diesem zweizeitigen Vorgehen bringt das einzeitige Verfahren ein unmittelbar befriedigenderes Ergebnis für Patientin und Operateur mit sich.

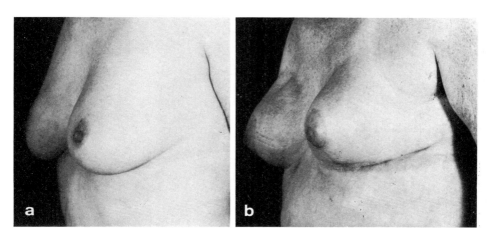

Abb. 2a,b

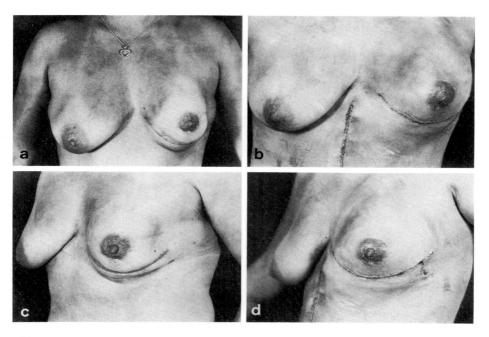

Abb. 3a-d

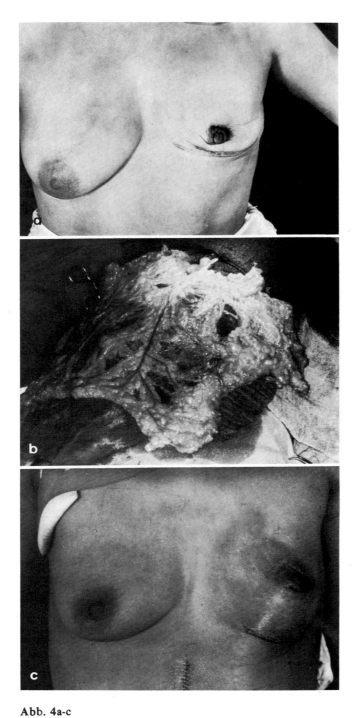

Abb. 4a-c

Bei erheblich bis extrem großem Hautschlauch muß der Operateur in derselben operativen Sitzung die Haut reduzieren, die Mamille versetzen und augmentieren (Abb. 2a,b).

Das Problem der Kapselbildung nach Implantation von Prothesen ist bekannt und ebenso die damit verbundenen physischen und psychischen Störungen.

Kommt es bei Patientinnen zur wiederholten Kapselbildung oder lehnt die Patientin eine Implantation von Fremdmaterial ab, steht als Alternative nur die Augmentation mit körpereigenem Material zur Verfügung. Hierzu bieten sich lokale Haut-Fett-Lappenplastiken, gestielte Muskellappen (Lat. dorsi) oder die von uns durchgeführte Augmentation mit Omentum majus an. Hierbei kann das Omentum majus an die rechten oder linken Gefäße der A. und V. gastroepiploica gestielt sein.

In der Abb. 3a-d handelt es sich um eine Patientin mit schmerzhafter Kapselbildung nach subcutaner Mastektomie links mit Augmentation durch eine Prothese (externes Krankenhaus). Diese Prothese wurde von uns durch eine gestielte Omentum majus-Plastik ersetzt (Abb. 3a,c präop.; Abb. 3b,d postop.).

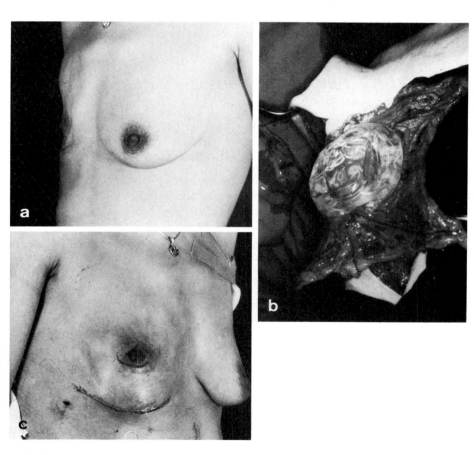

Abb. 5a-c

In der Abb. 4a-c wurde bei einer jungen Patientin nach subcutaner Mastektomie in einem auswärtigen Krankenhaus keine Prothese implantiert, die Patientin lehnte eine Augmentation durch Fremdmaterial ab. Abb. 4b zeigt das bereits präparierte Omentum majus, das jetzt nur noch durch die A. und V. Gastroepiploica sinistra versorgt wird, Abb. 4c die Patientin postoperativ durch Omentumplastik augmentiert.

Ist bei sehr schlanken Patientinnen der Fettanteil des Omentum majus zu gering, um den Brust-Hautschlauch auszufüllen, kann zusätzlich eine Prothese zur Auffüllung verwendet werden (Abb. 5a-c).

Hierbei sollte die Prothese völlig von dem Omentumgewebe umhüllt sein, da diese Vorstellung, daß durch den Seroaüberzug des Omentum majus die Kapselbildung nicht eintritt, ein Wegweiser für die Zukunft wäre, der Kapselbildung generell bei Augmentationen durch Fremdmaterial vorzubeugen (Abb. 5b: Omentum majus mit Prothese; Abb. 5c: postoperativ).

Über Spätergebnisse des Dargelegten können wir jedoch noch keine Stellung nehmen.

Der gestielte Leistenlappen — Anwendungsbereich und Ergebnisse in der Handchirurgie

R. Lumplesch und H. Zilch, Berlin

Bei der Versorgung von Handverletzungen mit Haut- und Weichteildefekten ist die Defektdeckung zur Erzielung eines primären Wundverschlusses von ausschlaggebender Bedeutung. Sind hierzu Fernlappen erforderlich, bieten sich nachfolgende Techniken an:
— Gestielte Fernlappen mit zufälligem Gefäßmuster,
— gestielte Fernlappen mit konstantem arterio-vernösem System und
— Fernlappen mit mikrovasculärer Anastomose.

Für die Handchirurgie besonders geeignet erscheinen die gestielten Fernlappen mit konstantem arterio-venösem Gefäßsystem, bei denen die Längen-Breiten-Relation keine Bedeutung mehr hat und die auch nicht auf das relativ aufwendige Verfahren der mikrovasculären Anastomose angewiesen sind.

Folgende Arterienlappen sind u.a. bisher beschrieben und angewendet worden:
1. *Hypogastrischer Lappen:* Versorgung: A. und V. epigastrica superficialis.
2. *Delto-pectoraler Lappen:* Versorgung: perforierende Äste der A. und V. thoracica interna.
3. *Leistenlappen:* Versorgung: A. circumflexa ilium superficialis und ihre Venen.

Der gestielte Leistenlappen (McGregor und Jackson 1972) bietet bei der Versorgung von Weichteildefekten an der Hand bemerkenswerte Vorteile:

1. Die Haut ist unbehaart,
2. aktive Bewegungen der Gelenke sind möglich und
3. die Narbe liegt unauffällig in der Leistenbeuge.

Aus diesen Gründen hat der gestielte Leistenlappen gegenüber den frei übertragbaren weiterhin seine Bedeutung in der Handchirurgie.

Die anatomische Lage der A. circumflexa ilium superficialis kann relativ einfach bestimmt werden; die Arterie entspringt in der Regel aus der A. femoralis, die wiederum gut in der Mitte des Leistenbandes zu tasten ist. Weitere Orientierungspunkte sind das Tuberculum pubicum und die Spina iliaca ant. sup. Der axiale Gefäßverlauf ist parallel der Verbindungslinie dieser beiden Knochenvorsprünge zu erwarten, und zwar beim Mann ca. zweifingerbreit und bei der Frau ca. daumenbreit weiter caudal (Reimann und Fritz 1975). Der venöse Abfluß erfolgt meist über 2 Begleitvenen, die in den die V. femoralis umgebenden Venenplexus einmünden. Die A. circumflexa ilium superficialis durchtritt die Fascia lata an unterschiedlicher Stelle lateral des Margo falciformis (Reimann und Fritz 1975). Zur Vermeidung von Gefäßverletzungen sollte bei der Präparation des Leistenlappens die Fascia lata miteingeschlossen oder nach medial gespalten werden. Die Länge des Lappens kann sicher bis zur Spina iliaca ant. sup. gewählt werden, um einen genügend langen Lappenstiel zu erhalten. Die Gesamtlänge beträgt in der Regel 10-15 cm (Abb. 1). Der Stiel wird durch Einrollen verschlossen und nach 3 Wochen durchtrennt, nachdem vorher durch temporäres Abklemmen die Gefäßversorgung überprüft worden ist.

Eigenes Krankengut

Im Zeitraum von 1976-1979 wurde an unserer Klinik bei 10 Patienten eine gestielte Leistenlappenplastik durchgeführt. Die Operation erfolgte durchweg wegen schwerer Handverletzungen oder deren Folgezustände (Tabelle 1).

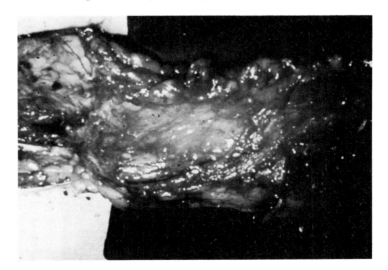

Abb. 1. Leistenlappen präpariert, das axiale Gefäßsystem ist sichtbar

Tabelle 1. Therapie von Handverletzungen durch gestielten Leistenlappen

Zeitraum: 1976-1979
Patienten: 10

Verletzungsart	
Mittelhandamputation	2
Daumenamputation	3
offene Daumenfraktur	1
Schnittverletzung mit Handphlegmone	1
Quetschverl. d. Mittelhand	1
Weichteilabtrennung an Langfingern	2

Bei insgesamt 6 Patienten lag eine Kreissägenverletzung vor, davon in 3 Fällen eine Amputation im Mittelhandbereich, in weiteren 3 Fällen eine Daumenamputation; einmal kam es zur Quetschverletzung der Mittelhand mit Ablederung des Weichteilmantels dorsal; 2 Patienten erlitten eine ausgedehnte Weichteilabtrennung an den Langfingern, einmal trat nach einer Handphlegmone nach Schnittverletzung eine Daumenadduktionskontraktur auf.

Bei 3 Patienten wurde der gestielte Leistenlappen im Zuge der Erstversorgung angelegt (Abb. 2), bei den restlichen 7 Patienten im Rahmen der Wiederherstellungsoperationen:

Bei 4 Patienten wurde nach mißglückter Replantation und erneuter Amputation der entstandene Gewebsdefekt mit einem Leistenlappen gedeckt, desweiteren 2mal Defekte am Handrücken nach Excision von Narbenkontrakturen (Abb. 3 und 4) und einmal mußte eine ausgeprägte Adduktionskontraktur des Daumens korrigiert werden (Abb. 5, 6).

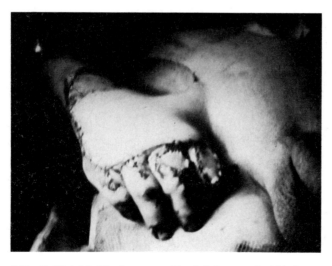

Abb. 2. Weichteildeckung am Handrücken nach Ablederung, Primärversorgung

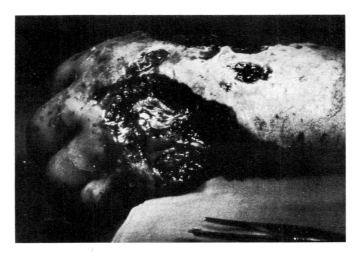

Abb. 3. Zustand nach Replantation der Mittelhand und Excision ausgedehnter Narben am Handrücken

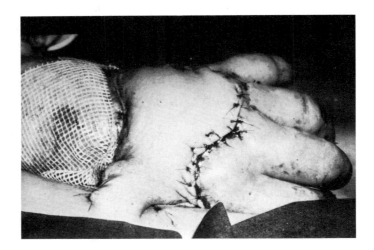

Abb. 4. Deckung des Defektes mit gestieltem Leistenlappen

In den meisten Fällen (8 Patienten) war es möglich, die Entnahmestelle durch direkte Naht zu verschließen. Zweimal wurde Spalthaut zur Deckung eines verbliebenen Defektes verwendet.

Die postoperativen Komplikationen waren nicht schwerwiegend und haben das Ergebnis in keinem Fall gefährdet. Einmal trat ein Hämatom trotz Saugdrainage auf; in 3 Fällen kam es zur umschriebenen Wundrandnekrose, davon 2mal an der Lappenspitze.

Insgesamt führte bei allen 10 Patienten die Anwendung des gestielten Leistenlappens zu einem guten kosmetischen und funktionellen Ergebnis.

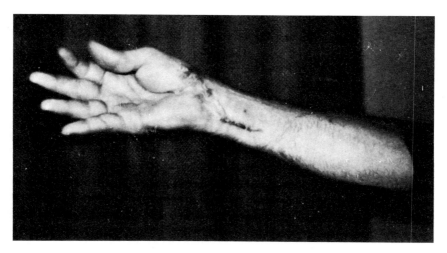

Abb. 5. Adduktionskontraktur des Daumens nach Handphlegmone nach tiefer Schnittverletzung

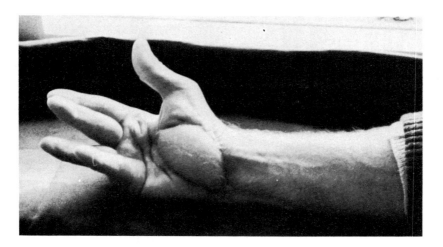

Abb. 6. Gute Abspreizung des Daumens postoperativ

Zusammenfassung

Der gestielte Leistenlappen hat in der Versorgung schwerer Handverletzungen und deren Folgezustände auch weiterhin seine Berechtigung. Gegenüber dem freien Lappen mit mikrovasculärer Anastomose, wovon wir vergleichsweise im Berichtszeitraum 5 durchführten, ist der operative Aufwand gering; die Durchblutung ist durch das konstante axiale Gefäßsystem gesichert; durch den langen Stiel können auch ungünstig gelegene Defekte sicher verschlossen werden.

Im eigenen Krankengut wurden 10 Patienten nach Handverletzungen mit einem gestielten Leistenlappen versorgt. Das Gesamtergebnis war in allen Fällen gut. Die postoperativen Komplikationen waren geringfügig und haben den Erfolg nicht beeinträchtigt.

Literatur

1. McGregor IA, Jackson IT (1972) The Groin Flap. Brit J Plast Surg 25:3-16
2. Reimann R, Fritz G (1975) Der Leistenlappen – anatomische Untersuchungen zum axialen Gefäßverlauf. Handchirur 7:109-116
3. Buck-Gramcko D, Epping W (1974) Der Leistenlappen in der Handchirurgie. Handchirur 6:55-63

Sekundäre Korrekturen nach Tumoroperationen im Gesichtsbereich

W. Gubisch, W. Widmaier, H. Reichert und R. Weiske, Stuttgart

Es wäre vermessen, in diesem kurzen Referat einen auch nur annähernd umfassenden Überblick der zahlreichen Möglichkeiten geben zu wollen, die zur Deckung von tumorbedingten Gesichtsdefekten dienen können.

Wir erlauben uns daher, anhand einiger weniger exemplarischer Fälle die Möglichkeiten, aber auch die Schwierigkeiten darzustellen, die bei dieser Problemstellung auftreten.

Basaliome sind die häufigsten Hauttumoren des hellhäutigen Menschen und zu über 80 Prozent in der Gesichtsregion lokalisiert. Hierbei sind die Nase sowie die Stirn- und Schläfenregion besonders oft betroffen. Da Basaliome meist langsam wachsen, wird ihnen zu Beginn oft nur wenig Beachtung beigemessen. Durch ihr infiltratives Wachstum können sie jedoch zu ausgedehnten Zerstörungen führen. Solche Defekte können bei älteren Patienten, bei denen ein Wiederaufbau nicht in Frage kommt, epithetisch versorgt werden.

Da eine deutliche Bevorzugung des höheren Lebensalters besteht, ist bei der Mehrzahl dieser Patienten die Gesichtshaut sehr nachgiebig. Somit kann man einen Großteil dieser Veränderungen mit einem genügend großen Sicherheitsabstand resezieren und den entstandenen Defekt trotzdem primär verschließen.

Bei größeren, schon länger bestehenden Basaliomen oder bei Rezidiven, zu denen insbesondere sklerodermiforme Basaliome neigen, sind wir der Ansicht, daß man unbedingt die histologische Kontrolle der Serienrandschnitte abwarten sollte, bevor man sich zur Defektdeckung entschließt.

Prinzipiell stehen uns dann 2 Möglichkeiten der Deckung zur Verfügung, nämlich eine Lappenplastik oder ein freies Hauttransplantat. Bei der Hauttransplantation ist sowohl aus funktionellen wie aus ästhetischen Überlegungen dem Vollhauttransplantat der Vorzug zu geben.

Gegenüber der Lappenplastik bietet es den Vorteil einer sicheren Rezidivkontrolle, da die topographischen Verhältnisse belassen bleiben. Wenn man als Spenderhaut überschüssige Oberlidhaut oder Kinnhaut verwendet, so läßt sich oft zusätzlich noch eine allgemeine ästhetische Verbesserung erzielen.

Ein gut konditioniertes Empfängerlager ist eine Grundbedingung. Diese Voraussetzung ist im Schädelkalottenbereich dann nicht mehr gegeben, wenn das Periost mitentfernt werden mußte. Dann kann die Granulationsbildung durch Anbohren der Tabula externa von der Diploe her angeregt werden.

Lappenplastiken erschweren, gerade weil sie die Topographie verändern, die Früherkennung eines Rezidivs, haben aber den Vorteil, tiefere, grubige Weichteildefekte mit auszugleichen. Zudem bietet die Haut der Umgebung die besten Voraussetzungen für ein gutes ästhetisches Resultat, da Farbe und Gewebestruktur derjenigen des Defektbereiches entsprechen.

Hierfür kommen in erster Linie Nahlappenplastiken zur Verwendung. Bei diesen unterscheidet man zwischen Transpositionslappen und Rotationslappen. Der sogenannte Bilobed flap stellt einen doppelzipfligen Transpositionslappen dar (Abb. 1a,b). Eine Sonderstellung nimmt der Insellappen ein, da es sich hierbei um einen subcutan gestielten Lappen handelt.

Die bisher angeführten Techniken dienen dazu, einschichtige Haut- und Haut-Weichteildefekte zu schließen. Schwieriger ist es, mehrschichtige Defekte von knorpelgestützten Strukturen in Lid und Nase zu decken. Da einfache Lappenplastiken unwei-

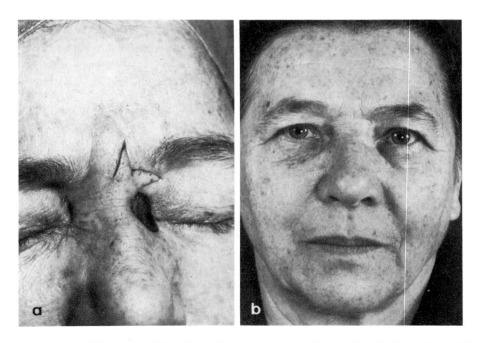

Abb. 1. a Defekt in der Glabella und angezeichneter Bilobed flap. **b** Zustand nach Defektdeckung

gerlich schrumpfen, bieten nur knorpelunterfütterte Lappen oder Composit grafts die Gewähr einer funktionell und ästhetisch adäquaten Wiederherstellung.

Im Lidbereich bevorzugen wir daher die Verwendung von Hautknorpeltransplantaten aus der Ohrmuschel oder dem Nasenflügel bzw. Schleimhautknorpeltransplantate aus dem Septum.

Da die Knorpelschicht solcher Composit grafts bedingt, daß die Ernährung des Transplantats nur von den Seiten her möglich ist, sind bei den ausgedehnteren Hautknorpeltransplantaten zentrale Ernährungsstörungen zu befürchten. Dem kann durch eine Fensterung des Knorpels vorgebeugt werden; der gleiche Effekt ist auch durch lokale Kühlung des Transplantats während der Einheilung zu erzielen [3].

Eine andere Möglichkeit des Unterlidaufbaus bietet ein knorpelunterfütterter Schwenklappen aus dem Oberlid (Abb. 2a,b). Voraussetzung hierfür ist allerdings ein erheblicher Hautüberschuß in diesem Bereich.

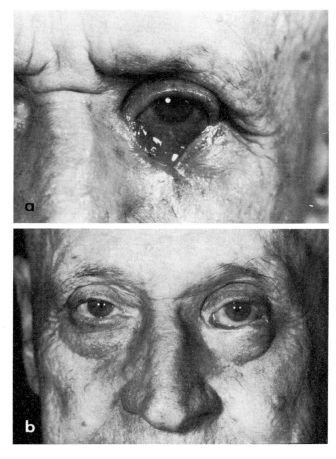

Abb. 2. a Verlust des Unterlids nach Basaliomentfernung. b Zustand nach Wiederaufbau des Unterlids mit knorpelunterfüttertem Schwenklappen aus dem Oberlid

Ein Defekt der Nasenspitze ist für den Patienten eine psychisch besonders belastende Situation, da die Nase einen ganz wesentlichen Blickfang darstellt. Der Wiederaufbau ist oft schwierig und langwierig.

Die beste Voraussetzung für ein gutes Resultat bietet unserer Ansicht nach noch immer der von Schmid [4] entwickelte Stirn-Schläfenlappen.

Allerdings muß hierfür ein größerer technischer und zeitlicher Aufwand in Kauf genommen werden.

Wenn nicht der gesamte Nasenflügel im Bereich der Schläfe aufgebaut werden muß, sondern die Innenauskleidung durch eine Nahlappenplastik geschaffen wird, wie zum Beispiel durch einen Umkipplappen oder einen Insellappen, kann man das Verfahren etwas abkürzen.

Zeitlich ebenfalls schneller gelingt die Defektdeckung mit einem knorpelunterfütterten Stirnlappen oder Sichellappen.

Es ist in diesem Rahmen nicht möglich gewesen, auf Einzelheiten und technische Details einzugehen.
Gerade aber die Vielfalt der wiederherstellungschirurgischen Möglichkeiten versetzt uns heute in die Lage, auch entstellende Gesichtsdefekte nach Tumoroperationen ästhetisch befriedigend zu decken.

Literatur

1. Bönninger , Konz (1979) Ergebnisse dermato-chirurg. Basaliom-Behandlung. Operative Dermatologie, Springer, Berlin Heidelberg New York, S 201-213
2. Kastenbauer R (1977) Spezielle Rekonstruktionsverfahren im Gesichtsbereich. Arch Oto Rhino Laryng 216:123-250
3. Reichert H (1964) Lokale Unterkühlung komplizierter Transplantate zur Verbesserung der Einheilungsbedingungen. Langenbecks Arch Chir 308:1039-1044
4. Schmid E Partielle und totale Nasenplastik. Fortschritte Kiefer- und Gesichtschir Bd VII:80-88
5. Widmaier W Über die Haut- und Knorpeltransplantation aus der Ohrmuschel und ihre funktionelle und ästhetische Bedeutung bei der Deckung von Gesichtsdefekten. Fortschritte Kiefer Gesichtschir Bd VI:48-54
6. Widmaier W Die Versorgung der Schädelkalotte mit freien Hauttransplantaten. Fortschritte Kiefer Gesichtschir Bd XX:83-85

Verschluß eines großen Blasen-Harnröhren-Scheidenwanddefektes durch gestielten myocutanen Musc. gracilis-Lappen

E. Tölle, H. Drepper, S. Beizai und W. Schmandt, Münster

Seit über 100 Jahren sind zahlreiche Operationsvarianten für den chirurgischen Verschluß einer Blasenscheidenfistel entwickelt worden (Montaque 1834; Sims 1949). Die Mehrzahl dieser Fisteln läßt sich suprapubisch oder vaginal oder in Kombination beider

Zugangswege sicher verschließen, wenn Urothel und Vaginalepithel sicher voneinander getrennt werden können.

Problematisch bleibt jedoch nach wie vor der Verschluß großer distaler Fisteln im Trigonum- und Harnröhrenbereich, insbesondere bei Rezidiven oder Strahlenschädigung. Einerseits fehlt das zum Defektverschluß notwendige Gewebe, andererseits ist vor allem nach radiogener Schädigung die Regenerationskraft gering. Um gut durchblutetes Gewebe zur Defektdeckung zu bekommen, wurden verschiedene Vorschläge gemacht:

Gestielter Labiallappen (Martius 1928), geschwenkter Blasenlappen (Küss 1965), ausgeschaltete Ileumschlinge (Hradek 1965), gestielter Omentumlappen (Bastiaanse 1960, Kiricuta 1972; Turner-Warwick 1967, 1974).

Wir möchten über eine 48jährige Patientin berichten, bei der ein 4 x 5 cm großer Blasenharnröhrenscheidenwanddefekt mit einem gestielten myocutanem Musc. gracilis-Lappen verschlossen wurde.

1955 hatte erstmals Owens über die Anwendung eines gestielten Muskelhautlappens des Musc. sternocleidomastoideus zur Defektdeckung im Gesicht berichtet. Orticochea (1972) benutzte einen Muskellappen des Musc. gracilis zur Rekonstruktion des Penis. Der von McCraw et al. (1975, 1976, 1977) nach experimentellen und klinischen Versuchen verwandte Begriff Myocutanlappen sollte der Tatsache Rechnung tragen, daß der gestielte Muskelhautlappen als integrierte Muskelhauteinheit mit einem einzigen neurovasculären Stiel anzusehen ist.

Fallbericht: Im Alter von 34 Jahren erfolgte bei der Patientin wegen eines Collumcarcinoms Std. I eine erweiterte Operation nach Wertheim-Meigs mit anschließender Applikation von 2 x 1000 mgeh Radium. Im 45. Lebensjahr wurde wegen zunehmender Restharnbildung erfolgreich eine Blasenhalsresektion vorgenommen.

Mit 47 Jahren wurde die Patientin nach einem plötzlichen intensiven Unterleibsschmerz inkontinent. Endoskopisch fand sich zwischen dem linken Ostium und dem Blasenausgang eine etwa 3 x 3 mm große Fistel, die am 19.7.1979 kombiniert transvesical und vaginal mehrschichtig verschlossen wurde. Nach zunächst komplikationslosem Verlauf kam es am 18. postoperativen Tag zu einer zunehmenden und vollständigen Gewebeeinschmelzung im Operationsgebiet. Schließlich resultierte ein Blasenscheidendefekt von 4 x 5 cm Größe unter Einbeziehung der proximalen Urethra und des linken Blasenhalses (Abb. 1). Probeexcisionen aus dem Rand des Defektes lieferten keinen Hinweis auf ein Carcinomrezidiv.

Methode

Die radiogene Verschädigung des Gewebes und die ungenügenden aseptischen Verhältnisse boten ungünstige Voraussetzungen für eine plastische Defektdeckung. Deshalb war eine komplikationslose Heilung nur von gut durchblutetem Gewebe zu erwarten, wie wir es in einem myocutanen Musc. gracilis Lappen zur Verfügung haben, dessen unveränderte neurovasculäre Versorgung vom Stiel her über die Rami perforantes eine ungestörte Blutzufuhr in allen Lappenanteile garantierte. Auch eine die Lappenversorgung störende venöse Stauung war wegen der erhaltenden Muskelfunktion unwahrscheinlich.

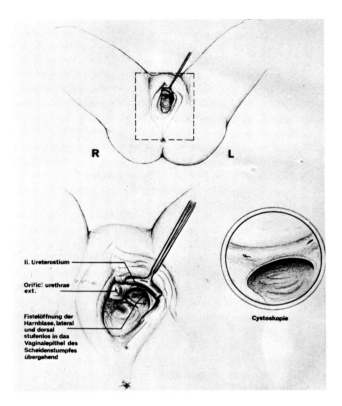

Abb. 1. Präoperativer Situs. *Links unten:* Ausschnittvergrößerung des Blasenscheidenwanddefektes von vaginal her. *Rechts unten:* Cystoskopisches Bild des Defektes zwischen Ureterenleiste und Blasenausgang. Blick durch den Defekt in die Vagina

Die Urinableitung erfolgte vorübergehend suprapubisch durch einen Blasenballonkatheter und zusätzlich in die Ureteren eingelegte PVC-Schienen. In Steinschnittlage wurde der narbig verengte Introitus vaginae durch Schuchardt-Schnitt erweitert und das laterale Vaginalepithel mit Basis zum Fistelrand in großen Bogen umschnitten und spannungsfrei in den angefrischten deepithelialisierten Saum des Defektes an Trigonum und proximaler Harnröhre herangeschwenkt und fixiert (Abb. 2I,II). Nach Präparation eines 5 x 20 cm großen gestielten myocutanen Hautinsellappens vom Musc. gracilis am linken Oberschenkel wurde dieser nach Erweiterung und Untertunnelung des Schuchardt-Schnittes im Uhrzeigersinn unter dem Hauttunnel hindurchgezogen und in den Scheidenwanddefekt so eingepaßt, daß der Defekt breit überlappend gedeckt und gut durchblutetes Gewebe mit dem breiten und deepithelialisierten radiogen geschädigtem Defektrand vereinigt werden konnte (Abb. 2III). Die zuvor deepithelialisierte, jetzt unter der Hautbrücke liegende coreale Lappenbasis wurde mit den Schnitträndern des vom Schuchardt-Schnitt her gebildeten Hauttunnels vereinigt. Die Oberschenkelwunde wurde primär verschlossen und durch eine Scheidentamponade eine leichte Kompression des Lappens gegen den Defekt bewirkt.

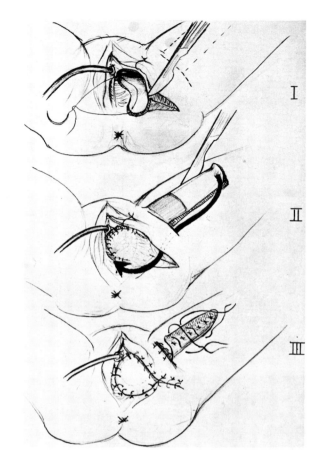

Abb. 2. Operationsskizzen. **(I)** Anlegen des Schuchardt-Schnittes und Markierung des vaginalen Epithellappens, der in den Defekt hinein geschwenkt wird. Am Oberschenkel ist der Muskelhautlappen skizziert. **(II)** Nach Einschwenken und Vernähen des vaginalen Lappens ist die endotheliale Kontinuität wieder hergestellt. Bildung des Musc. gracilis Lappens mit desepithelisiertem Saum im Bereich der Lappenbasis. Der Pfeil deutet die Schwenkrichtung des Lappens an! Die Pfeilspitze zeigt auf den noch desepithelisierten Rand des Defektes. **(III)** Endphase der Operation. Der Lappen ist eingeschwenkt und auf dem Defekt vernäht. Naht des desepithelisierten Lappenanteiles mit der vom Schuchardt-Schnitt her gebildeten Hautbrücke, Naht der Oberschenkelwunde

Am 7. postoperativen Tag wurde der während der Operation eingelegte Harnröhrenkatheter und nach weiteren 2 Wochen die Ureterenschienen nacheinander entfernt. Der suprapubische Fistelkatheter wurde nach 2 1/2 Monaten endgültig fortgelassen.

Verlauf

Die anfänglich bestehende Streßinkontinenz hat sich heute nach 10 Monaten bei einer Blasenkapazität im Stehen von 250 ml vollständig gegeben. Eine vor 4 Wochen vorge-

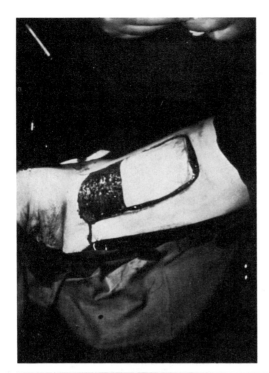

Abb. 3. Markierung des Musc. gracilis Lappens. Die Lappenbasis ist desepithelisiert

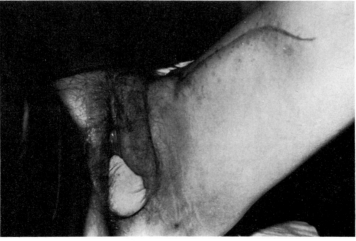

Abb. 4. Situs drei Monate postoperativ. Der Musc. gracilis Lappen im Bereich der hinteren Labienkomissur ist deutlich erkennbar

nommene Korrektur der überschüssigen Lappenanteile mit Wiederherstellung der hinteren Komissur der Labien (Abb. 4 u. 5) sowie eine funktionelle Anpassung des Musc. gracilis hat das anfänglich bestehende Fremdkörpergefühl durch den Muskelwulst im Scheideneingang beseitigt.

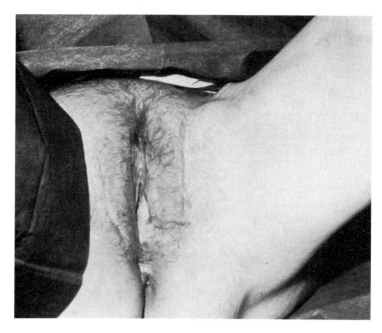

Abb. 5. Situs 4 Monate nach erfolgter operativer Korrektur des Musculus gracilis Lappens

Zusammenfassung

Nur die Anwendung ausreichend durchbluteten Gewebes wie sie uns im myocutanen Gracilislappen zur Verfügung steht, ist ein sicherer Verschluß großer und problematischer Blasenscheidenurethradefekte, insbesondere nach radiogener Schädigung des Gewebes erfolgreich. Die in jeder Phase der Operation unveränderte und gute Lappendurchblutung garantiert Infekt- und Belastungsstabilität und damit eine sichere Einheilung des Lappens. Wir sehen in der gestielten myocutanen Gracilislappenplastik eine Methode, die geeignet ist, derartige große Blasen-Scheiden-Wanddefekte zu versorgen. Von Vorteil ist dabei auch die Tatsache, daß funktionell schwerwiegende Defekte durch die Lappenbildung nicht gesetzt werden und die Kontinenz der Blase durch die musculäre Unterpolsterung mit hoher Wahrscheinlichkeit wieder erlangt werden kann.

Literatur

1. Bastiaanse MA (1960) The omental repair of vesico-vaginal fistulae. In: Youssef AH Cynaecologic Urology. Springfield, Charles C. Thomas, pp 206-280
2. McCraw JB, Dibbel DG (1977) Experimental definition of independent myocutaneus vascular territories. Plast Reconstr Surg 60:212
3. McCraw JB, Dibbel DG, Carraway JH (1977) Clinical definition of independent Myocutaneus vascular territories. Plast Reconstr Surg 60:341

4. McCraw JB, Massey FM, Shankun KD, Horton CHE (1976) Vaginal Reconstruction with Gracilis Myocutaneus flaps. Plast Reconstr Surg 58:176
5. Hradek EA (1965) Bladder substitution. Indications and results in 114 operations. J Urol 94:406
6. Kiricuta J, Goldstein AMB (1972) The repair of extensive vesico-vaginal fistuals with pedicled omentum. A review of 27 cases. J Urol 108:724
7. Küss R, Chatelain C (1965) Une technique de cystoplastie par Lambeau dans le traitment des vastes fistules vesicovaginales. Mems Acad Chirurg 91:142
8. Ludwig G, Knebel L, Potempa J (1980) Blasen- und Harnröhrenscheidenfisteln. Unterschiedliche Technik und optimaler Zeitpunkt des operativen Verschlusses. Urologe B 20:44
9. Martius M (1928) Die operative Wiederherstellung der vollkommen fehlenden Harnröhre und des Schließmuskels desselben. Zentralbl Gynäkol 52:480
10. Owens N (1955) A compound neckpedicle designed for the repair of massive facial defects. Plast Reconstr Surg 15:369
11. Orticochea M (1972) New method of total reconstruction of the penis. Brit J Plast Surg 25:347
12. Sims IM (1852) On the treatment of vesico-vaginal fistula. Am J Med Sci 23:59
13. Turner-Warwick RT, Wynne EJC, Handley Ashken M (1967) The use of the omental pedicle graft in the repair and reconstruction of the urinary tract. Brit J Surg 54:849
14. Turner-Warwick RT (1976) The Use of the omentum in urinary tract reconstruction. J Urol 116:341

VI. Freie Vorträge

Vergleichende mikroradiographische und morphometrische Untersuchungen nach Tetracyclin-Markierung an autologen und homologen Spongiosa-Transplantaten

M. Faensen, W. Meyer-Sabellek und F. Hahn, Berlin

Die Mikroradiographie ist dazu in der Lage, die Feinstruktur des Knochens darzustellen und durch Grautonabstufungen den unterschiedlichen Mineralisationsgrad des Knochens sichtbar zu machen. Dadurch wird eine Untersuchung der Wachstumsvorgänge des Knochens möglich.

Die elektronische Bildauswertung gestattet es, den Flächenanteil der einzelnen Grautöne zu messen. Die Zuverlässigkeit dieses Verfahrens ist jedoch bei vergleichenden Untersuchungen an unterschiedlichen Präparaten an eine einheitliche Bildqualität und einheitliche Schichtdicke der radiographierten Knochenschliffe gebunden.

Ein Nachteil ist es, daß die elektronische Bildauswertung gerichtete Strukturen nicht von regellos angeordnetem nekrotischen Knochen unterscheidet. Die Grautondiskrimination der Geräte ist begrenzt, so daß nicht jede Abstufung erfaßt werden kann. Wenn nach längerer Versuchsdauer mehrere Wochen alter Knochen weitgehend mineralisiert ist, kann so der Unterschied zwischen Transplantat, neu gebildetem Knochen und Transplantatlager schwierig werden. Der Untersucher muß also repräsentative, standardisierte Bildausschnitte auswählen und messen.

Eine quantitative Erfassung von Knochenneubildung ist durch die Gabe von Fluorochromen möglich. Die Methode beruht darauf, daß bestimmte Substanzen wie z.B. Tetracycline eine Fluorescenz aller Gewebe im UV-Licht hervorrufen, die jedoch nur von Dauer ist, wenn der Farbstoff in das mineralisierende Gewebe eingebaut wird.

Durch die Gabe markierender Substanzen in bestimmten Zeitabständen können zeitliche Zuordnungen der Knochenbildung durch die Anzahl und Lage der markierten Banden getroffen werden. Die Bildauswertung ist zeitaufwendiger, die Unterscheidung des neugebildeten vom transplantierten oder Lagerknochen bereitet jedoch bei diesem Verfahren wenig Schwierigkeiten, da nur der im Versuchszeitraum gebildete Knochen markiert wird.

Diese beiden Verfahren wurden vergleichend zur Messung der Knochenneubildungsrate herangezogen. Gemessen wurde die Knochenneubildungsrate nach Transplantation autologer und homologer Spongiosa in Löcher der Corticalis von Tibia und Radius von Schafen.

Die Auswertung der markierten Präparate erfolgte mit dem MOP-Bildauswerter-System der Firma Kontron, in dem die Summe der Länge der markierten Banden im ultravioletten Auflicht bei einer Vergrößerung von 165:1 gemessen wurden.

Die Mikroradiographien derselben Präparate wurden mit dem Mikro-Videomat Typ Ib ausgewertet[1]. Gemessen wurde der Flächenanteil in Prozent der vom Knochen ausgefüllt wurde.

Wir wollten feststellen, ob beide Verfahren in den Präparaten die Knochenneubildungsrate qualitativ gleichwertig erfassen. Es ist bei diesem Vorgehen nicht möglich, für die Knochenneubildungsrate ein gemeinsames Maß zu finden, doch ist zu erwarten, daß die Darstellung der Ergebnisse beider Verfahren in einem Diagramm zwei etwa parallel verlaufende Kurven ergeben sollte (Abb. 1).

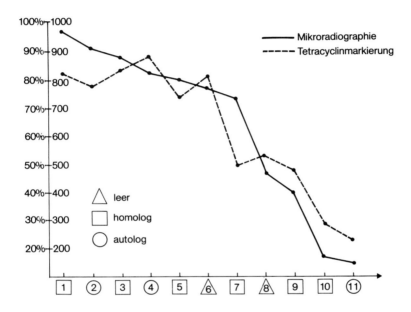

Abb. 1. Die Kurve der mikroradiographisch ausgewerteten Präparate zeigt den abnehmenden Prozentsatz von neugebildetem Knochen pro Flächeneinheit. Die Ergebnisse der morphometrischen Messung derselben Präparate zeigen einen ähnlichen Verlauf. Der deutliche Unterschied im Präparat Nr. 7 ist durch Transplantat-Anteile verursacht die durch die elektronische Bildauswertung miterfaßt werden

Die Abweichungen in einzelnen Punkten ergeben sich aus mehreren Gründen.
1. Ist die Knochenneubildung in dem ausgewerteten Bildanteil nicht homogen, so können Verschiebungen in den ausgewerteten Bildausschnitten zu Abweichungen führen.
2. Die spezifische Oberfläche des neugebildeten Knochens wird durch die automatische Bildauswertung nicht berücksichtigt. Einige plumpe Trabekel ergeben evtl. den gleichen Flächenanteil in der Abbildung wie mehrere zarte, die dann jedoch mehr markierte Säume aufweisen.
3. Der Einschluß von avitalem Transplantat durch neugebildeten Knochen kann in der Mikroradiographie durch den Untersucher erkannt werden. Bei der automatischen

---
[1] Institut für nicht-metallische Werkstoffe der TU Berlin

Bildauswertung wird in Abhängigkeit von der Versuchsdauer neugebildeter Knochen immer schwerer vom Transplantat unterschieden.

Diese Unterscheidung bereitet in der Fluorescenz-Mikroskopie keine Schwierigkeiten, doch imponiert hier das nekrotische Gewebe als Aussparung und ist von Hohlräumen oder Weichteilen nicht zu unterscheiden.

Zusammenfassend kann man sagen, daß die morphometrische Auswertung mit dem MOP-Bildauswerter-System und die automatische Bildauswertung von Mikroradiographien durch den Mikro-Videomat ähnliche Ergebnisse ergibt, daß aber durch die genannten Fehlerquellen im Einzelfall erhebliche Abweichungen bestehen können.

Die morphometrische Erfassung neugebildeten Knochens nach Tetracyclin-Markierung ist für den Untersucher aufwendiger. Als Fehlerquellen beinhaltet sie die Subjektivität und die Fehlerbreite des Untersuchers bzw. der verschiedenen Untersucher.

Die Mikroradiographie erfordert den größeren technischen Aufwand zur Herstellung der Röntgen-Aufnahmen. Die automatische Bildauswertung kann nach der Fertigung geeigneten Bildmaterials mühelos und sehr schnell durchgeführt werden.

Aufgrund unserer Erfahrung erscheint diese Methode jedoch weniger zuverlässig, wenn transplantierter von neugebildetem Knochen unterschieden werden soll, besonders bei länger andauernder Versuchsdauer.

Untersuchungen zur Heilung von Knochendefekten mit autologem Corticalismehl — Paradoxer Effekt von Fascia Lata

D. Holzrichter, L. Meiss, S. Madaus und A. Kühnke, Hamburg

Einleitung

Bei der Versorgung von Trümmerfrakturen lassen sich Biegungskeile häufig nicht vital erhalten. Sie müssen verworfen die Defekte zur Sicherung der Osteosynthese durch autologe Spongiosa aufgefüllt werden. Die Überlegenheit der autologen Spongiosa gegenüber anderen Transplantaten wird auf die rasche Erschließbarkeit der in Schwammstruktur angebotenen Knochengrundsubstanz durch einsproßende Gefäße einerseits und auf den Gehalt an osteoblastisch wirksamen Zellen andererseits zurückgeführt. Da autologe Spongiosa nicht unbegrenzt zur Verfügung steht, soll geklärt werden, ob die Knochengrundsubstanz corticaler Biegungskeile durch Zerkleinerung rascher erschlossen und somit zur Osteoinduktion genutzt werden kann. Da der knöcherne Durchbau nach Schädeldachplastiken mit Corticalismehl auf die Zumischung zerkleinerter Fascia Lata als induzierbare Zellen zurückgeführt wird [1], soll darüber hinaus untersucht werden, ob sich die Knochenneubildung auch im diaphysären Schaftbereich durch Fascia Lata verbessern läßt.

Material und Methodik

In Nembutalnarkose wird an der Kaninchentibia eine 4 mm breite Defektosteotomie durch Plattenosteosynthese stabilisiert (Abb. 1). Der entnommene Corticalisring wird

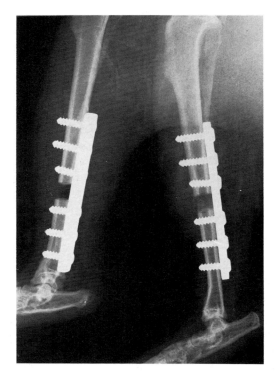

Abb. 1. Stabilisierung der Defektosteotomie an der Kaninchentibia durch Mini-6-Loch DC-Platte

mit einer manuell betriebenen Mühle bis zu einer Korngröße von ca. 1 mm zerkleinert, das gewonnene Corticalismehl mit homologem Fibrinogen (Immuno) vermischt. Durch Thromboplastin härtet dieses Gemisch formbar zu einer Plombe aus. In Gruppe A werden bei 6 Kaninchen im Rechtslinksvergleich die Defekte mit Corticalismehlfibrin und mit reinem Fibrin aufgefüllt. In Gruppe B wird bei 6 Kaninchen eine Plombe aus zerkleinerter Fascia Lata-Corticalismehl mit einem Leerdefekt verglichen. Markierung der Wachstumszonen mit Calceinblau und Alizarinkomplexon. Je zwei Tiere werden nach 4,6 und 14 Wochen getötet. Einbetten der Präparate in Methylmetacrylat und Herstellen von 70 μ dicken Schliffen.

Ergebnisse

Röntgenuntersuchung: Die röntgenologische Verlaufskontrolle zeigt in der Corticalismehlfibringruppe eine von proximal nach distal vordringende Resorptionsfront. Erste Resorptionszeichen finden sich ab der 4. Woche (Abb. 2). Bis zur 14. Woche hat die

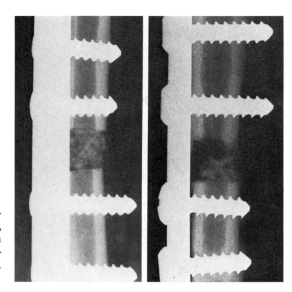

Abb. 2. Rechts Corticalismehlfibrinplombe nach der Operation, links Resorption in der proximalen Hälfte und Ausbildung einer corcalen Strukturierung bis zur 6. Woche

Resorptionsfront die distale Osteotomie fast erreicht. Proximal erscheint zunehmend eine corticale Strukturierung. In der Fibringruppe dringen besonders vom proximalen Markraum zapfenförmige Regenerate in der Spalt vor. Bis zur 14. Woche ist der Spalt annähernd durchbaut.

Fluorescenzmikroskopie: In beiden Gruppen lassen sich Wachstumszonen nach Gabe von Calceinblau in der 2. Woche nicht nachweisen. In der Corticalismehlfibringruppe finden sich vereinzelt alizarinmarkierte Wachstumszonen der 5. Woche lediglich im Bereich der transplantierten Knochenpartikel, während sie in der Fibringruppe diffus über das Regenerat verteilt sind.

Röntgenuntersuchung: Die Verlaufskontrolle der Gruppe B nach Fascia Lata-Corticalismehl ergibt eine früheinsetzende Resorption der Corticalismehls, die im Gegensatz zur Corticalismehlfibringruppe bis zur 6. Woche nahezu abgeschlossen ist (Abb. 3). Anschließend finden sich besonders vom proximalen Markraum ausgehende Regenerate, die an die Reparationsvorgänge in der Fibringruppe erinnern. Trotz gesteigerter Resorption in der Fascia Lata-Corticalismehlgruppe ist der Durchbau im Vergleich zur Corticalismehlfibringruppe und auch zur Fibrinplombe verzögert. Der Leerdefekt wird ab der 4. Woche von zarten, besonders vom proximalen Markraum ausgehenden, zapfenförmigen Regeneraten aufgefüllt. Insgesamt bleibt der Durchbau in Gruppe B hinter dem der Gruppe A zurück.

Fluorescenzmikroskopie: In Gruppe B lassen sich ebenfalls keine Calceinmarkierungen nachweisen. Zahlreiche alizarinmarkierte Wachstumszonen der 5. Woche finden sich im Bereich des transplantierten Corticalismehls, während sie im Leerdefekt diffus über das Regenerat verteilt sind.

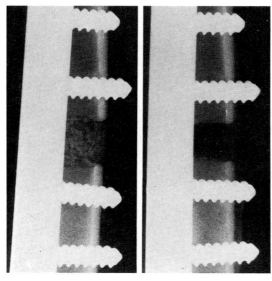

Abb. 3. *Rechts:* Auffüllung des Defektes mit Fascia Lata-Corticalismehl nach der Operation. *Links:* völlige Resorption des Corticalismehls nach 6 Wochen

Zusammenfassung und Diskussion

Zusammenfassend ergibt sich der Hinweis, daß die Knochenneubildung im Leerdefekt und nach Fibrinauffüllung insgesamt gut ist, früh erfolgt und diffus über die zapfenförmigen Regenerate verteilt ist. Diese diffuse Geflechtknochenbildung läßt sich bereits nach 4 Wochen mikroradiografisch nachweisen, während in der Vergleichsseite lediglich die transplantierten Knochenpartikel zur Darstellung kommen (Abb. 4). Die mit Alizarinkomplexon markierten Wachstumszonen im Bereich der transplantierten Knochenpartikel verdeutlichen die einsetzende Osteoinduktion. In Verbindung mit der Mikroradiografie läßt sich sagen, daß die Knochenneubildung nach Corticalismehl erst nach der 4. Woche einsetzt. Die Resorption des Knochenmehls läßt sich offensichtlich durch Beimengung von Fascia Lata steigern, wider Erwarten setzt die Knochenneubildung jedoch nicht früher oder verstärkt ein. Das Lager scheint so ersatzstark zu sein, daß der Gewinn durch Osteoinduktion nicht bedeutsam wird. Die verspätete Knochenneubildung zwischen den Knochenpartikeln ist möglicherweise auf eine Behinderung einsprossender Gefäße zurückzuführen. Im ersatzstarken Lager der Kaninchentibia läßt sich die Knochenneubildung durch Corticalismehl dieser Größe weder im Verbund mit Fibrin noch durch die resorptionsfördernde Beimengung von Fascia Lata steigern.

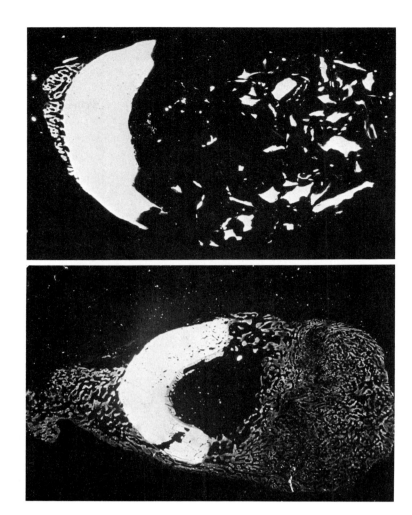

Abb. 4. Mikroradiografie 70 µ dicker Knochenschliffe 4 Wochen nach Operation. *Oben:* schräg angeschnittene Corticalis mit den transplantierten Knochenpartikeln, fehlende Knochenneubildung zwischen den Partikeln. *Unten:* diffuse Geflechtknochenbildung nach Fibrinplombe

Literatur

1. Mutaz B, Habal et al. (1978) Repair of major Cranioorbital defects with an Elastomer-coated Mesh and autogenous Bone Plaste. Plastic Reconstr Surgery 61:394-404

„Pectus Excavatum" —
Plastische Rekonstruktion der vorderen Thoraxwand

G. Schuster, Aachen

Pathogenese

Bei der schweren Trichterbrustdeformation handelt es sich um eine angeborene Entwicklungsstörung, charakterisiert durch Brustkorbverbildung, mangelnde Differenzierung der ventralen Thoraxmuskulatur und Aufbaustörungen der Wirbelsäule.

Die Rachitis wurde als ein Faktor angeschuldigt, ebenso exogene berufliche Traumen: Ausdrücke wie „Schuster"- oder „Töpfer-Brust" sind auf diese ätiologischen Überlegungen zurückzuführen.

Wesentlich erschien seit jeher bei der Diskussion der ätiologischen Faktoren der sternale Zwerchfellschenkel, der einen extremen Zug auf das Brustbein ausüben soll. Brown hat 1939 durch das Auffinden eines Ligamentum substernale diese Theorie weiter gestützt.

Möglichkeiten dysharmonischen Wachstums des gesamten Thorax müssen jedoch mit in diese Überlegungen einbezogen werden.

Beschwerdebild

Die Beschwerden sind meist uncharakteristisch: Es werden oft unklare Leistungsmängel körperlicher Art, selten echte objektivierbare Ausfälle angegeben.

Im Vordergrund stehen jedoch immer, nicht nur beim weiblichen Geschlecht, psychische Belastungen: Die Menschen meiden wegen ihrer Deformierung den Kontakt zur Umwelt. Sportliche Betätigung — gerade für sie wegen ihrer Erkrankung wichtig — wird fast immer abgelehnt. Psychisches Fehlverhalten ist die Folge.

Körperhaltung

Der Trichterbrustträger ist oft schon durch seine charakteristische Haltung zu erkennen. Der Kopf wird vorgestreckt, die Schultern hängen nach vorne herab (Abb. 1), in typischen Fällen kommt es zu einer deutlichen Vorwölbung oder Auskrempelung der unteren Thoraxapertur und des Oberbauches.

Diagnostik

Neben der klinischen und radiologischen Routinediagnostik, wobei insbesondere zur Erkennung des Trichters eine seitliche Thoraxaufnahme mit Messung des sternovertebralen Abstandes (Abb. 2, 3) sowie zur Beurteilung der Herzgröße und -lage p.-a. Thoraxaufnahmen notwendig sind, müssen weitere Röntgenuntersuchungen Aufschluß über

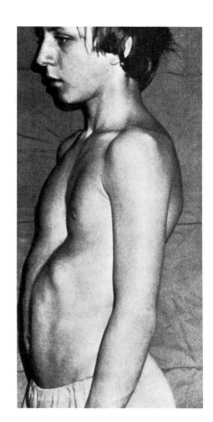

Abb. 1. Trichterbrust bei einem 15jährigen Jungen mit deutlicher Vorwölbung der unteren Thoraxappertur und Haltungsanomalie der Wirbelsäule

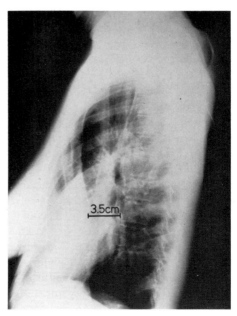

Abb. 2. Seitliche Thoraxaufnahme bei ausgeprägter Trichterbrust (Sterno-vertebraler Abstand 3,5 cm)

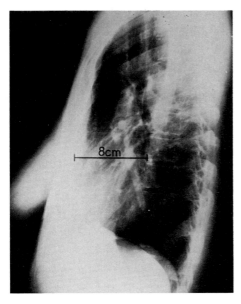

Abb. 3. Thoraxaufnahme seitlich. Zustand nach Operation nach Brunner, gleiche Patientin wie Abb. 2. Der sternovertebrale Abstand beträgt postoperativ jetzt 8 cm

eventuelle zusätzliche Wirbelsäulenveränderungen geben. Als Routineuntersuchungen sollten gefordert werden:
— Elektrokardiogramm mit Belastung,
— Phonokardiogramm,
— vollständige Lungenfunktionsprüfung,
— Messung der arteriellen Blutgase,
— Rechtsherzkatheteruntersuchung.

Eine exakte psychiatrisch-neurologische Untersuchung soll vor jeder Operation vorgenommen werden. Unserer Meinung nach müßte dieser Exploration zur Feststellung möglichen psychischen Fehlverhaltens neben den objektiv meßbaren Parametern mehr Bedeutung beigemessen werden.

Indikationsstellung

Die Intikation zum operativen Vorgehen ist gegeben beim Vorhandensein von Lungenfunktions- und Kreislaufveränderungen.

Als absolute Indikation sehen wir kardiale Veränderungen wie Schlagvolumenverminderung. Druckerhöhung im kleinen Kreislauf, elektrokardiographische Veränderungen sowie pulmonale Funktionseinschränkungen (Minderung der Leistungsfähigkeit um ca. 20-25%) an; weiterhin eine ausgeprägte Trichterbrust mit sehr kleinem sternovertebralen Abstand, etwa dem Einsinken des Brustbeins um über die Hälfte des normalen Abstandes.

Als relative Operationsindikation ist die psychische Beeinträchtigung und die gestörte kosmetische Situation anzusehen.

Operationstechnik

Es haben sich heute zwei Gruppen herauskristallisiert:
— Methoden, bei denen es sich lediglich um eine kosmetische Beseitigung der Trichterbrust handelt. Hier wird der Trichter meist nur mit verschiedenartigen Materialien ausgefüllt, ohne das Brustbein selbst zu verändern.
— Die anderen Verfahren sollen vorwiegend die funktionellen Störungen beseitigen, unter gleichzeitiger Erzielung des bestmöglichen kosmetischen Ergebnisses. Die trichterförmig deformierte Brustwand soll mobilisiert, der Trichter aufgehoben und die so rekonstruierte vordere Brustwand stabilisiert werden.

Die Problematik liegt nicht in der operativen Technik. Die Operation führt durchwegs zu einem guten Frühergebnis. Die dauerhafte Beseitigung des Trichters, also die Erzielung von guten Spätergebnissen, ist das Hauptproblem.

Eigenes Vorgehen

Zeitpunkt

Möglichst direkt nach abgeschlossenem Wachstum. Der gerade schon starre Thorax gibt eine bessere Möglichkeit der Fixierung. Der kindliche Thorax bedarf nahezu immer — das bestätigen auch die Befürworter der frühzeitigen Operation — einer künstlichen Fixierung. Nur in Ausnahmefällen, beim Vorliegen ausgeprägter Funktionsstörungen, mit entsprechenden pathologischen kardiopulmonalen Befunden, sollte im Kindesalter operiert werden.

Der Hautschnitt erfolgt bei weiblichen Patienten submamillär, sonst in Längsrichtung des Sternum (Abb. 4). Wir führen seit Jahren die *Methode nach Brunner* durch: Die Rippenknorpel werden keilförmig reseziert, das Sternum wird T-förmig gespalten und die Sternalränder werden dachfirstartig abgeschrägt. So lassen sich sämtliche Trichterformen gut ausgleichen, wobei wir streng darauf achten, daß eine gewisse Überkorrektur der Brustbeindeformität erreicht wird (Abb. 5). Durch ein späteres Einsinken kommt diese Überkorrektur innerhalb eines Jahres völlig zum Verschwinden.

Das operative Vorgehen bei einer 28jährigen Frau mit angeborener Trichterbrust zeigt die Abb. 6. Die Patientin litt unter geringer Belastungsdyspnoe. Im Elektrokardiogramm war ein überdrehter Linkstyp mit inkomplettem Rechtsschenkelblock zu erkennen. Die spiroergometrischen Untersuchungen zeigten eine Erhöhung des intrathorakalen Gasvolumens, eine Erniedrigung des Atemgrenzwertes um 15% sowie eine geringgradige Erniedrigung der Arbeitskapazität mit unökonomischen Verhalten der Ventilations- und Kreislaufgrößen.

Die Kontrolluntersuchung ca. 3 Jahre postoperativ zeigte weiterhin eine Herztorsion mit ihren elektrokardiographischen Veränderungen. Bei der Lungenfunktionsuntersuchung war nur eine Besserung im Vergleich zum präoperativen Befund zu erkennen.

Eine plastische Rekonstruktion beider Brustdrüsenkörper wurde ca. 1,5 Jahre nach der Trichterbrustoperation in einer Spezialklinik vorgenommen.

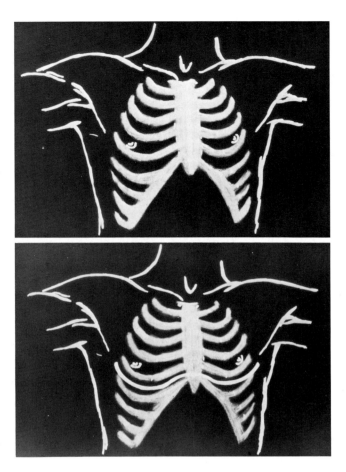

Abb. 4. Hautincision zur Operation einer Trichterbrust

Komplikationen

Auch bei der Methode nach Brunner kann neben technisch möglichen Fehlleistungen des Operateurs eine intraoperative *Verletzung der Pleura* vorkommen, mit einem Pneumothorax, der eine Drainage der Pleurahöhle notwendig machen kann. In unserem Krankengut ist eine Läsion der Pleura in 15% aufgetreten; eine Drainage der Thoraxhöhle war nicht immer notwendig.

Allgemeine postoperative Komplikationen, die nicht auf das Verfahren selbst zurückzuführen sind, wurden nicht beobachtet.

Wundheilungsstörungen traten in 2% der Fälle auf. Bei 2 Patienten entwickelte sich postoperativ eine Pneumonie. Einen postoperativen Todesfall hatten wir nicht zu verzeichnen.

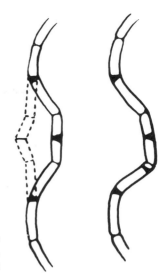

Abb. 5. Trichterbrustoperation nach Brunner (Lage der Keilresektion bei symmetrischem und asymmetrischen Trichter). Dachfirstartige Überkorrektur des Brustbeines

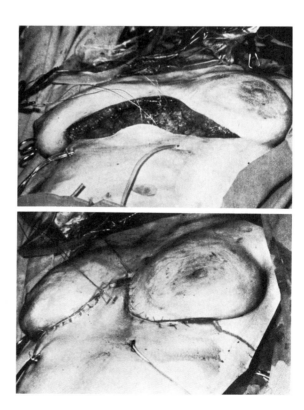

Abb. 6. Operationssitus nach Korrektur. – Hier erfolgte eine zusätzliche Extension des Sternums mit zwei Drahtumschlingungen

Eigene Ergebnisse

Sie basieren auf 84 Nachuntersuchungen und zeigen, daß die Operationsmethode nach Brunner nach 3-4 Jahren *sehr gute kosmetische Ergebnisse* erbringt, insbesondere bei Beachtung der primären leichten Überkorrektur des Sternum und bei intensiver postoperativer krankengymnastischer Behandlung.

Funktionelle Besserungen sind nach der Operation um so weniger zu erwarten, je älter und je ausgeprägter die kardiopulmonalen Veränderungen waren. Die Verdrängung des Herzens in den linken Thorax wird nur sehr langsam wieder aufgehoben.

Die Beurteilung der Rezidivhäufigkeit ist von der individuellen Bewertung abhängig. Ein leichtes Einsinken des Sternum mehrere Jahre nach der Operation ist durchaus möglich, jedoch nicht als echtes Rezidiv zu bezeichnen.

Literatur

1. Brunner A (1954) Zur operativen Behandlung der Trichterbrust. Chirurg 25:303
2. Gattiker H, Bühlmann AA (1966) Cardiopulmonary function and exercise tolerance in supine and sitting position in patients with pectus excavatum. Helv Med Acta 33:122
3. Geroulanos S, Senning A, Hahnloser P (1974) Vereinfachte Operation zur Trichterbrustkorrektur. Dtsch Med Wschr 99:57
4. Rehbein F (1976) Trichterbrust-Pectus excavatum. In: Kinderchirurgisches Operation. Hippokrates, Stuttgart
5. Schuster G, Küch Ch (1977) Zur chirurgischen Korrektur der Trichterbrust. Ätiologie, Indikation und Resultate. Aktuel Chirur 12:233

Therapeutische Möglichkeiten bei Fibula-Aplasie

H.W. Springorum und E. Marquardt, Heidelberg

Bei der weit überwiegenden Mehrzahl der von uns wegen einer Fibula-Aplasie behandelten Kindern liegen gleichzeitig weitere Kombinationsschäden vor (Abb. 1).

Neben einer Antecurvation, einer Verkürzung und einem Innendrehfehler der Tibia der betroffenen Seite registrieren wir im typischen Falle Störungen der Wachstumsfugenanlage der Tibia, eine Patellagleitlager-Dysplasie, eine Fußminderstrahligkeit, Femuraplasien verschiedener Grade, Synostosierungen der Fußknochen und gleichzeitig Fehlbildungen der oberen Extremitäten.

Durch das fehlende Hypomochlion des Außenknöchels wird der Rückfuß durch den Zug der Achillessehne und der Peronäalmuskulatur in eine ausgeprägte Valgität hineingezogen. In den Fällen, in denen statt der Fibula ein bindegewebiges Rudiment im Sinne eines Narbenstranges vorliegt, verstärkt diese „rudimentäre Fibula" den Zug in die valgische Fehlstellung hinein noch.

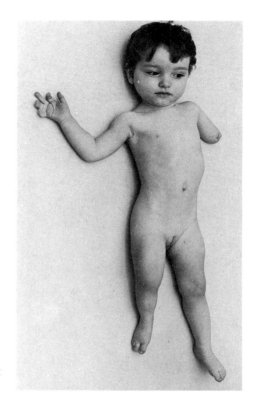

Abb. 1. Rechtsseitige Fibulaaplasie mit Kombinationsschäden

Gleichgültig, ob die Fibula-Aplasie einseitig oder beidseitig vorliegt, führen wir zur Neutralisierung der regelmäßig zu beobachtenden Unterschenkelverkürzung die orthoprothetische Versorgung durch. Je stärker die bereits erwähnte Rückfußvalgität ausgeprägt ist, desto schwieriger wird die Silhouettierung der Orthoprothesen (Abb. 2a,b).

Zur Verhinderung der Rückfußvalgität empfehlen wir zunächst redressierende Maßnahmen. Die Mütter der im Regelfall jungen Patienten werden in Zusammenarbeit mit unseren Krankengymnastinnen in den erforderlichen Redressionstechniken unterwiesen; in der Hälfte der von uns behandelten Fällen können wir auf diese Weise die Valgität des Rückfußes verhindern. In den verbleibenden Fällen müssen wir operative Maßnahmen indizieren.

Im Regelfall führen wir eine laterale Arthrolyse des oberen Sprunggelenkes durch, bei gleichzeitiger Antecurvation erfolgt die Korrektur durch eine Keilosteotomie unter gleichzeitiger Beseitigung des regelmäßig anzutreffenden Innendrehfehlers. Die achsengerechte Unterstellung des Fußes wird darüberhinaus durch eine diskrete Verkürzung der Osteotomie erleichtert.

Zur Verhinderung eines Rezidivs lösen wir lateralwärts die Peronäussehnen ab und führen sie dorsal unter der Achillessehne hindurch auf den medialen Rückfuß. Die Verankerung erfolgt an bindegewebigen Strukturen im Innenknöchelbereich; mehrfach haben wir auch eine Fixation an der Musculus-tibialis-posterior-Sehne vorgenommen. Diese Technik hat Marquardt in unserem Hause eingeführt.

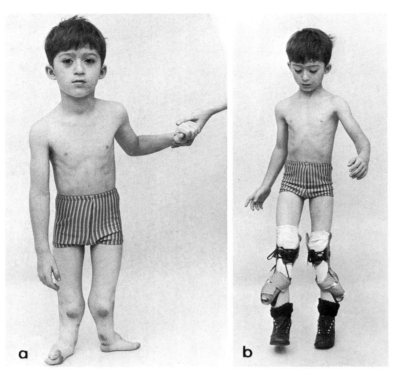

Abb. 2. a Beidseitige Fibulaaplasie mit ausgeprägter Rückfußvalgität. b „Doppeldecker"-Orthoprothesen

Den Vorteil dieser Maßnahme sehen wir in einer aktiven Korrektur der Fehlstellung durch den Zug der Peronäussehne. Die Sehnentransposition muß dorsal erfolgen, damit die Spitzfußeinstellung erhalten bleibt und eine ästhetische Silhouettierung des Unterschenkelteils der Orthoprothese möglich ist.

Die bisher geschilderten Maßnahmen führen wir unter dem Aspekt der Gliedmaßenerhaltung durch. – Die Amputation in einer modifizierten SYME-Technik indizieren wir nur selten. Unsere Zielsetzung ist bei der modifizierten Syme-Amputation ein endbelastungsfähiger Unterschenkelstumpf. Insbesondere bei Rezidiven bzw. bei multiplen operativen Behandlungen in der Vorgeschichte erscheint uns die SYME-Amputation als am meisten geeignete Maßnahme, um eine Odyssee von Krankenhausaufenthalten zu durchbrechen.

Das in Abb. 3 gezeigte Mädchen kam in unsere Behandlung, nachdem auswärts eine Unterschenkelverlängerungsosteotomie durchgeführt worden war, ein Ausbruch der Metallimplantate verzeichnet werden mußte und die persistierende Fußfehlstellung eine orthoprothetische Versorgung verunmöglichte.

Nach der Syme-Amputation (Abb. 3b) und entsprechender Orthoprothesenversorgung (Abb. 3c) konnten wir nach kurzer Mobilisationsphase insbesondere einen ausgeprägten Gewinn an Fröhlichkeit und Aufgeschlossenheit verzeichnen.

Auch der bereits in Abb. 2 demonstrierte Knabe wurde in der modifizierten Syme-Technik amputiert; Abb. 4 zeigt die orthoprothetische Versorgung.

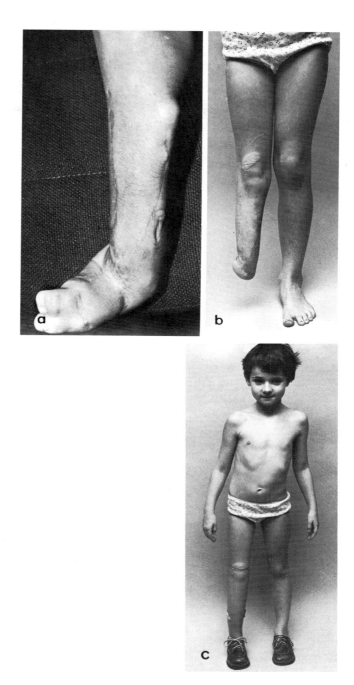

Abb. 3. a Zustand nach Verlängerungsosteotomie, Metallausbruch und Pseudarthrose.
b Modifizierte SYME-Amputation. **c** Orthoprothetische Versorgung

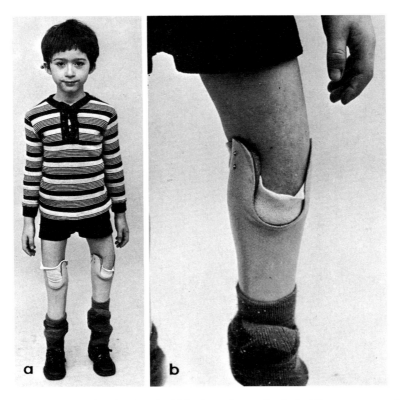

Abb. 4. Derselbe Knabe wie Abb. 2, orthoprothetische Versorgung nach SYME-Amputation

Sekundäre Rekonstruktion nach schweren Handverletzungen durch kombinierte Anwendung mikrochirurgischer und herkömmlich-plastischer Operationsverfahren

J. Rudigier und H.J. Walde, Mainz

Einer primären Rekonstruktion, die alle zerstörten Strukturen umfaßt, sind bei der Erstversorgung schwerer Handverletzungen häufig Grenzen gesetzt, oder das angestrebte Endergebnis wird durch Komplikationen wie Infektionen, Vernarbungen oder sekundäre Durchblutungsstörungen beeinträchtigt.

Neben der seit Jahren geübten Wiederherstellungschirurgie im Sehnenbereich haben seit Einführung der Mikrochirurgie auch in zunehmendem Maße rekonstruktive Eingriffe an den Nerven und Arterien der Hand und der Finger an Bedeutung gewonnen. Hierfür stellt jedoch ein optimaler Weichteilmantel die unabdingbare Voraussetzung dar.

Bei schwierigen Weichteilverhältnissen sehen wir ein schrittweises Vorgehen und die Verwendung herkömmlicher gestielter Bauch- oder Leistenlappen zur Vorbereitung des mikrochirurgischen Sekundäreingriffes als ein sinnvolles und den Patienten wenig belastendes Verfahren an.

In unserem ersten Beispiel handelt es sich um eine schwere Mittelhandzerstörung, die dadurch entstanden war, daß einem 20 Jahre alten Bauzeichner ein LKW über die rechte Hand fuhr (Abb. 1a,b). Lediglich der Daumen war erhalten geblieben. Die Erst-

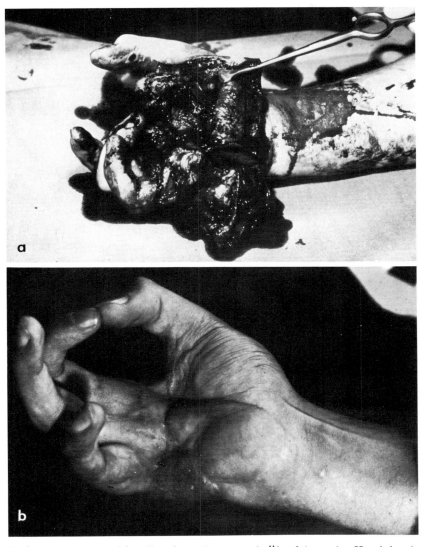

Abb. 1. a Unfallbild bei einer Mittelhandzerstörung nach Überfahren der Hand durch einen LKW. **b** Endergebnis nach 1 Jahr und nach mehrfachen rekonstruktiven Maßnahmen

versorgung bestand in der Resektion des vollständig zerstörten 5. Strahles, einer Schrauben- und Kirschner-Drahtosteosynthese, in einer mikrochirurgischen Rekonstruktion einer Mittelhandarterie und in Nähten der Zeigerfingerbeugesehnen.

Die Hohlhandnerven fehlten über eine Defektstrecke von 2 cm. Wegen der Schwere der Gesamtverletzung unterblieb eine primäre Nerventransplantation. Am 2. Tag nach der Verletzung kam es trotz prophylaktischer Antibioticagaben zu einer von septischen Temperaturen begleiteten abscedierenden Infektion, die durch eine einwöchige Spül-Saug-Behandlung beherrscht wurde. Der zurückgebliebene Restdefekt konnte mit einer gestielten Bauchlappenplastik (Abb. 2) gut gedeckt werden. Nach Abheilen der Weich-

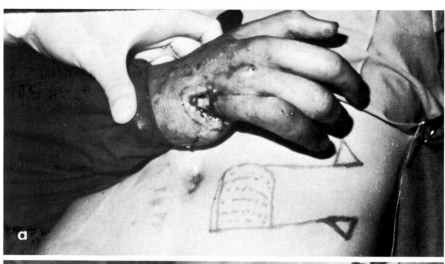

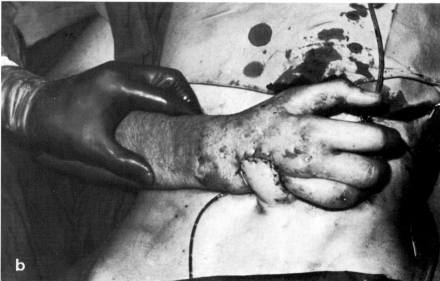

Abb. 2a,b. Gestielte Bauchlappenplastik zur Deckung eines Defektes, der nach Abklingen einer abszedierenden Infektion zurückblieb (gleiches Beispiel wie Abb. 1)

teile wurden Zeige- und Mittelfingernerven in Höhe der Grundgelenke über zwei N. Suralis-Interponate an Medianusfaszikel im Carpaltunnelbereich angeschlossen. Wegen einer zunehmenden Fehlstellung infolge einer Auflösung des 4. Mittelhandknochens wurde dieser unter dem eingeheilten Bauchlappen nach 8 Monaten reseziert und durch einen corticospongiösen Span ersetzt.

Beweglichkeit und Sensibilität in den ersten 3 Fingern sind zwischenzeitlich so gut, daß der Patient nach einem Jahr wieder schreiben und seinem Beruf als Bauzeichner nachgehen kann (Abb. 1b).

In einem weiteren Fall handelte es sich um schwerste Durchblutungsstörungen des 3. und 4. Fingers der linken Hand bei einer ca. 50jährigen Hausfrau. Ursprünglich lag lediglich eine einfache Schnittverletzung im Hohlhandbereich mit Sehnen- und Nervendurchtrennung vor. Die vor einigen Jahren nicht adäquat erfolgte Erstversorgung führte zur Infektion, zu Defekt und Narbenbildung sowie zu trophischen Störungen des 3.-5. Fingers. Nach der Amputation des funktionslosen 5. Fingers verschlimmerten sich die Durchblutungsverhältnisse des 3. und 4. Fingers und es traten wechselnde bläulich dunkle Verfärbungen verbunden mit quälenden Schmerzzuständen, rezidivierenden Ulcera und Eiterungen auf.

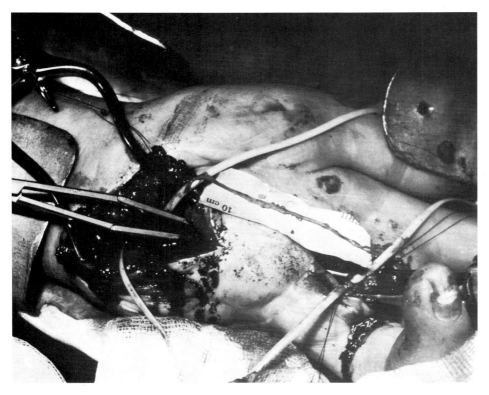

Abb. 3. Verlagerung eines 8 cm langen Veneninterponates unter einen in die Mittelhand transplantierten Bauchlappen zur Revaskularisierung der ulnaren Handseite

Zuerst wurden die kontrakten Narbenverhältnisse in der bereits gezeigten Weise mit einer Bauchlappenplastik bereinigt. Das danach durchgeführte Angiogramm zeigte eine intakte arteria radialis und einen Abbruch der arteria ulnaris. Da auf Grund des Beschwerdebildes eine arterielle Minderdurchblutung der ulnaren Handseite vorlag, wurde eine Hohlhandbogenrekonstruktion mit Hilfe eines 8 cm langen Veneninterponates durchgeführt. Die Entnahme erfolgte vom Fußrücken. Nach Verlagerung des Veneninterponates unter den eingeheilten Bauchlappen (Abb. 3) wurde der proximale Gefäßanschluß als angeschrägte End-zu-Seitanastomose an der arteria ulnaris im Kleinfingerballen und die distale Anastomose im Bereich einer Interdigitalarterie durchgeführt. Postoperativ besserten sich die Schmerzzustände, Eiterungen und Ulcera traten ebenfalls nicht mehr auf. Die Patientin wurde für 6 Monate einer Anticoagulationsbehandlung mit Markmar unterzogen.

Freie Hautlappenplastiken mit mikrochirurgischem Gefäßanschluß haben eine hervorragende Indikation bei Defekten im distalen Unterschenkelbereich. Sie sind dort herkömmlichen Verfahren in mehrfacher Hinsicht überlegen (Zwank u. Mitarb. 1980) (Abb. 4).

Unserer Ansicht nach weisen diese Lappen im Handbereich einige Nachteile gegenüber den herkömmlichen Verfahren (Bauchlappen, Leistenlappen, Colsonlappen) auf. Diese sind bei der Indikationsstellung zu berücksichtigen. Spenderbezirke für Gefäßlappen im Bereich der Thoraxwand haben häufig zu dicke Gewebepolster für den Handbereich, da wegen der zu erhaltenden Gefäße der Lappen bis auf die Fascie oder bis in die Muskulatur hinein gehoben werden muß, wohingegen herkömmliche Bauchlappen bis zu einem gewissen Umfang primär ausgedünnt werden können (Zellner und Lazaridis 1977). Der als idealer Spenderbezirk angegebene Fußrücken (Biemer und Duspiva 1980) mit A. dorsalis pedis und arcus venosus muß mit Spalthaut gedeckt werden, wodurch eine Sensibilitätsverminderung und leichtere Verletzlichkeit in dieser funktionell wichtigen Hautregion entstehen.

Herkömmliche Lappenplastiken haben gegenüber anderen Verfahren den Vorteil, daß die bereits durch die Verletzung und Erstversorgung beeinträchtigte Nerven- oder Gefäßanatomie nicht zusätzlich verändert wird. Dies erscheint vor allem dann wichtig, wenn sekundäre rekonstruktive Maßnahmen an Nerven und Arterien zu erwarten sind.

Unsere Beispiele sollten zeigen, daß herkömmliche plastische Verfahren gerade im Handbereich nach wie vor unentbehrlich sind und mikrochirurgische Sekundäreingriffe hervorragend ergänzen und vorbereiten können.

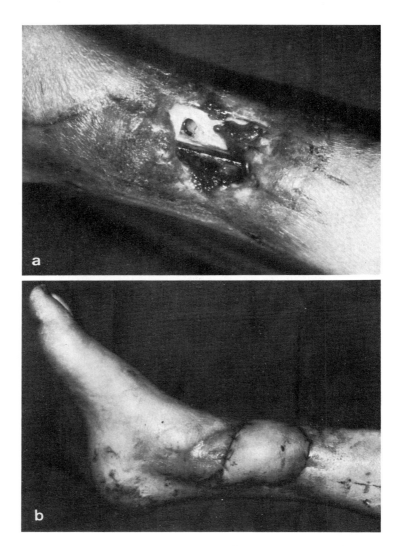

Abb. 4. a Defekt am rechten distalen Unterschenkel mit freiliegendem Knochen und Osteosyntheseplatte. **b** Eingeheilter Latissimus dorsi Lappen 3 Wochen nach Transplantation mit mikrovasculärem End zu Seit-Anschluß an die arteria tibialis posterior und eine Begleitvene

Literatur

1. Biemer E, Duspiva W (1980) Rekonstruktive Mikrogefäßchirurgie. Springer, Berlin Heidelberg New York
2. Zellner PR, Lazaridis Ch (1977) Die frischen Verletzungen des Hautmantels der Hand einschließlich Verbrennungen. Unfallheilkunde 80:43-49
3. Zwank L, Schweiberer L, Hertel P (1980) Mikrochirurgische Aspekte der Wundheilung an den Extremitäten. Akt Traumatol 10:73-83

Plastisch-operative Maßnahmen zur Besserung des femoro-patellaren Gleitlagers bei posttraumatischen Zuständen

E. Ludolph, A. Skuginna und M.-P. Hax, Duisburg

Aufgrund der anatomischen und biomechanischen Kenntnisse gelingt es uns heute, einen großen Teil der pathologischen Veränderungen im femoro-patellaren Gleitlager zu erklären. Die klinische Bedeutung dieses Gelenkes bekam dadurch in den letzten 10-15 Jahren erst ihren richtigen Stellenwert. Schutz des Gelenkes und Steigerung des Drehmomentes sind die Hauptaufgaben der als Sesambein in die Quadricepssehne eingelagerten Kniescheibe. Sie wird passiv geführt durch die Fossa intercondylaris femoris sowie aktiv durch das Zusammenspiel der Quadricepssehne, des Ligamentum und der Retinacula patellae. Vergegenwärtigt man sich, daß etwa 25% der Menschen eine anlagebedingte Kniescheibenfehlform III und IV im Sinne von Wiberg und Baumgartl aufweisen [2, 8] und berücksichtigt die in Tabelle 1 aufgezählten weiter möglichen endogenen Veränderungen, so wird die erhöhte traumatische Anfälligkeit des Gelenkes verständlich, und wir sind verpflichtet, bei den in der täglichen Praxis so häufigen „unklaren Kniebeschwerden" dieses Gelenk genau abzuklären.

Tabelle 1. Endogene Faktoren

1. Patella parva, magna, partita.
2. Patella alta, baja.
3. Dysplasien der Femurcondylen.
4. Lateralisation/Subluxation der Patella.
5. Achsenfehlstellungen.
6. Flache Tuberositas tibiae.
7. Knorpel- und Synoviastoffwechselstörungen.
8. Körpergröße.

Traumatische Schäden des Gelenkes entstehen durch Kontusion (Anpralltrauma) und Luxation der Kniescheibe, wenn es zu umschriebenen Knorpelschäden, zu chondralen und osteochondralen Frakturen kommt. Zahlenmäßig stehen jedoch die Kniescheibenbrüche an erster Stelle. Sie sind die häufigste knöcherne Verletzung des Kniegelenkes und stehen mit 0,6-1,6% bezogen auf die Gesamtzahl der Knochenbrüche zu Buche [2]. Nicht unerwähnt bleiben dürfen die distalen, percondylären Oberschenkelbrüche mit Schädigung der Fossa intercondylaris femoris sowie die posttraumatischen Achsenfehlstellungen am Ober- und Unterschenkel im Sinne einer Varus-, Valgus- oder Flexionsdeviation und die Rotationsfehler am Oberschenkel. Diese Fehlstellungen stören die Mechanik des femoro-patellaren Gleitlagers, führen zum Verschleiß des Gelenkes und müssen daher korrigiert werden.

Ziel der Therapie ist die *anatomische* Wiederherstellung des Gelenkes. Eine *sofortige volle* Übungsstabilität kann wegen der enormen Kräfte, die bei der Beugung des Gelenkes entstehen, auch durch die modernen Osteosyntheseverfahren, nämlich die Zuggurtung und die Verschraubung, nicht erreicht werden (Abb. 1, 2). Das posttrauma-

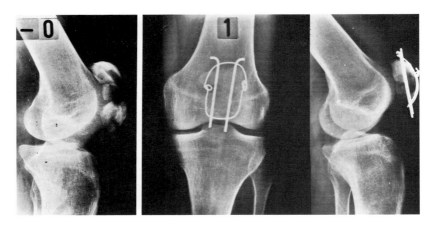

Abb. 1. Patellamehrfragmentbruch. Zuggurtungsosteosynthese

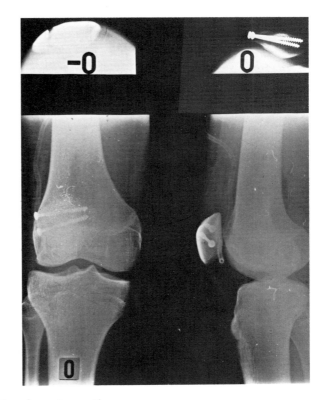

Abb. 2. Patellafraktur. Zugschraubenosteosynthese

tische Arthroserisiko nach operativ versorgten Kniescheibenbrüchen ist — einerseits auf Grund eines primären schweren Knorpelschadens, andererseits auf Grund einer verbleibenden Gelenkinkongruenz — mit etwa 20% zu veranschlagen, wobei hier die Fälle posttraumatischer Chondropathie als Vorstufe der femoro-patellaren Arthrose mitgerechnet sind [5].

Operativ haben wir im wesentlichen folgende Möglichkeiten:
1. Die sogen. Gelenktoilette mit zirkulationsverbessernden Maßnahmen (Pridie-Bohrungen),
2. die Entlastung des Gelenkes nach Verlagerung des Ligamentum-patellae-Ansatzes,
3. die Spätpatellektomie,
4. die Arthrodese und
5. den künstlichen Gelenkersatz.

Auf Dauer haben alleinige Maßnahmen im Sinne einer Gelenktoilette nicht den gewünschten Erfolg. Die Ergebnisse der Spätpatellektomie sind übereinstimmend unbefriedigend. Bei der Arthrodese handelt es sich um eine einschneidende Veränderung und das Problem des künstlichen Gelenkersatzes ist noch nicht gelöst.

Den umschrieben oder generalisiert erhöhten femoro-patellaren Druck zu normalisieren oder zu vermindern sowie die Druckauflagefläche zu verändern in Verbindung mit einer Wiederherstellung bzw. Besserung der endogen oder exogen verursachten gestörten Gelenkmechanik erscheint hier eine auf Grund der umfangreichen experimentellen und theoretischen Untersuchungen von Maquet, Ficat, Bandi u.a. eine kausale Therapie [1, 4, 7].

Im Zeitraum November 1972 - April 1977 haben wir in unserer Klinik bei insgesamt 65 Patienten die Ventralisation des Kniescheibenbandansatzes durchgeführt, wobei wir uns methodisch im wesentlichen an das von Bandi angegebene operationstechnische Verfahren hielten [1] (Abb. 3). Die Vorverlagerung der Tuberositas tibiae geschah ausschließlich durch Unterfütterung eines autologen corticospongiösen Beckenkammspanes (Abb. 4, 5). Die anlagebedingte Form der Kniescheibe — aufgeschlüsselt in die beiden Gruppen mit und ohne vorausgegangenes Trauma — sind in Tabelle 2, die zusätzlich durchgeführten operativen Maßnahmen in Tabelle 3 zusammengestellt.

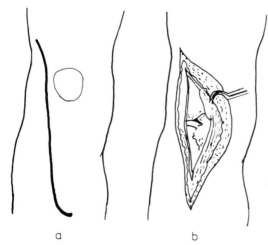

Abb. 3a, b. Ventralisation der Tuberositas tibiae (n. Bandi). a Hautschnitt. b Arthrotomie

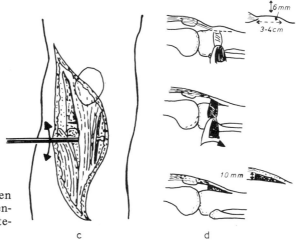

Abb. 3.c Bestimmung der oberen Begrenzung der Tuberositas. **d** Ventralkippung und Spanunterfütterung

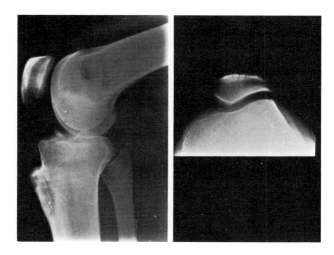

Abb. 4. Ventralisation der Tuberositas tibiae wegen posttraumatischer Chondropathie patellae bei anlagebedingter Kniescheibenfehlform

62 Patienten konnten wir klinisch und röntgenologisch nachuntersuchen. Bei den Bewertungskriterien hielten wir uns im wesentlichen an das Untersuchungsschema nach Bentley [3]. Insgesamt konnte im Gesamtkollektiv bei 3/4 der Fälle ein voll befriedigendes Resultat erreicht werden.

Eingehend analysiert haben wir die 15 nicht gebesserten Fälle. Hierbei ergab sich, daß die Operation 6mal durchgeführt wurde, obwohl die Arthrose nicht auf das femoropatellare Gelenk beschränkt war. Zweimal bestand zugleich eine Kapselbandinstabilität und 2mal fand sich eine schwerste Deformierung nach Patellafraktur. In diesen Fällen war — rückblickend gesehen — eine Indikation zur Ventralisation nicht mehr gegeben.

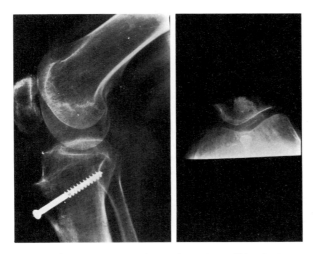

Abb. 5. Ventralisation der Tuberositas tibiae bei posttraumatischer femoro-patellarer Arthrose

Tabelle 2. Aufschlüsselung der Kniescheibenformen

Typ Wiberg/Baumgartl	Mit Trauma n = 36	Ohne Trauma n = 29
I	15	3
II	14	9
II/III	5	6
III	2	6
IV	–	4
Jägerhut	–	1

Tabelle 3. Zusätzlich durchgeführte operative Maßnahmen

Gelenktoilette	39
Entfernung von freien Gelenkkörpern	3
Teilresektion des Hoffaschen Fettkörpers	1
PRIDIE-Bohrung	6
Teilsynovektomie	5
Innenmeniscusentfernung	5
Außenmeniscusentfernung	2
Restmeniscusentfernung	2
Medialisierung der Tuberositas tibiae	5
Valgisierende Osteotomie der Tibia	1
Osteosynthese der Patella	1
Metallentfernung	2

1mal kam es zum Infekt mit Defektheilung, 2mal konnten operationstechnische Mängel für den Mißerfolg verantwortlich gemacht werden, während wir bei 4 Patienten keine Erklärung für den ausgebliebenen Erfolg finden konnten.

Zusammenfassend läßt sich sagen, daß auch bei posttraumatischen Veränderungen im femoro-patellaren Gelenk im Sinne einer Chondropathie bzw. Arthrose durch eine Gelenktoilette mit anschließender Ventralisation des Kniescheibenbandansatzes bei differenzierter Operationstechnik eine deutliche Verbesserung des Beschwerdebildes erreicht werden kann.

Literatur

1. Bandi W (1977) Die retropatellaren Kniegelenkschäden. Hans Huber, Bern
2. Baumgartl F (1964) Das Kniegelenk. Springer, Berlin Göttingen Heidelberg
3. Bentley G (1978) The surgical treatment for chondromalacia patellae. J Bone Joint Surg 60-B:74-81
4. Ficat P (1970) Pathologie fémoro-patellaire. Masson & Cie., Paris
5. Freuler F, Brunner Ch, Rüter A (1975) Spätresultate bei operierten Patellafrakturen. Hefte Unfallheilkd, 120. Springer, Berlin Heidelberg New York
6. Goymann V, Thümler P, Konermann H (1980) Der Druck im Gleitweg und seine operative Veränderbarkeit. Orthopäd Praxis 7:575-581
7. Maquet P (1976) Biomechanics of the knee. Springer, Berlin Heidelberg New York
8. Wiberg G (1941) Roentgenographic and anatomic studies of the femoropat. Joint with special reference to Chondromalacia patellae. Acta Orthop Scand 12:319

Zum Aufbau des Lippenrotkörpers beim voroperierten Spaltträger

G. Zisser, Salzburg

Während heute bei *einseitigen* Spaltbildungen im Lippenbereich zumeist im Rahmen der Primäroperation ein funktionell und aesthetisch einwandfreies Resultat erzielt werden kann, zeigen sich nach der primären Versorgung *doppelseitiger* Spaltträger in vielen Fällen Deformierungen der Oberlippe, die auf ein Gewebsdefizit insbesondere im Bereiche des Prolabiums zurückzuführen sind und eine Korrektur erfordern.

Eine dieser Deformitäten bildet die Hypoplasie des Lippenrotkörpers im medianen Oberlippenbereich (Pfeifenloch), auf deren Korrektur in diesem Referat eingegangen werden soll.

Therapeutisch kann bei kleineren Defekten der Ausgleich mittels Z- oder VY-Plastiken vorgenommen werden. Von den zahlreichen Verfahren, die ebenfalls ortsständiges Material verwenden, seien die Techniken nach Axhausen (1941) und Neuner (1965) erwähnt. Zur Deckung größerer Defekte eignet sich am besten Gewebe aus der Unterlippe. Diese Methode geht auf Joseph (1931) zurück, der das zur Gänze fehlende Lippenrot der Oberlippe durch einen Schleimhaut und Lippenrot enthaltenden Stiellappen aus der Unterlippe ersetzt hat. Später haben Gillies und Millard (1965) ähnliche, von ihnen als Vermilion-Abbè bezeichnete Lappen zum Ersatz verbrennungsbedingter Lippenrotdefekte der Oberlippe gebraucht. Aus neuerer Zeit stammt u.a. eine Methode von Tschopp (1973), der bei voroperierten doppelseitigen Lippenspalten mit straffen, muskelarmen Oberlippen und eingezogenem Mittelteil, im Lippenrot gestielte Muskel-Mucosalappen aus der Unterlippe verwendet. Schmid (1973) berichtet über die Anwendung von Zungengewebe bei der Korrektur von Oberlippendeformitäten.

Wir bevorzugen eine in ihrer Grundkonzeption auf Joseph (1931) zurückgehende Stiellappenplastik. Es wird im Lippenrot der Unterlippe, beginnend an der Lippenkommissur, ein lateral schmaler und nur die oberflächliche Schicht umfassender Lappen gebildet, der gegen die Mitte immer breiter und tiefer umschnitten wird und in diesem Bereich auch Muskelgewebe enthält. Nach Excision der seitlichen Lappenpartie erfolgt seine Einnähung als Lippenrot-Muskellappen in eine etwa auf die Hälfte des hypoplastischen Oberlippenteiles ausgedehnte Incisionsstelle (Abb. 1). In diesem Bereich vor-

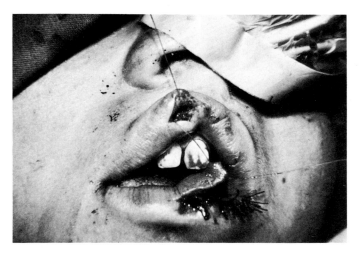

Abb. 1. Gestielter Lippenrot-Muskellappen aus der Unterlippe zur Auffüllung des medianen hypoplastischen Lippenrotkörpers der Oberlippe

handenes Narbengewebe muß zuvor entfernt werden. Der Entnahmedefekt an der Unterlippe wird mit Direktnähten verschlossen und die freie Wundfläche des Lappenstieles durch Vereinigung der Wundränder gedeckt. Nach etwa drei Wochen kann der Lappen an seiner Basis im Unterlippenbereich abgetrennt, entfaltet und zur Auffüllung des restlichen hypoplastischen Teiles in die Oberlippe gefügt werden. Zur Symmetrisierung der Unterlippe erfolgt die Excision eines gleich großen Gewebebezirkes wie bei der Erstoperation auf der kontralateralen Seite.

Die bei den Spaltträgern protrudierte und zumeist hyperplastische Unterlippe stellt ein vorzügliches Spendergebiet dar, das genügend Lippenrot und Muskulatur zur Bildung dieser Lappen aufweist. Lippenrot-Muskellappen zeigen gegenüber Schleimhaut-

Muskellappen den Vorteil, daß sie sich farblich kaum von der übrigen Oberlippenschleimhaut unterscheiden. Weiters kann durch dieses Vorgehen die gestörte Oberlippen-Unterlippenrelation korrigiert werden.

Abbildung 2 zeigt einen 16jährigen Patienten mit einer voroperierten doppelseitigen Lippen-Kiefer-Gaumenspalte. Der hypoplastische Lippenrotkörper im medianen Oberlippenbereich wurde durch einen gestielten Lippenrot-Muskellappen aus der hyperplastischen Unterlippe korrigiert.

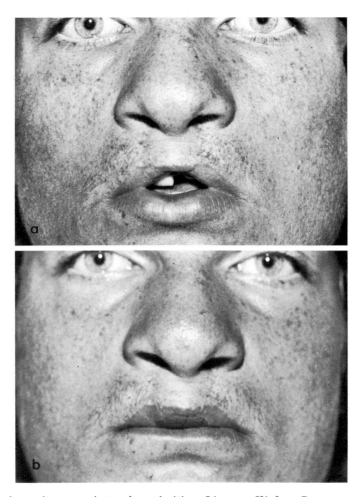

Abb. 2. a 16jähriger Patient mit voroperierter doppelseitiger Lippen-, Kiefer-, Gaumenspalte und hypoplastischem Lippenrotkörper der medianen Oberlippenpartie. **b** Zustand nach der Korrekturoperation mit einem gestielten Lippenrot-Muskellappen aus der hyperplastischen Unterlippe

Zusammenfassung

Zu den typischen Deformitäten voroperierter doppelseitiger Spaltträger zählt der hypoplastische Lippenrotkörper im medianen Oberlippenbereich (Pfeifenloch). Zur Korrektur dieser Entstellung eignen sich besonders gestielte Lippenrot-Muskellappen aus der Unterlippe, auf deren Verwendung näher eingegangen wird.

Literatur

Axhausen G (1941) Technik und Ergebnisse der Lippenplastik. Thieme, Leipzig
Gillies HD, Millard DR (1965) The Principles and Art of Plastic Surgery, Vol. II. Butterworths, London
Joseph J (1931) Nasenplastik und sonstige Gesichtsplastik nebst Mammaplastik. C. Kabitsch, Leipzig
Neuner O (1965) Sekundäre Korrekturmöglichkeiten bei Lippen-, Kiefer-, Gaumenspaltenpatienten. Öst Z Stomat 62:268
Schmid E (1973) Operative Verbesserung im Nasensteg-Oberlippen-Bereich bei Spaltträgern. Fortschr Kiefer Gesichtschir XVI/XVII:251
Tschopp HM (1973) Die Sekundärbehandlung voroperierter doppelseitiger Lippenspalten mittels eines Muskel-Mukosa-Läppchens von der Unterlippe. Fortschr Kiefer Gesichtschir XVI/XVII:230

Der Blutverlust bei Gaumenspaltplastiken im Kleinkindesalter unter Anwendung des Lasers*

H.-H. Horch und H.-E. Piel, Köln

Der Blutverlust bei Gaumenspaltplastiken wird in der Literatur sehr abweichend bewertet, wobei die Blutverlustmessungen an teilweise geringen Kollektiven mit unterschiedlicher Genauigkeit vorgenommen wurden (Tabelle 1).

An der Universitätsklinik für Kiefer- und Plastische Gesichtschirurgie (Westdeutsche Kieferklinik) — Düsseldorf wurden in den Jahren 1969-1979 im Kleinkindesalter 655 Gaumenspaltplastiken durchgeführt. Die Auswertung der Krankenblattunterlagen ergab, daß bei 68 Fällen Bluttransfusionen notwendig wurden (Dähn und Mitarb. 1981). Hierbei wurde berücksichtigt, daß ab einer Blutverlustquote von 10-15% Transfusionen indiziert sind (Dick und Ahnefeld 1976, Podlesch 1977).

Ziel dieser Untersuchung war, herauszufinden, ob bei Einsatz des CO_2-Lasers der Blutverlust reduzierbar ist, so daß auf Bluttransfusionen bei Gaumenspaltplastiken im Kleinkindesalter überhaupt verzichtet werden kann. Es ist aus tierexperimentellen Un-

* Mit Unterstützung des Bundesministeriums für Forschung und Technologie, Bonn

Tabelle 1. Literaturangaben über den Blutverlust bei Gaumenspaltplastiken

	Gaumenspaltpl. n	Blutverlust in %	Blutverlust n > 10%
Scheunemann Stellmach (1958)	6	4,4-10,0	—
Pretorius (1960)	28	0,1-11,5	—
Davenport Barr (1963)	67	1,6-26,4	42
Wawersik (1965)	4	5,5-18,3	2
Piel, Horch (1981)	30	3,2-32,7	24

tersuchungen bekannt, daß mit dem CO_2-Laser Schnitte an der Mundschleimhaut fast völlig blutlos gelegt werden können und die Epithelisierung der Schnittwunden nur gering verzögert ist (Horch 1978, Horch und Rehrmann 1978; Piel und Horch 1981). In unseren klinischen Untersuchungen kam der CO_2-Laser (Sharplan 791) nur partiell zur Anwendung, indem lediglich die paramarginalen Entlastungsschnitte mit dem Laser gelegt wurden.

Der Blutverlust wurde fotometrisch nach der Hämiglobincyanidmethode gemessen (van Kampen 1961), nachdem sämtliche Tupfer, Tücher und abgesaugtes Blut in eine Waschlösung gebracht wurden. Der genaue Blutverlust konnte dann nach der von Wawersik (1965) angegebenen Formel errechnet werden: Blutverlust (ml) = $1,8 \times E \times L \times 10^3 \times (Hgb \%)^{-1}$, wobei E der Extinktion, L den Litern Waschlösung und Hgb % der präoperativen Hämoglobinkonzentration des Kindes entsprach.

Bei 30 mit dem Skalpell und 10 mit dem Laser operierten Gaumenspalten jedes Schwierigkeitsgrades wurde so der Blutverlust gemessen, wobei das durchschnittliche Operationsalter der Kinder 23,6 Monate betrug. Es zeigte sich, daß der mittlere Blutverlust bei konventioneller Operationstechnik bei 13,4% lag, während bei Anwendung des Lasers der durchschnittliche Blutverlust auf 8,6% gesenkt werden konnte (Abb. 1). Nach Schätzung des Blutverlustes durch die Anästhesisten wurden bei Anwendung des Skalpells in 9 Fällen Bluttransfusionen gegeben, hierbei lag der tatsächlich gemessene Blutverlust bei mehr als 13%. Im Vergleich dazu wurden bei den partiell mit dem Laser operierten Kindern in keinem Fall Bluttransfusionen gegeben, obwohl hier auch zwei Meßwerte über 13% Blutverlust lagen. Die mittlere Operationsdauer betrug 100 min und die Mittelwerte des Blutverlustes lagen für die Laser-Methode bei 68 ml und Skalpell-Anwendung bei 136 ml (Abb. 2).

Die Untersuchungen zeigen, daß der partielle Einsatz des CO_2-Lasers bei Gaumenspaltplastiken bereits zu einer Senkung des operationsbedingten Blutverlustes von etwa 36% führt. Wenn man den gemessenen mittleren Blutverlust bei der konventionellen Technik von 13,4% als Indikationsgrenze für Bluttransfusionen annimmt, hätte bei der Laser-Methode 2mal und bei dem Kontrollkollektiv 17mal Blut gegeben werden müssen.

Bei Beachtung der mittleren Schockschwelle von 10% Blutverlust würde sich das Verhältnis sogar auf 2:24 zugunsten der Laser-Anwendung erhöhen. Die bei der Laser-Methode beobachteten geringen Wundheilungsverzögerungen sind durchaus tolerierbar.

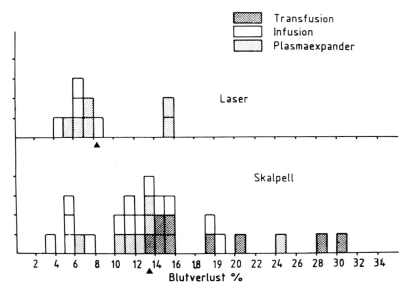

Abb. 1. Blutverlust (% des ermittelten Gesamtblutvolumens (80 ml/pro KG) der einzelnen Gaumenspaltplastiken nach konventioneller- und Laser-Methode. Die Pfeilmarkierungen geben den mittleren Blutverlust an, Laser = 8,6% — Skalpell = 13,4%

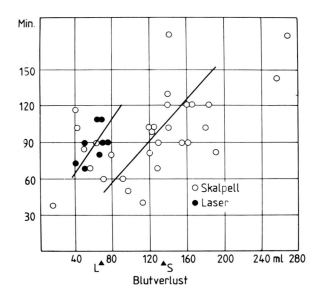

Abb. 2. Blutverlust (ml) der einzelnen Gaumenspaltplastiken nach konventioneller- und Laser-Methode in Abhängigkeit von der Operationsdauer. Die Pfeilmarkierungen geben die errechneten Mittelwerte an. Laser (L) = 68 ml — Skalpell (S) = 136 ml. Mittlere OP-Dauer = 100 min

Auf die Anwendung des Lasers im Spaltbereich kann wegen der zu erwartenden gestörten Wundheilung verzichtet werden, da die Wahrscheinlichkeit nach dem Chi-Quadrat-Prüfverfahren, daß bei nur partiellem Einsatz des Lasers in der Gaumenspaltchirurgie Bluttransfusionen notwendig werden, bei $p \leq 0{,}001\text{-}0{,}5$ liegt. Der partielle Routine-Einsatz des CO_2-Lasers für Gaumenspaltplastiken im Kleinkindesalter für die paramarginalen Gaumenschnitte bei der Brückenlappen- und Stiellappenmethode kann nach der vorliegenden Untersuchung empfohlen werden, da hierdurch eine deutliche Verminderung des Blutverlustes und damit auch eine Senkung der Anzahl von Transfusionen erreicht werden kann.

Zusammenfassung

Bei 30 nach konventioneller Art und 10 partiell mit dem CO_2-Laser operierten Gaumenspaltplastiken im Kleinkindesalter wurde der Blutverlust fotometrisch gemessen. Es zeigte sich, daß bei Anwendung des Skalpells durchschnittlich 13,4% und bei der Laser-Methode 8,6% des Gesamtvolumens verlorengingen. Die aufgetretenen Wundheilungsstörungen waren tolerierbar. Der routinemäßige partielle Einsatz des CO_2-Lasers bei Gaumenspaltplastiken im Kleinkindesalter kann empfohlen werden, da eine deutliche Verminderung des Blutverlustes und damit auch eine Senkung der Anzahl von Transfusionen erreicht werden kann.

Literatur

1. Dähn H, Podlesch I, Reil B (1981) Intra- und postoperative Komplikationen bei Operationen von Lippen-Kiefer-Gaumenspalten. Dtsch Mund Kiefer Gesichtschir 5:292
2. Davenport HT, Barr MN (1963) Blood loss during pediatric operations. Canad Med Ass J 89:1309
3. Dick W, Ahnefeld FW (1976) Kinderanästhesie. Springer, Berlin Heidelberg New York
4. Horch H-H (1978) Laser-Osteotomie und Anwendungsmöglichkeiten des Lasers in der oralen Weichteilchirurgie (eine tierexperimentelle Studie). Med Habilitationsschrift, Düsseldorf – GSF – Bericht AO 163
5. Horch H-H, Rehrmann A (1978) Tierexperimentelle Studien zur oralen Laser-Chirurgie der Weichteile. Dtsch Z Mund Kiefer Gesichtschir 2:67S
6. Kampen van EJ, Zijlstra WG (1961) Hämiglobincyanid-Methode. Clin Chim Acta 6:538
7. Piel HE, Horch H-H (1981) Tierexperimentelle und klinische Untersuchungen zur Anwendung des Lasers bei Gaumenspaltplastiken. DZZ 36:175
8. Podlesch I (1977) Anästhesie und Intensivbehandlung im Säuglings- und Kindesalter. Thieme, Stuttgart
9. Pretorius JA (1960) Blood loss in pediatric surgery. Anaesthesia 15:424
10. Scheunemann H, Stellmach R (1958) Der Blutverlust bei Lippen- und Gaumenspaltplastiken im Säuglings- und Kleinkindesalter. Chirurg 29:74
11. Wawersik J (1965) Photometrische Bestimmung des intraoperativen Blutverlustes bei Säuglingen und Kleinkindern. Chirurg 36:79

Tierkörpereigener Aufbau eines Tacheal-Ersatzrohres

P. Strauss, Aachen

Aus körpereigenem Rippenknorpel, der klein gehackt wird, kann ein beliebig geformter stabilisierter Körper hergestellt werden. Nagel hat uns in dieses Verfahren eingewiesen: Der kleingehackte Knorpel wird in die gewünschte Form eingebracht, die aus zwei siebartig durchlöcherten Halbschalen besteht. Die Form wird dann für drei Monate dem Empfänger unter die Bauchhaut implantiert, wir haben sie in den Musculus rectus eingelegt. Nach Entnahme kann der jetzt von Bindegewebe durchwachsene und stabilisierte Knorpelkörper aus seiner Form herausgetrennt und in den Defekt implantiert werden. Hier als Beispiel die Stirn nach einem unfallbedingten Stirnbein- und Stirnhöhlendefekt.

Dieses etwas umständliche, technisch jedoch nicht besonders schwierige Verfahren haben wir genutzt, um zunächst im Tierexperiment einen röhrenförmigen Körper herzustellen, der in seiner Größe der Trachea ähnelt. Viele Rekonstruktionsversuche der Luftröhre sind letztlich im Langzeitexperiment gescheitert, weil *Fremd*material beim Trachealersatz angewendet wurde. Nicht durchblutete Kunststoff- oder Draht-Netze und Spangen oder devitaler konservierter körperfremder Knorpel erlauben eben keine Ausheilung einer vom Tracheallumen ausgehenden Infektion. Solche Infektionen sind jedoch wegen der nur langsamen Flimmerepithelauskleidung des Ersatzrohres eher die Regel! Uns erschien daher als Trachealersatzrohr nur ein körpereigenes, durchblutetes,

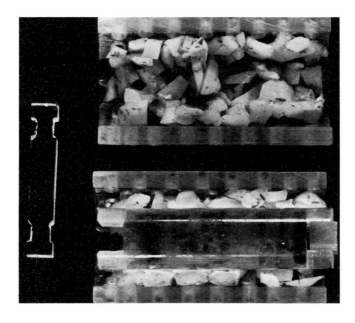

Abb. 1. Knorpelgefüllte Trachealform vor der 1. Implantation

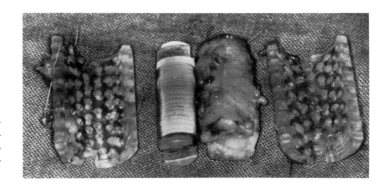

Abb. 2. Drei Monate nach Implantation entnommene und geöffnete Form

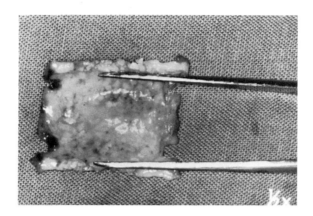

Abb. 3. Gespaltenes tierkörpereigenes Trachealersatzrohr

stabiles Rohr mit glatter Innenfläche erfolgversprechend. In der beschriebenen Technik kann man beim Kaninchen solch ein Rohr erzeugen (Abb. 1, 2, 3[1]). Seine Innenfläche ist spiegelglatt, der Knorpel erscheint vital.

Bei einer zweiten Versuchsserie haben wir die Fähigkeit des Flimmerepithels geprüft, Narbenflächen zu überwachsen. Hierzu wurde dem Kaninchen ein Stück Trachea über fünf Ringe entnommen und antiperistaltisch reimplantiert. Das Epithel ist in der Lage, epithelfreie Narbendefekte zu überwachsen, die *keine* Basalmembran aufweisen. Wir glauben daher, daß nach paratrachealer Implantation und Vascularisierung das neugebildeten körpereigene Knorpelrohr als gestielter Trachealersatz dienen kann. Entsprechende Implantationsversuche mit Inzucht-Rattenstämmen führen wir z.Zt. durch.

Literatur

Nagel F, Georgi W, Richter W (1981) Die Stirnaufbauplastik mit vorgefertigtem lebenden und konservierten Knorpel. In: Cotta H, Martini AK (Hrsg) Implantate und Transplantate in der Plastischen und Wiederherstellungschirurgie. Springer, Berlin Heidelberg New York

---

1 Die Arbeit erschien ausführlich in der Zeitschrift für Laryngologie, Rhinologie, Otologie 59 (1980) 458/466.

Sachverzeichnis

Abstand, sternovertebraler, ,,Pectus Excavatum" 308
Adamantinome der langen Röhrenknochen 199
allogene Hauttransplantate, Immunsuppression 21
Alloplastik 150
Antigen, Erkennen von Tumorzellen 1
Antilymphocytenserum 22
arterielle Strombahn, Gefäßprothese 103
Arthrose, femoro-patellare 326
autologer, autoklavierter Knochenspan 144

Basaliome 209, 217, 221, 233, 291
Bauchlappen, gestielter 319
BCG-Zellwandpräparationen, intratumorale Injektion 5
Beckenkammtransplantat, gefäßgestielt 58
Beckenprothese 161
Beckentumoren 159, 171, 187
bi-lobed-flap, Ohrmuschelersatz 226
Blasen-Harnröhren-Scheidenwanddefekt 294
Blutgase, Messung der arteriellen 310
Blutverlust bei Gaumenspalten 332
bösartige Knochentumoren, coxales Femurende und Kniegelenk 197
Brusthautlappen, schräger 278
Brustkorbverbildung 301
Burkitt-Lymphom 3

cervico-bracheales Syndrom 46
Chondrosarkom, ,,low grade" 202
Cialitkonservierung, Knorpel und Knochen 15
Computertomographie 145
Composite graft 230, 293
Cojunctivaplastik 217
coxales Femurende und Kniegelenk, rekonstruktive Operationen 197
Crista iliaca, Gefäßversorgung 59

Defekte im distalen Unterschenkelbereich 322
Deltopectorallappen 254, 275, 278
diffuse Wirbelmetastasen, begrenzte Lebenserwartung 186
Distanzproblem, Unterkieferrekonstruktion 137
Doppler-Sonographie 234
Dott'sche Operation 35
Dünndarmtransplantation, freie mit mikrochirurgischen Gefäßanastomosen 62
Durchblutung von Hautlappen, Reflexions-Oxymetrie 87

Elektrokardiogramm 310
Elektromyographie 39, 43
elektronenoptische Untersuchungen, mikrochirurgische Gefäßnaht 92, 101
Endoprothese, bei Patienten mit erhöhtem Risiko 193
Epithese 209
Epi-metaphysäre Metastasen 185
Ewing-Sarkom 165
Exenteratio orbitae 156
Extremitäterhaltende Chirurgie bei Knochentumoren 175

Facialisparese 224
Fascia lata 303
femoro-patellares Gleitlager 324
Femur, maligne Knochengeschwulst 201
—, totale 167
Fernlappen 286
Fibula-Aplasie 314
Fistel im Trigonum und Harnröhrenbereich 295
Flimmerepithel 336
Fluorescenzmikroskopie 144, 301
Frakturheilung, primäre 139

Freie Lappentransplantate, Durchblutungsbestimmungen 80
Fries-Plastik, Mundspalte 239

Gefäßanschluß, mikrochirurgischer 62, 69, 74, 322
Gefäßprothesen 103
Gefriertrocknung, Knorpel und Knochen 15
Gehörknöchelchen, allogene Transplantate 20
Gleitlager, femoro-patellares 324
Gracilis-Lappen 294

Handverletzungen, klassische und mikrochirurgische Operationsverfahren 286, 318
Haut-Fett-Muskellappen, microvasculäre Anastomosen 74
Hauttransplantat, freies 291, 322
–, unterbrochene Vascularisierung 22
Hauttransplantate, Überlebenszeit durch Pharmaka 24
Hemipelvektomie, Hüftgelenkrekonstruktion 164

Immunapparat 1
Immunsurveillance 3
Immuntherapie, maligner Tumoren 5
Insellappen 252, 257, 269
Intercostalnerven 30
Interferon 3
Interleukin 1 und 2 4
intermaxilläre Ruhigstellung 126
intratumorale BCG-Injektion 5
Isodosen-Verlauf ultraharter Röntgenstrahlen, Plattenosteosynthese 136

Kinnrekonstruktion, AO Rekonstruktionsplatte 118
Kleinhirnbrückenwinkel, Rekonstruktion N. facialis 35
Kniescheibenbandansatz, Ventralisation 326
Kniescheibenfehlform 324
Knochenkonserve, allogenetische 12
Knochenspan, autologer-autoklavierter 144, 301
Knochentransplantat, lyophilisiert 11
Knochentumoren, Becken 171

–, im Erwachsenenalter, Rekonstruktion 180
Knorpel-, Knochen- und Durapräparate, Antigenität und Resorptionsverhalten 15
Knorpeltransplantat, lyophilisiert 11
Kompressionsplatte 143
konservative Parotidektomie, Nervenschädigung durch Substitutionsplastik 38
Korrekturen, Gesichtsbereich 291

Langschaft-Endoprothese, Überbrückung gelenknaher Knochenresektate 192
Laryngopharyngektomie, Schluckakt und Stimme 273
Laryngopharyngoösophagektomie 273
Laser-Chirurgie 332
Latissimus-dorsi-Plastik 56
Leistenlappen, gestielter 286, 319
Liddefekt 204, 209
Lidrekonstruktion, Volltransplantat vom Lid des Partnerauges 204
Lidtumoren, Entferung und Rekonstruktion 208, 221
Ligamentum substernale 308
Lippenrotaufbau bei voroperierten Spaltträgern 329
–, nach Tumorexcision 248
Lippenrot-Muskellappen der Unterlippe 332
Lungenfunktionsprüfung, vollständig 310

Mammacarcinom 157
Mastektomie, Sofortrekonstruktion 282, 283
–, subcutane
Mandibular-Rekonstruktionssystem (MRS) 139
Metastasen, Becken 162, 188
–, Wirbelsäule 157
mikrochirurgische Gefäßanastomosen, resorbierbares Nahtmaterial 97
–, Technik 41
Mikrodariographie 146, 301
Mikrogefäßchirurgie, knöcherner Unterkieferersatz 58
Mikrotie 227
Mundspalte, Rekonstruktion 239
musculocutane Blutversorgung 76
–, Lappen 254, 257, 262, 269, 295
M. gracilis-Lappen 294
M. trapezius, Atrophie 39
–, Reinnervation 44

N. accessorius 38, 42
—, Parese 30
—, Rekonstruktion 38, 40
—, Schonung 261
Nah- und Fernlappen 269, 286, 318
Nasendefekt 230, 232, 234, 294
Nasenepithesen 233
Nasenrekonstruktion 232, 233
N. axillaris 30
Neck dissection, Rekonstruktion
Neoglottistechnik 273, 276
Nerventransplantation, immunologische Reaktion 52
—, intrakranielle 35
—, lyophiliert 47
Nerv-Muskel-Fascienpräparate, bei Facialisparese 224
Neurinom
—, N. medianus 27
—, Plexus brachialis 29
Neurofibromatose, Rezidvtumor nach Nervenrekonstruktion 35
Neurofibrosarkom 28
Neurolyse, faszikuläre, perineurale 27
Neurombildung 47
N. facialis, Rekonstruktion 32
N. fibularis, Rekonstruktion 29
N. musculocutaneus 30
N. occipitalis major, Anastomose 37
N. ophtalmicus 37
N. suralis, Spendernerv 41
N. trigeminus 37

Oberkieferdefekt, Spätrekonstruktion 107, 114
Ösophaguseingangscarcinom 275
Ösophagusersatzstimme 273
Ohrmuscheldefekt, Rekonstruktion 226
Ohrmuschelersatz 26
Omentum majus 285
— —, Hemiatrophie faciei 72
— —, mikrovasculärer Anschluß 69
— —, Trichterbrust 70
Operationsmikroskop, Nerventransplantat 41
orbitale Region, Funktion und Ästhetik 217
Osteodrahtsynthese 148
osteogenes Sarkom, Fibulatransplantat mit mikrovaskulärem Anschluß 52, 55
Osteoinduktion 306
Osteoplastik, autologe 301, 303
—, homologe 301

—, primäre 118, 150, 254
—, sekundäre 148
Osteoplattensynthese, Unterkiefer 148

Parotidektomie, Substitutionsplastik, Schädigung N. accessorius 38
Parotistumor, maligner 33
pathologische Frakturen 189
Pectoralis major-Lappen 254, 258
Pectus Excavatum, Rekonstruktion 308
Periorbitaplastik, binokulares Sehen 214
Pharyngektomie, komplette 274
Pharyngogastromie 275
Pharynxwand, plastische Rekonstruktion 67, 246
Platten, Mini-6-Loch DC 304
Plattenentfernung, Zeitpunkt 139
Polyacetalharz-Prothese 160
Prothese, Beckentumoren 161, 167
—, totale, erweiterte 159
Pseudarthrose 151
Pseudoglottis 273

Radikalität, onkologische 176
Rehabilitation Schluckakt 275
rekonstruktive Probleme, Beckentumoren 171
Rekonstruktion enoral 245, 252, 257
—, Mundspalte nach Carcinomrekonstruktion 239
Resektion maligner Tumoren, Becken 159, 171
— — —, Extremitäten 175, 180, 192
— — —, Lid 226
— — —, Mundhöhle 245, 252, 257
— — —, Ohr 204
— — —, Periorbita 214
— — —, Unterkiefer 137, 254
— — —, Wirbelsäule 152
Riesenzelltumoren 199
Rippentransplantat 118
Rotationslappen der Wange 217
Rotationsplastik 175

Sauerstoffsättigung in Hautlappen, Xenon[133] – Clearance 91
Schleimhautknorpeltransplantat 219
Schockschwelle, mittlere 333
Schultergürtelatrophie 42
„semimaligne" Knochentumoren, Rezidivhäufigkeit 199
Silastikimplantat 150

Skelettmetastasen, operative Behandlung 152, 184
Spaltträger, Aufbau Lippenrotkörper 229
Spongiosierung 151
Sprechgerät 273
Stirnlappen medialer 217, 230
–, paramedianer 234
Stirnskalplappen (Converse) 232

Temporalisfascienzügelung bei Facialisparese 224
Thoraxwand, plastische Rekonstruktion 308
Tetracyclin-Markierung 301
T-Killer-Zellen, T-Helfer-Zellen 1
Trachealersatzrohr 336
Transplantat, Atrophie 141, 151
–, knöchernes
–, zusammengesetztes 139

Transplantationsantigene, tumorspezifische (TSTA) 2
Transplantationsimmunologie, spezielle 11
Transplantatlager, ersatzschwaches 137
Trapezius-Insellappen 206
Trichterbrust 308
Trochantermassiv, nachmodelliert 170

Tübinger Resektionsplatte, Strahlendosis 135
Tumorabwehr 1
Tumor des knöchernen Beckens 159, 160, 171

Unterkieferersatz, lyophilisierter 11
Unterkiesferrekonstruktion, definitive 137, 148, 254
–, mikrochirurgische Technik 61
– –, temporäre 148
– – –, Titanium-Mesh System 148
Unterkieferresektion, Drahtnaht, Osteosyntheseplatte 123

Verlängerungsosteotomie 317
Vollhauttransplantat im Gesichtsbereich 291

Wirbelsäule, bösartige Tumoren, operative Therapie 152
–, stabilisierende Operationen 156

Zungenlappen, enorale Rekonstruktion 245
–, Lippenrot Unterlippe 250

Jahrestagung der Deutschen Gesellschaft für Plastische- und Wiederherstellungschirurgie

15. Band: Plastische und Wiederherstellungschirurgie bei und nach Infektionen
Pathologie, Chemotherapie, Klinik, Rehabilitation/15. Jahrestagung 7.–8. Oktober 1977, Murnau/Obb.
Herausgeber: J. Probst. Unter Mitwirkung von F. Hollwich, G. Pfeifer, W. Kley, P. Rathert
1980. 242 Abbildungen, 69 Tabellen.
XIX, 403 Seiten.
DM 128,–; approx. US $ 56.90
ISBN 3-540-09854-2

16. Band: Transplantatlager und Implantatlager bei verschiedenen Operationsverfahren
16. Jahrestagung 2.–4. November 1978, Düsseldorf
Herausgeber: G. Hierholzer, H. Zilch. Unter Mitarbeit zahlreicher Fachwissenschaftler
1980. 275 Abbildungen in 365 Teilbildern, 19 Tabellen. XIX, 328 Seiten
DM 139,–; approx. US $ 61.80
ISBN 3-540-09833-X

17. Band: Implantate und Transplantate in der Plastischen und Wiederherstellungschirurgie
17. Jahrestagung 1.–3. November 1979, Heidelberg
Herausgeber: H. Cotta, A. K. Martini
1981. 254 Abbildungen. XX, 375 Seiten
DM 198,–; approx. US $ 88.00
ISBN 3-540-10490-9

The definitive work by a master in the field:

Aesthetic Plastic Surgery of Head and Body

By Ivo Pitanguy
Water-colours: L. H. Schnellbächer

1981. 749 figures in 1494 separate illustrations, some in colour. XVI, 412 pages
Cloth DM 980,–; approx. US $ 435.20
ISBN 3-540-08706-0

Contents: Body-Contouring Surgery: Breast. Abdomen. Upper and Lower Extremities. – **Aesthetic Plastic Surgery of the Head and Neck:** General Introduction. Face. Rhinoplasty. Congenital and Acquired Deformities of the Ear. – **Common Aesthetic Problems:** Combined Aesthetic Procedures. Haemangioma. Giant Hairy Pigmented Naevi. Management of Soft Tissue Injuries and the Treatment of Scars. – List of Previously Published Illustrations. – Subject Index.

From the Preface: "...My aim in writing this book is to present the truth regarding the methods of aesthetic plastic surgery of the head and body – the truth as I have come to perceive it in the course of more than 20 years experience in the field. After this long period of quiet sedimentation and elaboration, of gradual accumulation of thoughts and ideas, I feel the urge to share with my colleagues, especially the younger surgeons amongst them, the fruits of my experience...
Although the procedures used in aesthetic plastic surgery when I entered the specialty two decades ago have since evolved, the basic principles have remained the same. Time has given me the opportunity to improve my own techniques as well as to benefit from the work of many others who have also contributed to the progress of the specialty ...I have taken great pains to create a detailed, up-to-date presentation, enhanced by step-by-step illustrations, of the surgical procedures that, in my hands, have been of value."

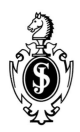

Springer-Verlag Berlin Heidelberg New York

D. L. Ballantyne, J. M. Converse
Experimental Skin Grafts and Transplantation Immunity
A Recapitulation
1979. 60 figures. XIX, 192 pages
Cloth DM 62,–; approx. US $ 27.60
ISBN 3-540-90425-5

E. Biemer, W. Duspiva
Rekonstruktive Mikrogefäßchirurgie
Mit Geleitworten von U. Schmidt-Tintemann, D. Buck-Gramcko
1980. 127 zum Teil farbige Abbildungen in 315 Einzeldarstellungen, 10 Tabellen.
XII, 151 Seiten
Gebunden DM 198,–; approx. US $ 88.00
ISBN 3-540-09132-7

W. Blauth, F. Schneider-Sickert
Handfehlbildungen
Atlas ihrer operativen Behandlung
1976. 426 überwiegend farbige Abbildungen
XIII, 394 Seiten
Gebunden DM 440,–; approx. US $ 195.40
ISBN 3-540-07780-4

H. J. Denecke, R. Meyer
Plastische Operationen an Kopf und Hals
Rekonstruktive und korrigierende Eingriffe in der Oto-Rhino-Laryngologie und deren Grenzgebiete. 2 Bände
1. Band: **Korrigierende und rekonstruktive Nasenplastik**
1964. 515 größtenteils farbige Abbildungen.
XII, 538 Seiten
Gebunden DM 490,–; approx. US $ 217.60
ISBN 3-540-03108-1

H. J. Klasen
History of Free Skin Grafting
Knowledge or Empiricism?
With a Contribution by T. Gibson
1981. 44 figures. XII, 190 pages
Cloth DM 78,–; approx. US $ 34.70
ISBN 3-540-10802-5

Microsurgey
By Cheng Zhong-wei, Yang Dong-yue, Chang Di-sheng, Chao Yu-lin
In collaboration with numerous experts
1982. 366 figures. Approx. 512 pages
Cloth DM 278,–; approx. US $ 123.50
ISBN 3-540-11281-2

H. R. Mittelbach, S. Nusselt
Die verletzte Hand
Ein Vademecum für Praxis und Klinik
4., neubearbeitete Auflage. 1979. 215 Abbildungen in 354 Einzeldarstellungen von J. Mittelbach. XVII, 277 Seiten
DM 34,–; approx. US $ 15.10
ISBN 3-540-09474-1

Muscle Transplantation
Editors: G. Freilinger, J. Holle, B. M. Carlson
1981. 161 partly colored figures.
VIII, 311 pages
Cloth DM 145,–; approx. US $ 64.40
ISBN 3-211-81636-4

New Concepts in Maxillofacial Bone Surgery
Editor: B. Spiessl
With contributions by numerous experts
1976. 183 figures, 36 tables. XIII, 194 pages
Cloth DM 188,–; approx. US $ 83.50
ISBN 3-540-07929-7

H. M. Tschopp
Microsurgical Neuro-Vascular Anastomoses
for Transplantation of Composite Bone and Muscle Grafts
An Experimental Study
With a Foreword by M. Allgöwer
1976. 50 illustrations, some in color.
V, 52 pages
DM 58,–; approx. US $ 25.80
ISBN 3-540-07517-8

Springer-Verlag
Berlin Heidelberg New York